T0275076

EL GRAN LIBRO
DE LOS CHAKRAS
Y LA CURACIÓN
A TRAVÉS DE LOS CHAKRAS

SUSAN SHUMSKY

EL GRAN LIBRO
DE LOS CHAKRAS
Y LA CURACIÓN
A TRAVÉS DE LOS CHAKRAS

Cómo desbloquear tus siete centros energéticos
para la salud, la felicidad y la transformación

Prólogo de Anodea Judith, autora de *Eastern Body, Western Mind*

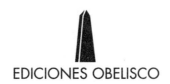

EDICIONES OBELISCO

Si este libro le ha interesado y desea que le mantengamos informado
de nuestras publicaciones, escríbanos indicándonos qué temas son de su interés
(Astrología, Autoayuda, Psicología, Artes Marciales, Naturismo,
Espiritualidad, Tradición…) y gustosamente le complaceremos.

Puede consultar nuestro catálogo en www.edicionesobelisco.com

*Los editores no han comprobado la eficacia ni el resultado de las recetas,
productos, fórmulas técnicas, ejercicios o similares contenidos en este libro.
Instan a los lectores a consultar al médico o especialista de la salud ante
cualquier duda que surja. No asumen, por lo tanto, responsabilidad alguna
en cuanto a su utilización ni realizan asesoramiento al respecto.*

Colección Salud y Vida natural
EL GRAN LIBRO DE LOS CHAKRAS Y LA CURACIÓN A TRAVÉS DE LOS CHAKRAS
Susan Shumsky

1.ª edición: febrero de 2021

Título original: *The Big Book of Chakras and Chakra Healing*

Traducción: *Pilar Guerrero*
Corrección: *TsEdi, Teleservicios Editoriales, S. L.*
Diseño de cubierta: *TsEdi, Teleservicios Editoriales, S. L.*

© 2019, Susan Shumsky
(Reservados todos los derechos)
© 2021, Ediciones Obelisco, S. L.
(Reservados los derechos para la presente edición)

Edita: Ediciones Obelisco, S. L.
Collita, 23-25. Pol. Ind. Molí de la Bastida
08191 Rubí - Barcelona - España
Tel. 93 309 85 25
E-mail: info@edicionesobelisco.com

ISBN: 978-84-9111-679-0
Depósito Legal: B-2.317-2021

Impreso en los talleres gráficos de Romanyà/Valls S. A.
Verdaguer, 1 - 08786 Capellades - Barcelona

Printed in Spain

Este libro está dedicado a la bella Kundalini, sutil y radiante como diez millones de soles. A sus pies de loto, todos los fieles se inclinan, porque ella inventa este espejismo con su maya y lo absorbe de nuevo con su llama que todo lo consume.

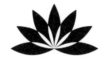

PREFACIO

El sistema de chakras es un concepto cuyo momento ha llegado a nosotros. O tal vez debería decir «vuelto de nuevo», ya que los chakras son elementos de un antiguo sistema yóguico para la evolución espiritual que tiene raíces en el pasado más remoto. El renovado interés por los chakras en la actualidad es un testimonio de la necesidad de sistemas espirituales que se comprueben en el cuerpo y que abarquen el espectro completo de la experiencia humana, desde el cielo hasta la tierra.

Si bien es estupendo que tanta gente se sienta atraída por aprender sobre los chakras, el peligro de tal divulgación es que pueden trivializarse. La palabra surge en conversaciones generales, banales, sin que nadie entienda su contexto original en tanto que sabiduría esotérica para alcanzar estados superiores de consciencia. En mis cuarenta años de trabajo con el sistema de chakras, he visto collares de chakras para perros, ropa interior de chakras, chocolates de chakras y, por supuesto, velas, tazas, cojines, colchonetas de yoga, camisetas, sombreros, carteles y tarjetas de felicitación corrientes. ¡Incluso he vendido algunos de estos artículos en mis talleres!

Esta vulgarización hace el importante servicio de llevar el sistema de chakras al público en general, pero se convierte en superficial y frívolo. Lo que falta es un conocimiento más profundo.

El gran libro de los chakras y la curación a través de los chakras representa dicho conocimiento profundo. Con una redacción al mismo tiempo sencilla para el laico pero fiel a un misterio más profundo, es el libro al que remito a mis estudiantes interesados en la sabiduría esotérica y las prácticas de los antiguos. Aunque normalmente se necesita una investigación intensa con un diccionario sánscrito y paciencia de por vida para descubrir estos principios y prácticas sutiles, Susan Shumsky ha hecho todo el trabajo por nosotros, convirtiendo esta información en accesible para el lector medio.

¿Dónde más vas a encontrar una descripción de las envolturas internas de la *sushumna*, así como de los subchakras más pequeños del corazón y los chakras

9

superiores? Dentro de estas páginas puedes encontrar descripciones del significado de los pétalos individuales, las deidades asociadas con cada chakra y una descripción de *mudras* (gestos físicos), *bandhas* (bloqueos internos), *pranayama* (prácticas de respiración) y *mantras* (sonidos) asociados a los chakras.

Además, habla sobre la importancia de Shiva/Shakti, la pareja divina que representa las polaridades de la tradición tántrica, donde se originó el sistema de chakras, junto con las envolturas del aura humana, los *tattvas* de manifestación y mucho, mucho más.

Este libro es para buscadores. No es para simples aficionados, sino para aquellos interesados en la práctica seria. Porque detrás de toda la información ofrecida en los libros y otros medios, el conocimiento de los chakras, en última instancia, proviene de uno mismo, a través del acceso directo. Pero dicho acceso requiere práctica: un esfuerzo sostenido y constante durante muchos años. Susan Shumsky también ha hecho este trabajo y sus recompensas están ocultas en estas páginas para que las descubras a través de tu propia experiencia.

¡Disfruta el viaje!

ANODEA JUDITH, 2013
Autora de *Eastern Body, Western Mind*

El gran libro de los chakras y la curación a través de los chakras puede familiarizarte con el complejo campo de la meditación, el desarrollo espiritual y el yoga, pero de ninguna manera pretende enseñar las técnicas descritas. Por lo tanto, se recomienda la instrucción personal. *El gran libro de los chakras y la curación a través de los chakras* no es una guía independiente para la autocuración. Susan Shumsky no es médica y no diagnostica enfermedades ni prescribe tratamientos. No hay implicaciones médicas implícitas sobre los métodos, ejercicios o posturas sugeridas en este libro, incluso si se menciona algún «beneficio» o «curación» específica para enfermedades o afecciones. Los métodos y sugerencias de este libro deben seguirse con el consentimiento de un médico o de un psiquiatra. Susan Shumsky, sus agentes y representantes autorizados, así como Divine Revelation, Teaching of Intuitional Metaphysics y Weiser Books, no reconocen ninguna obligación ni asumen responsabilidad legal por la eficacia, los resultados o los beneficios de leer este libro, así como por usar los métodos descritos o contactar con cualquiera que figure en él; se niega toda responsabilidad por cualquier lesión o daño en el que se pueda incurrir y se ignorará cualquier reclamo, responsabilidad, pérdida o daño causado por seguir las sugerencias hechas en este libro, o por haber contactado con cualquier persona mencionada en él o en www.divinerevelation.org

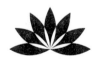

INTRODUCCIÓN

No hay duda de que el planeta ha experimentado una transformación dramática en los últimos cincuenta años. Tuve la suerte de participar a la vanguardia de la revolución espiritual de la década de 1960, la cual cambió el mundo. En la década de 1950, en Estados Unidos no había «meditación», ni «mantras», ni «yoga», y ciertamente no se sabía nada de «chakras». Estos términos no existían en Occidente. Había un total de dos librerías esotéricas en Estados Unidos. Ahora, medio siglo después, vemos estudios de yoga y artes marciales hasta en los supermercados. La información esotérica prolifera en Internet. Los libros metafísicos están disponibles en todas las librerías. Y «chakra» es un término que se encuentra en las revistas que vemos en los mostradores de las tiendas del metro o del tren.

Sí, el mundo se ha elevado a un extraordinario nivel de energía vibratoria. Lo que solía estar al margen ahora es la corriente principal. Sin embargo, todavía hay una gran ignorancia sobre lo que es un «chakra». Y además una gran cantidad de información errónea se difunde en un medio tan democrático como Internet. Dada la confusión acerca de qué es el sistema de energía sutil, cómo se relaciona con nuestro bienestar personal, cómo encaja en el cosmos y por qué es tan importante reconocer su importancia, ofrecemos esta edición adicional del libro conocido bajo los títulos *Explorando los chakras* y *el poder de los chakras*.

Basado en las antiguas escrituras tántricas y védicas de la India, donde se puede encontrar la información más auténtica sobre los siete chakras principales, los siete chakras menores y el sistema de energía sutil, este texto, galardonado con el premio COVR, favorablemente calificado y revisado nuevamente, ha gozado de una modernización, un nuevo nombre, una nueva cubierta, un formato más grande y otras mejoras. Muy elogiado por maestros espirituales de la India, así como por miles de lectores agradecidos, este libro es considerado como «referente por excelencia» en este tema. Con esta nueva edición, *El gran libro de los chakras y la curación a través de los chakras*, esperamos llegar a un público aún más amplio con el mensaje de sabiduría y curación contenido en sus páginas.

Mi primera experiencia kundalini

Mi propia introducción en el campo de energía humana y su escurridiza energía kundalini se produjo a los dieciocho años. Yo era una niña de la generación *hippie* que iba a la escuela de arte en Oakland, California. El invierno de 1966 fue una época de inmensos descubrimientos. Me desperté a la sabiduría oriental a través de las escrituras budistas e hindúes, disponibles en las librerías de Telegraph Avenue, cerca de la Universidad de California. Leí tantos libros sobre filosofía oriental como pude.

Me encontré con *El camino del Zen* de Alan Watts y la autobiografía de un yogui de Paramahansa Yogananda, que me causó una profunda impresión. Mientras leía las escrituras budistas tibetanas, como *Bardo Thodal* (Libro tibetano de los muertos) y la *Historia de Milarepa*, un poderoso deseo consumía mi corazón. Quería desesperadamente alcanzar el estado de consciencia sobre el que estaba leyendo: *el nirvana*.

Aprendí que el nirvana, o su equivalente zen, *satori*, significaba el fin del sufrimiento: la iluminación espiritual, la libertad de la «rueda del nacimiento y la muerte» o ciclos de reencarnación. Algo dentro de mí sabía que éste era el único objetivo que valía la pena perseguir. Desde que leí que se podía encontrar el nirvana practicando meditación, mi corazón anhelaba aprender cómo hacerlo. Alan Watts enfatizó la importancia de una «guía de meditación». Pero no hace falta decir que en 1966 no se podían encontrar escuelas de yoga o meditación en las páginas amarillas.

En ese momento, vivía con otros estudiantes de arte en una de esas encantadoras casas de Berkeley, con techos de vigas de madera y tejas rojas. Una tarde, le pregunté a un compañero si sabía dónde podía encontrar una guía de meditación. Me dijo: «¿Alguna vez has intentado meditar por ti misma?». Así que pensé en intentarlo. Sin tener ni idea de que se suponía que tenía que sentarme para meditar, entré en mi cuarto y me tumbé de espaldas. Como no sabía lo que estaba haciendo, recé por una experiencia de meditación. Sin previo aviso, ¡de repente fui impulsada a un estado de éxtasis! Mi cuerpo se sentía como si estuviera enchufado a una toma de corriente. Una enorme oleada de energía se disparó desde la punta de mis dedos hasta la parte superior de mi cabeza. Estaba conectada a un poderoso cable de energía que continuamente bombeaba a través de mi cuerpo como un cohete.

Como nunca había experimentado algo remotamente similar, pensé que eso debía ser «meditar». No tenía ni idea, pero ésa no fue sólo mi primera experiencia de meditación, sino también el despertar de mi kundalini ¡todo al mismo tiempo! Esta explosión atómica de energía fue extática y desconcertante.

Bajo el hechizo de Maharishi

Tras mi meditación inicial, no pasó mucho tiempo antes de que me encontrara a orillas del río Ganges, en las estribaciones del Himalaya, en Rishikesh, India, estudiando con un maestro espiritual. Terminé viviendo en sus *ashrams* (comunidades espirituales) durante veintidós años en el Himalaya, en los Alpes suizos y en zonas apartadas de Estados Unidos. Formé parte de su personal y estuve bajo su tutela durante seis de esos años.

Su nombre era Maharishi Mahesh Yogi, fundador de Transcendental Meditation (TM) y gurú (maestro) de los Beatles y de Deepak Chopra. Sin embargo, yo lo conocí y empecé la TM antes de que estas celebridades lo descubrieran. En 1970, recibí la bendición inaudita de quedarme con Maharishi en su ashram en Rishikesh durante seis meses y permanecí con él y otros ocho discípulos durante dos de esos meses.

En los veintidós años de estudio en los ashrams de mi gurú, medité hasta veinte horas al día. A veces entraba en mi habitación y no salía en ocho semanas seguidas. Guardaba silencio y no hablaba con nadie hasta en cuatro meses seguidos. En algunas ocasiones ayunaba dos meses seguidos y mantuve el celibato durante décadas.

Bajo la guía de Maharishi, experimenté *samadhi* a diario. Samadhi, una palabra sánscrita derivada de las raíces *sama* (uniformidad) y *dhi* (parte más profunda del intelecto), significa profunda quietud del cuerpo junto con la quietud mental, consciencia trascendental. Esta experiencia de *samadhi* es el objetivo de la filosofía del yoga, lo que los buscadores de la iluminación se esfuerzan por alcanzar.

La experiencia de *sat-chit-ananda* (absoluta-consciencia-felicidad) está fácilmente disponible para cualquiera. De hecho, en este libro aprenderás una meditación simple para ayudarte a alcanzar este estado superior de consciencia.

Otro componente de vivir con un maestro espiritual es la misteriosa experiencia llamada *shaktipat*. Esta maravillosa transferencia de energía ocurre cuando los maestros iluminados ponen su atención en un único discípulo. En tales casos, el gurú actúa como un conducto de energía para el estudiante en la transmisión de la energía kundalini.

Maharishi rara vez hablaba de las experiencias de kundalini, que calificaba como «liberación de estrés». En otras palabras, los fenómenos asociados con la kundalini, como las sensaciones que suben por la columna vertebral, se definen con mayor precisión como bloqueos al flujo libre de la energía kundalini. Si el canal fuera claro, no habría sensaciones, sólo la experiencia de la consciencia ilimitada y la consciencia de la dicha. Sin embargo, cuando los discípulos llegan a la presencia directa de Maharishi, la experiencia de kundalini, en forma de dicha, se transfiere automáticamente al discípulo a través de la mirada, la palabra o la atención de Maharishi. Los maestros espirituales, rebosantes de energía vital, tienen el poder de transmitir esta energía para sanar y elevar a las personas, incluso para llevarlas a una consciencia superior. La fuerza misteriosa conocida como *prana* es clave para el secreto de la transmisión divina del *gurú* (maestro) al *chela* (discípulo).

La gente cree que los discípulos que claman por los gurús están desesperados y son débiles, piensan que estos líderes espirituales les lavan el cerebro. En algunos casos es verdad, qué duda cabe. No obstante, a menudo se pasa por alto un componente importantísimo de estar cerca de un maestro espiritual: la profunda transferencia de energía que ocurre en presencia de un verdadero santo. Por eso, el gran maestro espiritual Ramakrishna Paramahansa dijo: «Mantén la compañía sagrada y visita a los devotos y hombres santos de la divinidad».[1]

Cuando estudiaba con Maharishi, vivía por y para esta experiencia. Sin embargo, los devotos de Maharishi no lo llamamos *shaktipat*. Lo llamamos *darshan* (vista) o bendición de estar en presencia de un maestro iluminado. Intenté todo lo que estaba a mi alcance para acercarme a Maharishi con la mayor frecuencia posible, porque cada vez que ponía su atención en mí, me impulsaba a un estado de puro deleite y éxtasis.

¿Cómo se percibe la transferencia de kundalini? Para mí, el mundo se detuvo. El tiempo y el espacio desaparecieron. No había nada más que una ola de amor en un océano de dicha. Fui golpeada con la energía espiritual que

---

1. Isherwood, *Ramakrishna and His Disciples*, pg. 265.

brotaba de los ojos de mi gurú. Esta energía se disparaba directamente de sus ojos como una bala de felicidad que estallaba en mi aura (campo de energía). Las oleadas de intenso poder y amor palpitaban por mi cuerpo, electrificándolo y energizándolo. Catapultada a un estado alterado de consciencia, mi mente se expandió, se volvió alegre y libre. Mi cuerpo se sentía extático. Mi espíritu se elevó hacia una consciencia ilimitada. Mi corazón se abrió. Estaba llena de luz. No existía nada más que el ahora en la eternidad del presente. Mi identidad se disolvió en un mar de amor y devoción. Olas de dicha recorrían ese mar y me ahogué en completa rendición a los pies de mi gurú.

A lo largo de las décadas, otros maestros espirituales me han honrado con experiencias similares de transferencia de kundalini. Notable fue Babaji Raman Kumar Bachchan, un maestro tántrico con el que estudié durante algunos años. Como sanador espiritual, transfiere energía kundalini cantando mantras y luego soplando sobre la persona.

Jesucristo empleó un método similar con sus discípulos tras su resurrección. «Él "sopló" sobre ellos y les dijo: Recibid el Espíritu Santo».[2]

Un gran santo de la India, Brahmaveta Shri Devraha Hans Baba, usa su voz para transportar a las personas a estados de éxtasis. Naga baba (asceta desnudo) canta canciones devocionales a los dioses Radha y Krishna en un antiguo lenguaje misterioso completamente intraducible. Mientras canta, la gente entra en estados de consciencia alterados y felices, y, sorprendentemente, se sienten obligados a bailar mientras experimentan el amor divino.

Amritananda Mayi, también conocida como Ammachi, a menudo llamada la «santa que abraza», transfiere la energía kundalini abrazando a sus discípulos.

En la tradición judeocristiana, Moisés también usó el poder del tacto como un conducto para la energía kundalini: «Y Josué, hijo de Nun, estaba lleno del espíritu de la sabiduría, porque Moisés había puesto sus manos sobre él».[3]

No está ahí afuera sino aquí dentro

Después de más de dos décadas en el ashram con Maharishi, aunque disfruté de muchísimas experiencias maravillosas, todavía no había experimentado lo que estaba buscando: una verdadera conexión y relación directa con la divini-

---

2. Juan 20:22.
3. Deuteronomio 34:9.

dad de manera personal. Afortunadamente, tras dejar el ashram, encontré un medio para conectarme al Espíritu escuchando la «vocecita» de la guía divina y sabiduría interna para tener «conversaciones directas y bidireccionales con la divinidad».

Como resultado de este nuevo despertar, fundé un método llamado Revelación Divina, que ofrece prácticas específicas para abrir la mente, el corazón y el espíritu a las riquezas del contacto y la comunicación divina directa. Es una tecnología única, completa y probada empíricamente para contactar con la presencia divina, escuchar la voz interna y recibir una guía sagrada clara.

Lo que descubrí a través de más de cinco décadas de estudio espiritual es que el reino de los cielos se encuentra dentro del alma. Puedes experimentar el *shaktipat* interno a través de tus propias experiencias. Puedes tener contacto directo con tu gurú interno que te bendecirá con el reconocimiento del éxtasis y la dicha interior. Puedes lograr la iluminación espiritual por ti mismo, sin mirar a los demás en busca de consejo, energía, kundalini o cualquier otra cosa.

Puedes despertar la kundalini a través de innumerables medios, incluyendo oración, votos, adoración, investigación intelectual, meditación, prácticas de yoga, ejercicios de respiración, fuerza de voluntad, discernimiento, conocimiento y purificación del cuerpo. En este libro, descubrirás algunas de estas formas. De hecho, cualquier manifestación de dones espirituales o poderes sobrenaturales indica que la kundalini ya está despierta hasta cierto punto. Vale la pena buscar y encontrar la enigmática energía kundalini, que trae felicidad, energía, poder y éxtasis.

Lo que aprenderás aquí

Este libro abrirá la puerta a la potente y misteriosa fuerza llamada kundalini. También te descubrirá el sistema de chakras, una red de energía dentro de tu cuerpo sutil. Aquí descubrirás los catorce chakras principales responsables de la actividad y evolución física, mental y espiritual:

- Primer chakra: *muladhara*, raíz de loto.

- Segundo chakra: *svadhishthana*, loto pélvico.

- Tercer chakra: *manipura*, loto del plexo solar.

- Cuarto chakra: *anahata*, loto del corazón.

- Cuarto chakra inferior: *hrit*, loto de parte del corazón.

- Quinto chakra: *vishuddha*, loto de garganta.

- Entre quinto y sexto: *talu*, loto de paladar.

- Sexto chakra: *ajna*, loto del tercer ojo.

- Parte del ajna del sexto chakra: loto *manas*.

- Parte del ajna del sexto chakra: loto *indu*.

- Parte del ajna sexto chakra: loto *nirvana*.

- Séptimo chakra: *sahasrara*, loto de la corona.

- Séptimo chakra inferior: *gurú*, parte del loto de la corona.

- Séptimo chakra superior: punto *bindu* supremo.

A medida que profundices en la anatomía de este sutil sistema de energía, encontrarás muchas claves para descubrir el secreto de las edades, el misterio de tu origen y tu destino.

Sólo leyendo este libro elevarás tu consciencia, porque tu atención se centrará en las energías sutiles de los chakras y la kundalini. Al leerlo más de una vez, comprenderás su significado profundo y rico. La práctica de los métodos simples de yoga que aparecen en este libro comenzará a agitar la energía kundalini de tu cuerpo. Además, en otro de mis libros, llamado *Exploring Meditation*, puedes aprender a practicar *asanas* de yoga (posturas). Estas asanas son herramientas impagables para despertar la kundalini y abrir tus chakras.

Además, saca rotuladores, lápices, pinturas o ceras para colorear las imágenes y las deidades de los chakras de la segunda parte de este libro. Los colores correctos se describen en el texto, cerca de las ilustraciones. O busca mi libro *Colour Your Chakras* en librerías, bibliotecas u online. Colorear estas imágenes te ayudará a visualizar y experimentar las energías de los chakras.

¡Empecemos ahora mismo el camino del poder del chakra!

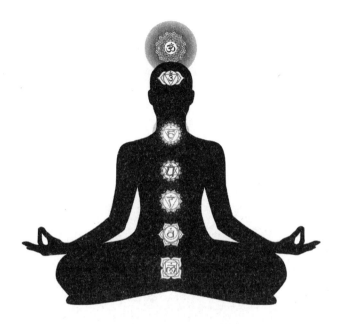

Primera parte

ENTENDER
LA ENERGÍA SUTIL

Capítulo uno

¿QUÉ ES UN CHAKRA?

*El despertar de la kundalini
es el verdadero comienzo del viaje espiritual.*

Swami Muktananda[1]

K undalini es una fuerza cósmica misteriosa, latente, poderosa, dentro de tu cuerpo que, cuando se despierta, se cree que trae iluminación espiritual. También es la energía potente dentro del cuerpo que se considera responsable del orgasmo sexual. Debido a esto último, se ha difundido mucha información errónea en nombre de la kundalini.

El sistema de chakras, que consiste en diversos centros de energía dentro de tu cuerpo sutil, está ampliamente explorado en la actualidad y encontrarás mucha información a través de innumerables libros, seminarios y gurús. Los individuos sinceros que buscan experiencias de kundalini son conducidos a prácticas que pueden, o no, desembocar en una verdadera evolución espiritual.

Muchas prácticas auténticas producen resultados espectaculares en poco tiempo. Otras son erróneas e ineficaces. Los métodos llevados a cabo con honestidad y seriedad, con un entrenamiento adecuado, pueden conducir al despertar espiritual. Otros, intentados al azar y de manera descuidada, pueden acabar llevando a la confusión, el daño o, lo que es peor, a una enfermedad física o mental grave.

Por ejemplo, después de haber asistido a un seminario de un fin de semana, algunas personas se creen con derecho a imprimir tarjetas de presentación, declarándose «maestro», «yogui», «sanyasin», «swami», «chamán» o «sanador de chakras». De repente, reclaman tener autoridad en un campo en el que los yoguis genuinos pasaron vidas enteras meditando en cuevas para intentar dominarlo.

Algunos de los autodeclarados expertos son sinceros en sus intenciones pero se engañan a sí mismos. Lamentablemente sólo dejan confusión a su paso.

---

1. Muktananada. *Kundalini;* de Cousens, *Spiritual Nutrition,* pg. 51.

Por esta razón, es vital investigar los chakras de manera confiable y sistemática. Conseguir una comprensión profunda sobre los cuerpos sutiles, los campos de energía y el sistema energético es esencial. Es imperativo aprender prácticas espirituales beneficiosas que no dañen el cuerpo ni confundan la mente.

Al beber de fuentes antiguas que han resistido el paso del tiempo, puedes estar seguro de conseguir una comprensión más profunda y mejores experiencias. Profundizar en las escrituras de la antigüedad que, hasta hace poco, habían estado escondidas en lugares secretos en bosques y cuevas de la India te ayudará a descubrir una nueva sabiduría, inexplorada y no revelada.

Si tienes curiosidad acerca de los chakras pero no tienes conocimiento ni experiencia previa, entonces es aconsejable empezar lentamente y practicar paso a paso. Si conoces los chakras, es posible que te apetezca repasar lo que crees que ya sabes. Quizás puedas descubrir una sabiduría profunda sobre los antiguos sabios.

Pero recuerda que lo inteligente es aprender y crecer espiritualmente de una manera segura y precisa. En una frase: es hora de «practicar una espiritualidad segura».

Este libro te mostrará cómo.

Qué puede hacer este libro por ti

Quizás hayas elegido este libro gracias a tu interés por el desarrollo espiritual. Es posible que hayas escuchado hablar sobre chakras o kundalini, o que hayas leído previamente sobre ellos. Tal vez estudiaste kundalini yoga, tantra yoga o laya yoga durante años, pero quieres aprender más. O quizás te enfrentas al desastre mientras experimentas con tu kundalini sin supervisión.

En todos los casos, este libro tiene algo que ofrecer. Los estudiantes principiantes y avanzados pueden beneficiarse de la información y los métodos aquí presentados. La autoridad de este libro se basa no sólo en la experiencia personal, sino también en las antiguas fuentes de las Escrituras.

A lo largo de más de cinco décadas de enseñanza sobre disciplinas espirituales, he escuchado las siguientes quejas, cuyas soluciones se encuentran en este libro:

1. **«He intentado meditar y despertar la kundalini, pero a mí eso no me sale».** Este libro proporciona formas sencillas, paso a paso, de despertar

suavemente la kundalini de manera segura, confiable y sistemática a través de prácticas yóguicas probadas y demostradas con el tiempo.

2. **«Mis creencias negativas, bloqueos mentales y limitaciones se interponen en mi camino cuando intento meditar o conseguir experiencias espirituales».** Aquí aprenderás afirmaciones específicas para ayudarte a superar los patrones negativos del pasado y alcanzar las experiencias que buscas.

3. **«Mis experiencias de kundalini son tan extrañas que nadie las comprende, ¡ni siquiera yo mismo!».** En este libro encontrarás ejemplos y explicaciones de kundalini y un mapa de ruta para tus experiencias espirituales.

4. **«Estoy totalmente confundido por esta energía que corre por mi cuerpo. ¿Qué se supone que debo hacer con ella?».** Este libro proporciona no sólo conocimientos sobre la energía kundalini y los chakras, sino también métodos para ayudarte a dominar la energía.

5. **«Me asustan las experiencias negativas de kundalini».** Este libro ofrece formas específicas de manejar cualquier situación, sin importar lo extrañas o aterradoras que sean.

6. **«Soy demasiado sensible a las personas y a las influencias que me rodean».** En este libro aprenderás técnicas para poner barreras a las influencias negativas y para prevenir el daño de las influencias futuras.

7. **«He sido engañado por las falsas promesas de los gurús».** La información en este libro te ayudará a ser más autosuficiente y menos dependiente de los gurús.

8. **«Me ofenden las regulaciones, los cultos y las organizaciones coercitivas».** Las técnicas universales que se ofrecen aquí no imponen restricciones y son compatibles con cualquier religión, estilo de vida y creencias personales.

9. **«No quiero trabajar en disciplinas complejas, estrictas y difíciles de seguir».** Este libro es comprensible, lógico y práctico, con métodos fáciles de

aprender que no requieren experiencia previa, ni antecedentes, capacitación, habilidades o conocimientos específicos.

Preguntas frecuentes sobre chakras y kundalini

Quizás ya hayas estudiado campos de energía sutiles, el aura, prana, chakras o kundalini. Tanto si estás familiarizado con estos temas como si no, puedes sorprenderte con lo que aprenderás aquí. Comencemos con lo básico y respondamos algunas preguntas frecuentes.

P: ¿Qué es la energía sutil?

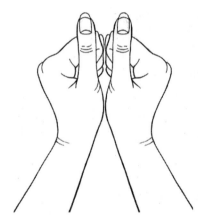

Figura 1a. Frotar los dedos

R: Así como la física nos dice que el universo está formado por componentes sutiles invisibles al ojo humano, de manera similar tu cuerpo está compuesto de energía sutil. Probemos un experimento ahora mismo. Aprieta ambos puños y colócalos uno al lado del otro, como se muestra en la Figura 1a. Luego frota vigorosamente los dedos de una mano contra los de la otra, como lavándote las manos, hacia delante y hacia atrás (no arriba y abajo), durante unos cuarenta y cinco segundos. Luego, abre los puños y separa las palmas de las manos a unos centímetros de distancia. Puedes sentir una bola invisible de energía entre las palmas. Esta sensación de actividad vibrante es energía sutil.

Al entrar en un hospital, una casa en ruinas, una prisión, un bar, una institución mental o un autobús lleno de gente, puedes sentir malas vibraciones. Al caminar por el bosque, navegar en un lago, escuchar música inspiradora o leer poesía o una prosa agradable, puedes sentirte eufórico. Todas éstas son indicaciones de energía sutil.

Con este libro, aprenderás a energizar tu cuerpo, mejorar tu campo de energía, eliminar bloqueos y evitar la pérdida de energía.

P: ¿Qué es el aura?

R: El campo de energía sutil que emana de dentro y está alrededor de tu cuerpo es el «aura» (que en griego significa «aliento de aire»). Así como la Tierra tiene un campo magnético, tu cuerpo tiene un campo áurico. El aura consta de varios cuerpos, por ejemplo, el cuerpo mental, el emocional y los cuerpos sutiles que constituyen el ser superior. Los cuerpos sutiles son invisibles al ojo humano, pero visibles para el ojo interno o percepción extrasensorial (clarividencia).

Si observas a una persona de pie frente a una pared blanca, puedes ver vibraciones de energía o colores alrededor de su cabeza. Al mirar en un espejo por la noche, en la penumbra, puedes ver un brillo sutil alrededor de tu propia cabeza. Estas experiencias son indicaciones de la existencia de las auras.

En este libro, aprenderás sobre los cuerpos sutiles y el campo áurico.

P: ¿Qué es el cuerpo mental?

R: Tus pensamientos y emociones tienen contrapartes físicas en tu cuerpo sutil. Los pensamientos forman sustancias sutiles aún no medidas por la ciencia pero visibles para la percepción extrasensorial. Los patrones de pensamiento habituales toman una forma concreta dentro y alrededor del cuerpo. Se pueden usar viejos pensamientos incrustados como una armadura. Otros pueden parecer las rejas de una cárcel. Estas viejas formas de pensamiento y hábitos incrustados pueden eliminarse. Aprenderás cómo en este libro.

P: ¿Qué significa la palabra «chakra»?

R: En sánscrito antiguo, lengua en la que se escribieron originalmente los textos antiguos de la India, la palabra «chakra» (en sánscrito: चक्र) se traduce como «rueda». Esta palabra se pronuncia fonéticamente como «chukr»: chu, como en la palabra «churro», y cr, como en la palabra «crudo». No existe ninguna palabra que se pronuncie «chak-cra» en sánscrito ni en español. Lo cierto es que pronunciar «chakra» es completamente incorrecto. Dado que los chakras son centros de energía vital en el cuerpo sutil, no son observables por los sentidos físicos. Sin embargo, se pueden experimentar a través de la percepción de los sentidos sutiles.

Siete chakras principales se describen en los antiguos tantras (escrituras tántricas o agámicas de la India). Se cree que cada chakra de la columna vertebral influye o incluso gobierna las funciones corporales cerca de su región.

En este libro, descubrirás y explorarás estos chakras.

P: ¿Qué es un kundalini shakti?

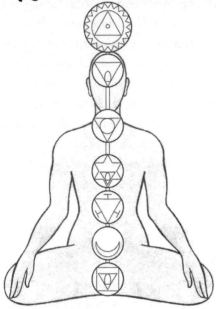

Figura 1b. Elementos
de los principales chakras

R: Kundalini shakti es una energía cósmica espiritual escondida en el cuerpo humano. El término deriva de las raíces sánscritas, *kundala* (en espiral), *kunda* (hoyo, depresión) y *shakti* (energía). Shakti también es conocida como la Diosa, la madre del universo. Kundalini es un vasto reservorio de energía potencial sin explotar que, cuando despierta por completo, brinda autorrealización e iluminación. Sin embargo, en la mayoría de las personas, permanece latente en la base de la columna vertebral cerca del coxis, alojado en el cuerpo sutil. Kundalini a menudo se llama «poder de serpiente», «fuego de serpiente» o «espiral mística», porque se asemeja a una serpiente dormida enrollada en forma de espiral. Muchos practicantes de yoga intentan despertar esta serpiente, desenrollarla y empujarla para que se eleve columna arriba, hacia el cerebro.

En este libro, descubrirás y explorarás estos temas.

P: ¿Qué es el prana?

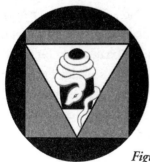

R: Prana es energía universal que insufla vida a la materia. Es una energía sin forma, omnipresente y potente que mantiene a los individuos vivos y preserva el orden cósmico: es el poder dentro de todo lo animado y lo inanimado. El prana individual es el principio vital en toda vida animada.

Figura 1c. La Kundalini Durmiente

El prana cósmico es una energía universal que unifica lo vivo y lo no vivo en un todo coordinado. Prana, la fuerza vital en tu respiración, es la clave de la vida: combustible electromagnético que energiza cada tejido y célula. Sin prana, tu cuerpo no podría funcionar.

Gopi Krishna en *The Dawn of a New Science* describe el prana como «una electricidad viva, que actúa de manera inteligente y decidida, que controla la actividad de cada molécula de materia viva. Lleva el principio de la vida de un lugar a otro».

En este libro, descubrirás cómo funciona el prana en tu cuerpo.

P: ¿Qué es el yoga?

R: La palabra sánscrita «yoga» proviene de la raíz *yuj* (yugo). El propósito del yoga, por lo tanto, es unir el alma individual con el Espíritu Universal. Cada camino del yoga usa un enfoque diferente para lograr este objetivo. Como el camino más visible y popular hoy en día es el hatha yoga, que utiliza posturas físicas llamadas *asanas*, la mayoría de las personas piensan que el yoga es una especie de gimnasia que se hace sobre una alfombra. Sin embargo, el yoga no es una rutina de ejercicios físicos, por mucho que eso sea lo que hacen en las escuelas de yoga. Es una ciencia profunda para experimentar la unión con lo divino. En este libro, aprenderás cómo el yoga puede mejorar tu vida y aprenderás algunas prácticas yóguicas para despertar suavemente la kundalini.

P: ¿Cuál es el propósito de aumentar la energía kundalini?

R: Cuando la kundalini shakti viaja por la columna vertebral hasta el cerebro, se busca el objetivo fundamental del yoga, que es la unión del *shakti* (principio femenino o Diosa interior) con el *shakta* (principio masculino, el Dios interno Shiva) en una unión divina. Esto da como resultado un estado de consciencia superior llamado *nirvikalpa samadhi*, el estado supraconsciente de iluminación espiritual. Entonces el individuo está completamente unificado con el Espíritu Universal y todo sentido de separación se disuelve. Aprenderás más sobre lo que esto significa en este libro.

P: ¿Qué es la Kundalini Yoga?

R: Kundalini yoga, laya yoga y kriya yoga son sistemas de yoga que buscan despertar la kundalini. Los practicantes participan en varios métodos para despertar la energía de su sueño hasta que suba por la columna vertebral, perfore los chakras, atraviese el cerebro y alcance finalmente el chakra de la corona o el loto de los mil pétalos sobre el cráneo. Kundalini yoga es un camino agresivo de asanas muy rigurosas (posturas físicas), pranayama intenso (ejercicios de respiración), bandhas (bloqueos musculares), mudras (gestos), meditación con mantras (sonidos sánscritos sagrados) e imágenes, así como un estricto control dietético y conductual. Los maestros de kundalini yoga generalmente están de acuerdo en que el celibato es esencial para este camino.

Si te tomas en serio la participación profunda en la kundalini yoga, estudia con un maestro espiritual iluminado que pueda guiarte personalmente a través de las experiencias a veces extrañas que ocurren cuando la fuerza de la kundalini se desata en el cuerpo.

En este libro, aprenderás meditaciones básicas y suaves, prácticas físicas y técnicas de respiración para comenzar tu exploración de la energía kundalini sin el beneficio de un maestro. Sin embargo, puedes estudiar una práctica espiritual llamada Revelación Divina o incluso embarcarte en un estudio serio de yoga o tomar clases. Para obtener más información, visita las webs mencionadas en la página 332 de este libro.

P: ¿Cuál es el propósito de leer sobre estas cosas?

R: Puedes pensar que los chakras no tienen relación con tu vida cotidiana. Después de todo ¿qué pueden hacer por ti? Aprender sobre el cuerpo sutil, los chakras y la kundalini puede transformar tu vida. Puedes aliviar problemas mentales, físicos y emocionales tuyos o de otras personas. Puedes desarrollar intuición, PES (Percepción ExtraSensorial) y percepción sutil. Puedes lograr una mayor sensibilidad, manifestar poderes extraordinarios, cumplir tus deseos y desarrollar una mayor consciencia. Incluso puedes alcanzar el objetivo final de la autorrealización y la iluminación espiritual en la consciencia cósmica o alcanzar niveles superiores de consciencia.

Lo que vas a aprender

A medida que profundices en este valioso libro:

- Descubrirás tus cuerpos sutiles y su propósito.

- Aprenderás sobre el prana y cómo funciona en tu cuerpo, mente y espíritu.

- Obtendrás comprensión de la energía kundalini y del sistema de chakras.

- Aprenderás detalles sobre las energías y el propósito de cada chakra.

- Usarás técnicas de meditación fáciles para experimentar y despertar la kundalini.

- Aprenderás a eliminar bloqueos en tu cuerpo sutil.

- Aprenderás a mantener la salud de tu campo de energía.

- Usarás prácticas suaves de yoga y métodos de respiración diseñados específicamente para despertar la energía kundalini con seguridad.

- Te empoderarás como un ser multidimensional.

Al practicar las técnicas simples y fáciles de aprender, puedes empezar a experimentar profundidades de la consciencia espiritual comparables a lo que muchos han buscado durante generaciones. Explorarás reinos sutiles de mente, espíritu, tiempo y espacio, y cómo se relacionan con tu cuerpo. Trazarás regiones previamente desconocidas de tu ser interior. Aparecerá un mapa de tu vida, un mapa de ruta que te proporcionará una comprensión profunda de ti mismo y cómo encajas en el cosmos. Viajarás a través de mundos y tiempos más allá del tiempo, en un universo multidimensional. Éste es el momento de la acción. ¡Comencemos ahora!

Capítulo dos

LO QUE LOS OCCIDENTALES NO SABEN

Cuando logras despertar a la kundalini, para que comience a salir de su simple potencial, necesariamente comienzas un mundo que es totalmente diferente de nuestro mundo. Es el mundo de la eternidad.

CARL JUNG[1]

Oriente frente a Occidente

La medicina occidental observa el cuerpo físico como un mecánico mira el motor de un coche. Los médicos ven, en realidad, una gran cantidad de válvulas, tubos, cámaras y sacos con canales de líquidos que fluyen a través de ellos. Para la mayoría de los médicos, el cuerpo es un conjunto de piezas que forman parte de una máquina. Así como los mecánicos diagnostican un coche y luego lo reparan, los médicos diagnostican y «reparan» cuerpos.

Según la medicina alopática occidental, la única forma de curar la enfermedad es puramente sintomática: extirpar el tumor, matar las células cancerosas, destruir el virus invasor, eliminar la vesícula biliar con cálculos, arrancar el útero enfermo, bajar la inflamación, así como un larguísimo corta y pega con las arterias y las venas. Este método basado en la eliminación de la sintomatología no sólo parece aceptable, sino que se alaba como prácticamente milagroso. En nuestra cultura, los médicos alcanzan un estado casi místico. Como si fueran santos, las «deidades médicas» tienen el poder de la vida y la muerte en sus manos y lo que digan va a misa.

Pocas almas valientes cuestionan a los médicos. Sea lo que sea que prescriban, especialmente a pacientes ancianos vulnerables, se obedece sin objeción ni consulta. Pocos pacientes se hacen responsables de su propia asistencia

---

1. Jung, C. y J. Hauer. *Kundalini Yoga*. De Cousens, *Spiritual Nutrition*, pg. 51.

sanitaria. Mucha gente devasta su cuerpo con dietas poco saludables, descanso inadecuado y un estilo de vida debilitante, pensando que si caen enfermos, vendrá un médico a rescatarlos haciendo un milagro.

No cabe duda de que la medicina alopática es eficaz y diariamente se producen curas sorprendentes. Personalmente estoy muy agradecida al cirujano ortopédico que me operó cuando me rompí la pierna. Sin embargo, sabiendo lo que sé sobre salud holística y medicina preventiva, me pregunto qué otra curación podría tener lugar con los capacitados médicos de Oriente y sus probadas habilidades: acupuntura, quiropráctica, qigong, ayuno, ayurveda, masajes, terapia de marma, etc. Más importante aún, me imagino qué enfermedades podrían prevenirse con la población educada en habilidades de autocuración.

La medicina oriental no se ha incorporado al repertorio de la medicina occidental por la enorme diferencia filosófica fundamental entre Occidente y Oriente.

Aquí entendemos la vida como un tiempo material que comienza con el nacimiento y termina con la muerte. Estamos hechos de agua, sangre, células, músculos y otras cosas viscosas que se secan y se pudren una vez que el corazón deja de bombear. La vida termina con el último aliento y nada más existe.

Por el contrario, para los orientales el cuerpo físico es solamente uno de muchos. No sólo aceptan cuerpos sutiles y energía sutil; incluso pueden sanar sus propios cuerpos a través de toda una variedad de prácticas sutiles, que incluyen meditación, visualización, oración y curación espiritual.

Mientras que en Occidente las personas únicamente creen lo que ven, oyen y tocan, en Oriente aprenden a experimentar lo que no pueden ver con los ojos, ni oír con los oídos ni tocar con las manos.

Este libro es un viaje a esos reinos sutiles de la existencia. Te llevará más allá del cuerpo físico y denso. Abre tus ojos a mundos más allá de este y a lo intemporal más allá del tiempo. Una nueva visión del cuerpo emergerá en tu consciencia, una imagen de increíble belleza y milagros inefables.

Si pudieras abrir los ojos a la verdad, verías que el poder de curar está en tus propias manos. Puedes prevenir enfermedades, mantener tu cuerpo radiante y sano, experimentar la tranquilidad todos los días.

Al practicar métodos yóguicos, comer una dieta adecuada y seguir un estilo de vida saludable, puedes transformar tu mente y cuerpo para que se alineen con el Espíritu Divino.

Eres un ser multidimensional

Los médicos occidentales no estarían de acuerdo cuando digo que el cuerpo físico no es el único cuerpo. De hecho, probablemente me darían una receta para uno de esos medicamentos antipsicóticos. Sin embargo, yo sostengo que tenemos cuerpos sutiles dentro, alrededor y por encima del cuerpo físico.

Aquí explorarás tus propios cuerpos y sentidos sutiles. Sí, junto con tus cuerpos sutiles, también tienes sentidos sutiles. A través de éstos puedes experimentar otras dimensiones o planos de existencia. De hecho, hay otros mundos más allá de este mundo y otros tiempos más allá de este tiempo. Puedes comenzar a visitarlos.

Tu cuerpo físico denso, hecho de elementos presentes en la tabla periódica, no es el único en el que habitas. Tu identidad es mayor de lo que puedes imaginar. Mente y cuerpo se extienden mucho más allá de este plano físico.

Eres un ser de luz multidimensional e ilimitado, de gran magnificencia, poder y energía. No estás obligado por el tiempo o el espacio. Eres hermoso más allá de las palabras. Tu mente es brillante, tu corazón está abierto y tu cuerpo es exquisito. Eres la divinidad misma encarnada en forma humana.

¿Suena esto exagerado? Pues así es como las escrituras de todas las religiones te describen. Puede que no reconozcas la verdadera magnificencia de tu ser, pero el Espíritu Divino sí. Leamos lo que dicen las Escrituras:

«Dios dijo: "Hagamos al hombre a nuestra imagen, conforme a nuestra semejanza"». (Judeocristianismo)[2]

¿«No sabéis que sois el templo de Dios y que el Espíritu de Dios mora en vosotros?». (Cristianismo)[3]

«El reino de Dios no vendrá con advertencia, ni dirán: "Helo aquí, o helo allí", porque el reino de Dios está entre vosotros». (Cristianismo)[4]

«Porque el hombre es espíritu... sí, el hombre es el tabernáculo de Dios, incluso los templos». (Mormón)[5]

---

2. Génesis 1:26.
3. Primera de Corintios 3:16.
4. Lucas 17:20–21.
5. Doctrine and Covenants 93:33-35. Wilson, *World Scripture*, pg. 143.

«He respirado en el hombre de mi espíritu». (Islam)[6]

«Todo ser tiene la naturaleza de Buda. Ése es el yo». (Budismo)[7]

«La deidad es inmanente en el hombre y el hombre es inherente a la deidad; no existe lo divino ni lo humano; no hay ninguna diferencia en esencia entre ellos». (Sintoismo)[8]

«El ser vivo es la imagen del Ser Supremo». (Sikh)[9]

«Lo que es la esencia más fina, todo este mundo tiene eso como su Ser. Ésa es la realidad. Ése es el Ser. Eso eres tú». (Hinduismo)[10]

¿Por qué no te ves como este ser divino? Cuando te cubren los ojos con un velo, no puedes ver la verdad. Ese velo de ignorancia (llamado *avidya* en sánscrito) es una idea equivocada acerca de quién crees que eres. Esa sombra cubre tu verdadero yo. Arroja una sombra sobre tu verdadero yo y disminuye tu valor.

Si pudieras rasgar ese velo y ver la verdad, tu luz brillaría con un resplandor incomparable y expresarías tu verdadera naturaleza de ser. Vivirías el propósito divino para el que naciste y habitarías en el corazón del Espíritu.

El zumbido de la vida

Eres un poderoso y bello ser de luz. Dentro de tu verdadera naturaleza yace una semilla de iluminación. Cuando se nutre, esa semilla brota, crece. Eventualmente florece como un árbol en toda regla, lleno de sabiduría suprema y libertad. El árbol de la vida es un tronco con muchas ramas, representado en la Cábala y en la India como el sistema sutil del cuerpo, incluidos los chakras (*véase* el Capítulo 8).

Curiosamente, este mismo cuerpo sutil se representa como el emblema de la medicina occidental, el caduceo, pero es raro que un médico sepa lo que significa ese símbolo. Al leer este libro, descubrirás su significado oculto.

---

6. Qumr'an 15:29. Wilson, *World Scripture*, pág. 141.
7. Mahaparinirvana Sutra 214. Wilson, *World Scripture*, pág. 140.
8. Genchi Kato. Wilson, *World Scripture*, pág. 142.
9. Adi Granth, Wilson, *World Scripture*, pág. 142.
10. Chandogya Upanishad, 6:8:7. Wilson, *World Scripture*, págs. 140 y 414.

Tu cuerpo físico es la manifestación burda de este árbol de la vida. ¿Qué significa eso? Naciste como resultado de meros pensamientos, que se manifestaron primero como sonido, luego como luz. Se dice: «En el principio era la Palabra, y la Palabra estaba con Dios, y la Palabra era Dios».[11] Esa Palabra, el zumbido eterno de la creación tarareado por el Espíritu, es la génesis del cosmos.

¿Cómo un zumbido puede manifestar la creación? Los últimos desarrollos en física teórica postulan que los objetos fundamentales en la naturaleza no son puntuales (como bosones, fermiones, gluones o quarks), sino modos vibratorios diferentes de un objeto extendido: una brana (de la palabra «membrana»), que puede ser una supercadena o una brana con diversas dimensiones.

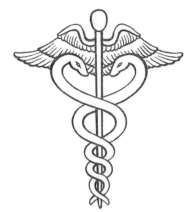

Figura 2a. El caduceo

En esta teoría, el componente esencial de este universo es la vibración, como la música de violín. Estirar las cuerdas del violín a grados específicos de tensión produce diferentes notas musicales. Una nota tocada en un violín podría llamarse un «modo de excitación». De manera similar, en la teoría de las cuerdas, las partículas elementales observadas en los aceleradores de partículas son como notas musicales: modos de excitación de cuerdas elementales.

Al igual que con un violín, estas cuerdas elementales deben someterse a cierta tensión para excitarse. Sin embargo, a diferencia de las cuerdas de violín, el tamaño promedio de una cuerda elemental es aproximadamente la escala de longitud de la gravedad cuántica, llamada «longitud de Planck», que es aproximadamente una millonésima de una billonésima de una billonésima de una billonésima parte de un centímetro.

La teoría de las supercuerdas visualiza un espacio-tiempo de diez u once dimensiones con una simetría que le da a cada partícula –que transmite una fuerza (un bosón)– una partícula asociada que forma la materia (un fermión). Las partículas asociadas se denominan supercompañeros, y la simetría entre fuerzas y materia se llama supersimetría.

La teoría de las cuerdas unifica en una sola teoría cuántica todas las fuerzas conocidas y partículas elementales. Brian Greene, autor del exitoso libro *El*

---

11. Juan 1:1.

universo elegante, describe: «Proporciona la primera forma de unir la mecánica cuántica y la relatividad general, es decir, de fusionar las leyes de lo pequeño y las leyes de lo grande, y lo hace de una manera tan elegante que resulta impresionante. Y el término elegante realmente describe ese tipo de solución».[12]

Mucho antes de que John Schwarz, Michael Green y otros físicos teóricos de las supercuerdas existieran, los sabios de la antigua India se dieron cuenta de que el universo era multidimensional. Decían que comenzó con un zumbido vibratorio y ahora se mantiene por variaciones específicas de ese zumbido primordial. El zumbido primordial se llama OM o pranava, y las variaciones de ese zumbido son los Vedas o himnos del Veda.

En tu propia vida, tu cuerpo, mente y espíritu multidimensionales están conectados entre sí en virtud de ese zumbido. Y el zumbido de los pensamientos en tu mente y en la mente colectiva de la humanidad afecta profundamente a tu cuerpo.

La conexión cuerpo-mente

La medicina occidental ignora por completo el componente mental en su tratamiento de la enfermedad. Sin embargo, los estudios científicos muestran que la mente y el cuerpo están conectados. Incluso los efectos de la oración han sido medidos.

Por ejemplo, el Dr. Roger Lobo, presidente de obstetricia y ginecología de la Universidad de Columbia, encontró resultados muy significativos en un estudio sobre el embarazo y la oración en el Hospital Cha de Corea, donde 199 mujeres se sometieron a fertilización in vitro. Desconocidos para los pacientes y sus médicos, grupos de los Estados Unidos, Canadá y Australia rezaron por algunas de estas mujeres para que quedaran embarazadas.

Después de tres semanas, el 50 % de las mujeres por las que se «rezó» quedaron embarazadas, mientras que sólo el 26 % de las mujeres por las que no se rezó quedaron embarazadas ¡un aumento de casi el 100 % en la tasa de embarazo!

¿Cómo puede una palabra, un pensamiento o una oración afectar al embarazo? La mente sutil está íntimamente conectada con el cuerpo físico. De hecho, los pensamientos, creencias e ideas son los progenitores del cuerpo. Lo

---

12. Greene, Brian, entrevista en Internet.

que creas que es verdad sobre ti mismo se ha manifestado y continúa manifestándose en tu cuerpo.

Pongamos el ejemplo del peso corporal. Lo gordo o delgado que seas es, en gran parte, resultado de tu propia imagen corporal. Al pensar obsesivamente en lo gordo que eres, al insistir constantemente con los demás sobre lo gordo que eres, al pensar «gordo» cuando te miras en el espejo y, por lo tanto, reforzar tu gordura, ésta se perpetúa.

Este ejemplo de creencias en la imagen corporal puede extenderse a otras áreas, como el bienestar o la enfermedad. De hecho, las creencias se aplican a todas las áreas de la vida, como el éxito, el poder, el dinero, el romance, la familia y los niños. Lo que está en tu mente se perpetúa en tu vida. Cualquier cosa a la que prestes atención se vuelve más fuerte. Cualquier cosa que ignores tiende a desaparecer.

«Todo lo que somos es el resultado de lo que hemos pensado; se fundamenta en nuestros pensamientos, está hecho de nuestros pensamientos. Si un hombre habla o actúa con un pensamiento maligno, el dolor lo sigue, como la rueda sigue el pie del buey que arrastra el carro… Si un hombre habla o actúa con pensamiento puro, la felicidad lo sigue, como una sombra que nunca lo abandona».

BUDA[13]

La medicina occidental llamaría a tales nociones chorradas, en el mejor de los casos. Por eso los médicos tratan el cuerpo como una máquina en lugar de como un vehículo de espíritu fluido y en constante cambio. En Oriente, el cuerpo es visto como un microcosmos dentro de un universo macrocósmico. Se ve afectado y afecta a todos y a todo lo que lo rodea. El cuerpo es una parte multidimensional de un individuo holístico. La mente no está separada de la materia. Los pensamientos afectan y son afectados por el cuerpo.

En este libro, nuestro estudio del campo de energía humana y el sistema de chakras se basa en una perspectiva que la medicina occidental rechaza por completo: la noción de un sistema de energía sutil indetectable por nuestros microscopios más potentes.

Ningún médico capacitado en una facultad de medicina respetable respaldaría un sistema prácticamente invisible de vías de energía sutiles y centros de energía que rigen el funcionamiento corporal. Sin embargo, el sistema de

---

13. Dhammapada 1:1, 2. Perry, *A Treasury*, pg. 484.

chakras y nadis es la base de toda la medicina oriental actual, incluida la respetada ciencia de la acupuntura.

Quizás la medicina occidental no haya ido lo suficientemente lejos en su estudio de la fisiología humana. Bien podrían mirar hacia el este para obtener más conocimiento sobre el funcionamiento del cuerpo.

Abramos esa exploración ahora.

Capítulo tres

LA CLAVE DE LA VIDA: PRANA

*Indra [la deidad suprema] dijo: «Soy Prana (aliento), Oh, Rishi, eres Prana,
todas las cosas son Prana. Porque es Prana quien brilla en el sol y,
aquí, yo impregno todas las regiones bajo esa forma».*

Los Upanishads[1]

La energía enigmática de kundalini está en la fuente de dos corrientes de vida: *prana* (energía vital) y *virya* (potencia viril). Prana es el aspecto en expansión de la energía, mientras que virya es su intensidad diamantina. Por lo tanto, virya inspira todo tipo de fervor, ya sea místico, sexual, creativo, artístico, político, espiritual o de otro tipo. En el cuerpo físico, prana y virya son manifestaciones de *ojas* (vitalidad máxima). Éstos dos, completamente despiertos y fusionados, crean s*amarasya*, la dicha de fusionar lo místico con la vida instintiva.

Prana es el componente básico del cuerpo sutil, su campo de energía y todo el sistema de chakras. Por lo tanto, en este capítulo descubrirás el poder del prana, la clave de la vida y la fuente de energía del universo. La palabra sánscrita prana, que no se puede traducir fácilmente al español, deriva de las raíces, *pra* (primero, primario, antes o adelante) y *an* (respirar, moverse, vivir). Prana es ampliamente entendido como «aliento». Sin embargo, el prana es mucho más que la respiración que entra y sale de los pulmones.

¿Qué es el prana?

Prana es el medio a través del cual la consciencia se expresa en innumerables formas de vida, en todo el cosmos. Es pura, universal, la energía primordial

---

1. Aitareya Aranyaka, 2:3:4.

41

que da vida a la materia. Es Espíritu, y, según las antiguas escrituras llamadas *Upanishads*, es el Ser supremo, el propio *Brahman*.

«Este Prana (espíritu) nace del Ser. Como la sombra arrojada sobre un hombre, éste (el prana) se extiende sobre él (el Brahman). Mediante el trabajo de la mente entra en este cuerpo».

PRASNA UPANISHAD, 3:3

El prana está en el aire, pero no es oxígeno ni ningún otro componente físico del aire. Está en cada partícula de la creación, pero no es una partícula. El prana es completamente inmaterial. Sin embargo, sin prana el cuerpo no tendría vida, calor, movimiento o actividad. No podría escuchar, sentir, ver, respirar, caminar o hablar. La sangre no correría por las venas.

«Cuando hay prana en el cuerpo, se llama vida; cuando abandona el cuerpo, resulta en la muerte».

HATHA YOGA PRADIPIKA[2]

El vientre de la creación

Para que la vida exista, tanto la consciencia como el prana deben estar presentes. Prana es energía pura, ya sea mente, cuerpo, materia o cualquier otra forma de energía. La consciencia es el principio absoluto, omnipresente e inactivo que subyace a la creación. Prana es el ingrediente activo del cosmos, que apoya y da vida a la consciencia.

La consciencia a menudo está representada por una deidad masculina, como el Señor Shiva. El prana está simbolizado por una deidad femenina, como Shakti, Kali o Kundalini. Por lo tanto, el prana es el campo fértil donde la semilla de la creación puede enraizar, crecer y manifestar todo el mundo fenomenal.

El propósito del yoga es reunir a Shiva y Shakti dentro de la propia consciencia para que ésta pueda expresarse perfectamente a través del medio de la energía vital: el prana.

---

2. *Hatha Yoga Pradipika*, capítulo 2:3.

El cuerpo energético

Los antiguos yoguis de la India dicen que un cuerpo de energía sutil, llamado *pranamaya kosha* (envoltura de prana), impregna y rodea el cuerpo físico. Este cuerpo pránico tiene muchos nombres: «aura», «campo áurico», «campo de energía», «cuerpo de energía», «cuerpo sutil», «cuerpo astral», «cuerpo etérico», «doble etérico», «cuerpo fluido», «cuerpo Beta», «cuerpo homólogo», «cuerpo prefísico», «cuerpo bioplasmático», etc. Este campo de energía sutil del prana se puede «ver» alrededor del cuerpo, con clarividencia. También puede ser detectado por personas que han sufrido una amputación y que sienten la falta del miembro amputado. Algunas personas afirman que realmente ven estas extremidades fantasmas: faltan brazos o piernas pero en su forma sutil siguen unidos al cuerpo.

La extremidad fantasma también se detecta mediante procesos fotográficos de alta frecuencia (cámaras Kirlian). Incluso si se corta cualquier parte de la forma física de un organismo, el cuerpo pránico permanece completo y claramente visible. Cuando este cuerpo energético desaparece, la planta o el animal muere.

Tu cuerpo pránico es más grande que tu cuerpo físico. Por lo tanto, el aura o la luz que irradia alrededor del cuerpo abarca el borde exterior e impregna la forma física y se extiende más allá de sus límites.

El sistema de energía sutil

La energía pránica fluye por la envoltura pránica a través de vías fijas llamadas *nadis* (conductos, canales o arterias), palabra derivada de la raíz sánscrita *nada* o *nala* (movimiento). Por lo tanto, un nadi es un canal de energía en movimiento. En varios puntos focales dentro del cuerpo pránico, las redes de nadis se cruzan para formar chakras (plexos de centros de energía).

Como medios inalámbricos, los cables de energía sutiles (nadis) no son nervios o arterias físicas, y los vórtices (chakras) no son plexos nerviosos físicos. Si diseccionas un cadáver, no localizarías un nadi o chakra en ningún lado, porque están compuestos de una sustancia no física. De hecho, incluso bajo un microscopio electrónico son indetectables. Sin embargo, estos sutiles canales y centros de energía le dan aliento de vida al cuerpo. Sin ellos, el corazón no latiría y los pulmones no se moverían. Dado que no son fácilmente discernibles para la investigación científica, la medicina occidental rechaza su existencia. Sin embargo, el sistema de nadis es la esencia de la acupuntura y la medicina ayurvédica india.

¿Por qué los nadis y los chakras se descartan como un mito? Imagina un hombre que nunca ha visto un teléfono móvil. Si le dijeras que este instrumento podría captar señales provenientes de todo el mundo, se reiría de ti. Ningún cable transmite la señal, pero las ondas electromagnéticas invisibles la transportan.

Del mismo modo, el cuerpo es similar a un teléfono móvil, ya que recibe energía pránica. Un cuerpo sano recibe estas ondas de energía como una señal clara y no adulterada. Un cuerpo no saludable es un teléfono viejo y deteriorado que distorsiona la señal.

Uno de los objetivos principales del yoga es sintonizar el receptor de energía física (cuerpo) y el receptor de energía mental (mente). De este modo, puede recibir y transmitir energías pránicas a través de un vehículo claro y prístino.

En mi libro *Exploring Meditation,* hay muchas prácticas de yoga para afinar el cuerpo y abrir los nadis, incluida una práctica simple llamada «Body Tone-Up», en las páginas 109-110, que aumenta de inmediato el flujo general de energía pránica en todo el cuerpo.

Fuerza vital en la respiración

La fuerza espiritual, latente dentro de cada individuo, puede despertarse usando conscientemente el prana. La regulación y armonización del prana a través de la respiración aporta estabilidad mental. Y calmar la mente a través de la meditación armoniza y regula la respiración. El pensamiento es la forma más refinada y potente de prana. El movimiento de los pulmones es el más débil. Llenar el cuerpo con energía pránica aporta salud y vitalidad a cada célula.

La energía pránica se puede transferir. Cualquier persona cercana a otra persona llena de prana recibe esta energía por ósmosis. Los oradores más poderosos, las celebridades más grandes, los políticos más importantes, los profetas más venerados, los empresarios más exitosos, las estrellas de cine cautivadoras y las mujeres más seductoras deben su fama a la abundante energía pránica. Las personalidades magnéticas tienen la habilidad de influir en los demás mediante su discurso, incluso con su mera presencia.

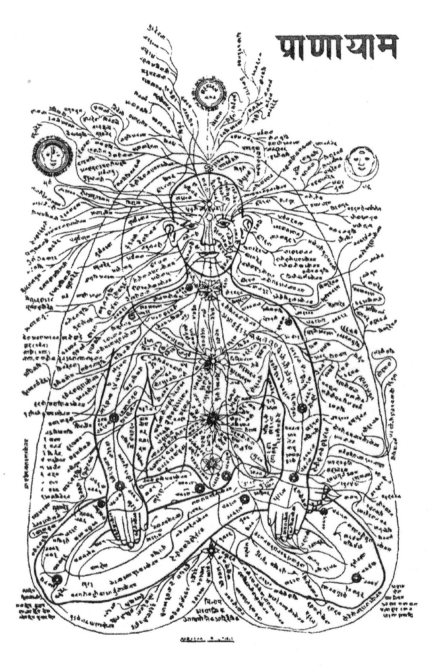

Figura 3a. El sistema Nadi

La curación pránica, utilizada por santos y sanadores a lo largo de los siglos, transmite energía pránica directamente del sanador al paciente. Muchos curanderos y terapeutas natos ni siquiera son conscientes de esta transferencia de energía. Sin embargo, los métodos fotográficos de alta tecnología muestran intensos haces de bioluminiscencia que fluyen de las manos de los curanderos a sus pacientes, recargando así cuerpos pránicos agotados. En el Capítulo 4 descubrirás una emocionante investigación científica sobre la energía pránica.

Al practicar métodos yóguicos antiguos, puedes acumular y conservar la energía pránica en tu chakra del ombligo (*manipura*), que es la batería de almacenamiento pránica. El poder del prana puede aumentar el carisma, la fuerza de voluntad, la influencia y los poderes supranormales. A través del *pranayama* (respiración yóguica), *bandhas* (bloqueos yóguicos) y meditación, puedes aprovechar el vasto poder del prana para curarte a ti mismo y a los demás. Más adelante en este libro, aprenderás algunas de estas técnicas.

Conservar el poder en la respiración

Los yoguis creen que tu vida está predeterminada al nacer. La duración de la vida es un contrato, contado en respiraciones, no en años. Ésta es una razón por la cual los yoguis se preocupan por la conservación del prana.

La energía pránica se agota continuamente con cada pensamiento, palabra y obra, y se repone con cada respiración. Otras fuentes de prana son la luz solar, el agua, el aire y los alimentos sanos. El prana es absorbido por la piel a través del aire fresco y el baño diario, por la lengua a través de la masticación prolongada, y por las fosas nasales y los pulmones a través de la respiración.

El ejercicio moderado, como caminar, andar en bicicleta, nadar y hacer asanas (posturas), junto con la respiración adecuada y el pranayama, oxigena la sangre y revitaliza la energía sin la tensión o la falta de oxígeno del ejercicio pesado.

Cada vez que inhalas, el prana ingresa a tu cuerpo y se almacena en tus centros de energía, particularmente en tu chakra del ombligo. Cuanto más prana recibas, más vital te volverás. La respiración adecuada previene enfermedades y aumenta la concentración, el autocontrol y el despertar espiritual.

Durante la meditación profunda, la respiración se vuelve lenta, regular y tranquila automáticamente. En el estado de *samadhi* (ecuanimidad de mente y cuerpo), la respiración se vuelve tan refinada que es imperceptible.

¿Cómo hace la meditación que tu respiración llegue a casi nada? A medida que la actividad mental se vuelve sutil y tranquila, la actividad física también se relaja y las funciones metabólicas disminuyen. La energía se conserva. La frecuencia cardíaca disminuye. La frecuencia respiratoria disminuye. La mente y el cuerpo se vuelven silenciosos y serenos, como un estanque tranquilo sin ondas. Tal es el *samadhi*, el objetivo del yoga.

Los cinco pranas

El prana, en su capacidad de fuerza vital en la respiración, toma cinco formas distintas. Estas cinco fuerzas vitales (*pancha prana*) dan vida a tu cuerpo. Cada uno de ellos es responsable de un tipo único de movimiento de energía, área corporal y actividad física: hacia dentro o hacia fuera, hacia arriba o hacia abajo, horizontal o circular.

Los cinco pranas trabajan a través de los plexos nerviosos simpáticos para recibir o generar *vayus* (corrientes o impulsos de aire vital), de la raíz sánscrita *va* (movimiento). Los vayus son funciones o poderes motrices a través de los cuales opera el prana, y cada uno de los cinco pranas está gobernado por un vayu.

1 Prana

Prana (respiración ascendente) es hacia dentro y hacia abajo. Ubicado en el centro de energía del corazón (*chakra anahata*), gobierna la respiración, la deglución, los latidos del corazón, la temperatura corporal y los movimientos de la garganta. Prana se mueve a través de la mediana del cuerpo desde la base de la garganta hasta el ombligo. Reside en los ojos y oídos, opera en el corazón y los pulmones, y se mueve dentro y fuera de la nariz.

Prana vayu (aire vital que se mueve hacia delante) es la energía vital animada positiva, la capacidad de moverse y operar. Es responsable de recibir sustancias en el cuerpo, como alimentos (comer), líquidos (beber), aire (inhalar), así como las percepciones sensoriales entrantes (ver, oír, saborear, oler, sentir y experimentar mentalmente). Está asociado con el elemento aire.

2 Apana

Apana (respiración descendente) es un movimiento hacia abajo y hacia fuera. Ubicado en el centro de energía del ano (*chakra muladhara*), gobierna los riñones, la vejiga, los genitales, el colon y el recto, y se mueve entre el ombligo y el recto.

Apana vayu (aire vital que se aleja) es la capacidad de eliminar y es responsable de excretar o expulsar sustancias, como aire (exhalar), heces (defecar), orina (orinar), gases (flatulencia), semen (eyaculación y concepción), presión (parto), así como dejar de lado los bloqueos mentales, como el resentimiento, el miedo y la ira. Asociado con el elemento tierra, regula el sentido del olfato y hace que el cuerpo sea estable.

3 Samana

Samana (respiración) es un movimiento horizontal. Situado en el centro de energía del ombligo (*chakra manipura*), mantiene el fuego digestivo y regula el estómago, el hígado, el páncreas y los intestinos. Es responsable de la asimilación de oxígeno. Su ámbito de actividad se extiende desde el corazón hasta el ombligo. Samana separa los nutrientes de las toxinas, transporta el producto más grueso de los alimentos a *apana* para su excreción y lleva el material más sutil a las extremidades. La palabra *samana* significa «igualar» o «equilibrar», ya que unifica las fuerzas de prana y apana. Controla la capacidad de equilibrar, mantener y contraer. Samana es la fuerza en la mente que toma decisiones a medida que discernimos la verdad de la falsedad, la realidad de la ilusión y el beneficio del perjuicio.

Al desarrollar *samana vayu* (equilibrio del aire vital), todas las partes del cuerpo se nutren adecuadamente y la energía suministrada por los alimentos se distribuye de manera uniforme. La antigua escritura *Yoga Sutras* dice: «Al conquistar la fuerza vital llamada samana, se adquiere refulgencia».[3] Al controlar samana, obtienes carisma y un aura poderosa. Se dice en las escrituras que «siete luces» proceden de samana. Está asociado con el elemento fuego.

4 Udana

Udana (exhalación) es movimiento hacia arriba y hacia fuera. Situado en el centro energético de la garganta, por encima de la laringe (*chakra vishuddha*), regula el adormecimiento, el crecimiento corporal, el ascenso, el levantamiento y da fuerza muscular a las extremidades.

---

3. Aranya, *Yoga Philosophy*, Yoga Sutras 3:40, pg. 346.

Udana vayu (aire vital sutil que lleva hacia arriba) controla todas las funciones automáticas en la cabeza, incluida la función sensorial de los ojos, oídos y nariz, y mantiene el calor corporal. Udana es responsable del habla, la música, el canto y el tarareo. En el momento de la muerte, udana separa el cuerpo astral del cuerpo físico. Al controlar udana, puede haber levitación. Udana es responsable de que la kundalini suba por tu columna hasta el séptimo chakra. Está asociado con el elemento éter.

Yoga Sutras dice: «Al conquistar la fuerza vital llamada udana, se evita la posibilidad de inmersión en agua o lodo, o enredarse en las espinas, y se asegura la salida del cuerpo a voluntad».[4]

5 Vyana

Vyana (respiración hacia atrás) es un movimiento circular, una combinación de prana y apana, mediante el cual se sostienen estos dos. Penetrante y moviéndose desde el centro del cuerpo a la periferia a través de todos los nadis, *vyana vayu* (movimiento hacia fuera del aire vital) controla los sistemas circulatorio, linfático y nervioso, dirige los movimientos voluntarios e involuntarios y la coordinación de músculos, articulaciones, tendones y fascias, y mantiene el cuerpo equilibrado, cohesivo e integrado a través de reflejos inconscientes.

Vyana es responsable del flujo sanguíneo, la desintoxicación linfática, la sudoración, la piel de gallina y otras sensaciones de la piel, y de la coordinación de todos los sistemas. Gobierna el sentimiento mental de integridad e integración, así como el sentido de los límites del cuerpo. Controla la capacidad de autoexpresión. La palabra vyana significa «penetrante». Se asocia con el elemento agua y con el *chakra svadhishthana* (centro pélvico).

---

4. Aranya, *Yoga Philosophy*, Yoga Sutras 3:39, pg. 346.

Cinco Alientos Vitales

Nombre	Conocido como	Ubicado en	Elemento	Chakra
Prana	Respiración ascendente	Corazón	Aire	Anahata
Apana	Respiración descendente	Ano	Tierra	Muladhara
Samana	Inspiración	Ombligo	Fuego	Manipura
Udana	Expiración	Cuello	Éter	Vishuddha
Vyana	Respiración de vuelta	Pelvis	Agua	Svadhishthana

Según la medicina ayurvédica, la supresión de los impulsos naturales del cuerpo interrumpe el flujo natural del prana, lo que causa desequilibrio y enfermedad. Los trece impulsos que permiten el flujo natural del prana son:

1. Defecar
2. Expulsar gases
3. Orinar
4. Estornudar
5. Eructar
6. Bostezar
7. Vomitar
8. Comer
9. Beber
10. Llorar
11. Dormir
12. Resoplar tras un esfuerzo
13. Eyacular o tener un orgasmo

Durante la práctica del pranayama (respiración yóguica), el prana vayu se genera al inhalar y el apana vayu al exhalar. El prana vayu es un impulso aferente (que va al cerebro) y el apana vayu es un impulso eferente (que se mueve desde el cerebro y los centros nerviosos). Mientras se retiene el aliento (*kumbhaka*), los dos vayus se unen en *muladhara* (chakra raíz), generando una tremenda concentración de prana para despertar la kundalini. Aprenderás métodos de respiración yóguica en el Capítulo 22.

Capítulo cuatro

TU AURA LUMINOSA

La vida es prana, el prana es vida. La inmortalidad es prana, el prana es
inmortalidad. Mientras el prana habita en este cuerpo, siempre hay vida.
Con prana consigues inmortalidad en el otro mundo,
por el conocimiento de la verdadera concepción.

Los Upanishads[1]

El poder del prana (energía de la fuerza vital) se ha estudiado en muchas culturas, aunque la India es reconocida como la fuente de este conocimiento. En este capítulo, descubrirás investigaciones científicas y filosóficas sobre la energía pránica a través de los siglos.

Descubramos ahora el cuerpo luminoso conocido como el aura.

Ver el aura

Este cuerpo físico denso que habitas temporalmente es sólo uno de tus muchos cuerpos. Los cuerpos sutiles de luz pura, en innumerables tonos cristalinos brillantes, impregnan tu estructura física y se extienden más allá de ella. Los clarividentes pueden «ver» con su ojo interno estos cuerpos sutiles, también conocidos como aura o campo áurico.

Muchos supervivientes que han estado cerca de la muerte, como Dannion Brinkley, autor de *Salvados por la luz*, ven claramente estos cuerpos sutiles. Cuando Dannion fue alcanzado por un rayo, salió catapultado de su cuerpo y pudo ver lo que estaba pasando desde muy por encima de su cuerpo físico. Desde este punto de vista, percibió a sus seres queridos corriendo, tratando de salvar su vida. Sin embargo, Dannion vio algo más que sus cuerpos físicos y

---

1. Kaushitaki Upanishad, 3:2. 2.

materiales. Estaban llenos de luz radiante, multicolor. Sin embargo, el cuerpo de Dannion, tendido en el suelo, era como una piedra, sin luz. Entonces Dannion, cuyos sentidos eran completamente funcionales, a pesar de que estaba flotando por arriba, vio que su propio brazo, su mano y sus dedos no parecían materiales y brillaban resplandecientemente.

Durante las experiencias cercanas a la muerte, el superviviente pasa habitualmente por un túnel y luego entra en una luz deslumbrante de belleza inefable. Allí, el individuo se encuentra con lo que parece un ser celestial, un ser superior o una deidad. Tales experiencias cercanas a la muerte, muy típicas en todas las culturas, indican que después de la muerte, el aura, el cuerpo de luz sutil, huye del cadáver sin vida y se traslada a planos superiores de la existencia.

El aura en las culturas del mundo

Tu aura incluye lo que los sabios de la antigua India llamaban envoltura pránica (*pranamaya kosha*). Esta capa luminiscente e inmortal le da vida a tu cuerpo. Al morir, la energía pránica abandona la forma física. Por lo tanto, un cadáver ya no tiene el cuerpo de energía luminosa llamado aura.

El concepto de un cuerpo de energía vital o campo de energía no es exclusivo de Oriente. Esta envoltura pránica existe en diversas religiones y culturas. Aquí se resumen algunos ejemplos. Además, consulta la tabla en las páginas 30-31, la cual identifica varios nombres de energía pránica conocidos en todo el mundo antiguo y moderno.

Representaciones artísticas

El halo es un símbolo de la capa pránica. Las pinturas y esculturas cristianas muestran un halo alrededor de la cabeza de Cristo, apóstoles, santos, ángeles y líderes religiosos. Del mismo modo, los halos irradian de estatuas y pinturas de Buda y de muchos dioses orientales. Estos halos simbolizan artísticamente las emanaciones pránicas de los seres espirituales. De hecho, se hacen referencias al campo de energía humana en noventa y siete culturas diferentes, según el libro de John White, *Future Science*.

China: qigong

El *Huangti Nei Ching* (*Canon de Medicina Interna*), escrito hace más de cuatro mil años en la China, describe el Espíritu Universal como la energía primordial que da a luz a todos los elementos y los impregna. El *chi* (también conocido como *ki* o *qi*) es una sustancia primaria que impregna el cosmos y todas las formas, animadas e inanimadas. Cada individuo está íntimamente vinculado a este centro neurálgico universal.

El flujo equilibrado y armonioso de la energía chi es fundamental para la salud, ya sea que fluya a través del cuerpo humano, de un hogar, de un animal o de una ciudad. El poder del chi se cultiva en las disciplinas de qigong, taichí, kung-fu y otras artes marciales, así como en el fengshui (arquitectura china) y la medicina china. De hecho, al usar el chi, los antiguos médicos chinos eran tan competentes en la prevención de enfermedades que recibían un sueldo de sus pacientes siempre que no contrajeran ninguna enfermedad. Si el paciente enfermaba, el médico estaba obligado a comenzar a devolverle el dinero.

China: taoísmo

Según los taoístas, la realidad última (consciencia) es Tao, y está compuesta de yin (fuerza negativa femenina) y yang (fuerza positiva masculina). Estos principios complementarios mutuamente interactivos y eternamente cambiantes crean materia y manipulan la energía. La ciencia médica china de la acupuntura se basa en esta teoría.

A diferencia de los médicos alopáticos occidentales, que se centran en órganos y síntomas por separado, los chinos conciben todo el cuerpo como una unidad, con cada una de sus partes íntimamente relacionadas con el todo. Al mapear rutas específicas de chi (flujo pránico) a través de los nadis (tubos de energía conocidos como meridianos), sitúan alrededor de setecientos puntos en la piel correspondientes a este flujo. Si el flujo está bloqueado o no está equilibrado, se produce la enfermedad. Insertar agujas en estos *deiketsu* o *seiketsu* (puntos de acupuntura) equilibra el flujo pránico, previniendo o curando enfermedades.

Jesús: poder sanador

La curación pránica fue representada en los evangelios cristianos. Una mujer, con hemorragia interna, gastó todo su dinero durante años en médicos, pero fue en vano. Mientras Jesús caminaba entre la multitud, ella tocó el borde de su capa. Su sangrado se detuvo de repente y se curó instantáneamente.

«Alguien me ha tocado –dijo Jesús– porque percibo que la virtud se me ha ido».[2]

En otro caso, un gran grupo se reunió en una llanura, pidiéndole a Jesús salud:

«Y toda la multitud buscó tocarlo: porque salió de él la virtud y los sanó a todos».[3]

Tal curación a través de la transferencia pránica ha sido practicada por yoguis de la India durante eones.

Teorías científicas de prana

Los científicos y filósofos occidentales, a lo largo de los siglos, han postulado un campo energético que impregna y rodea el cuerpo físico. La mayoría de los científicos modernos descartan o ridiculizan tales ideas. Sin embargo, la investigación científica que verifica dicho campo de energía es convincente. En la siguiente sección, descubrirás investigadores que desarrollaron teorías sobre el campo de la energía pránica. Muchos fueron perseguidos o encarcelados por sus creencias. En las páginas 60-61 encontrarás una tabla que enumera a muchos de estos valientes pioneros.

Hipócrates: medicatrix naturae

Hipócrates (nacido en el año 460 a. C), el «Padre de la Medicina», fue un filósofo y escritor griego. Para él, el arte de la medicina consistía en manejar una esencia o principio restaurador espiritual llamado *vis medicatrix naturae* (fuerza curativa natural). En sus escritos, describió un campo de energía parecido a una fuerza que fluye de las manos de la gente. Hipócrates cree que la enfermedad debe ser tratada como sujeta a las leyes naturales: «Las fuerzas naturales son las sanadoras de la enfermedad».

---

2. Lucas 8:47.
3. Lucas 6:19.

Pitágoras: pneuma

Pitágoras (560-480 a. C) fue el Sumo Sacerdote de los antiguos misterios órficos de Creta. En sus viajes, estudió con sacerdotes y curanderos de todo el mundo antiguo. La sabiduría de la India, Egipto, Palestina, Persia y Caldea sentó las bases de las enseñanzas, la filosofía, la cosmología y la medicina de su escuela de misterio pitagórica.

Pitágoras imaginó una fuerza vital dinámica –o energía primordial– que impregna el cosmos, que él llamó *pneuma*, un fuego central en el universo que no sólo crea vitalidad física, sino que también da lugar al alma inmortal. Su luz produce una variedad de efectos, incluida la curación física: «Un Alma Universal que impregna todas las cosas, que en sustancia se parece a la luz».

Pitágoras enumeró tres cuerpos ocupados por el alma:

1. *Etérico* (que es radiante y celestial), en el que el alma reside en un estado de dicha en las estrellas.

2. *Luminoso*, que sufre el castigo del pecado después de la muerte.

3. *Terrestre*, que es el vehículo que el alma ocupa en esta Tierra.

Paracelso: iláster

Para el médico y alquimista suizo Paracelso (1493-1541), la primera materia se formó mediante dos fuerzas opuestas: la Una y la Otra, que consisten en *poder vital* y *sustancia vital*. Paracelso llama a la Una *iláster* y a la Otra *acuáster*. Iláster es un principio masculino, activo y ardiente; acuáster es un principio acuoso, pasivo, femenino. En cada ser humano, ambos principios trabajan simultáneamente.

Kepler: facultas formatrix

Johannes Kepler (1571-1630) determinó que un campo de energía es el responsable de mantener los planetas en sus órbitas alrededor del sol. Llamó a esta

NOMBRES DE LA ENERGÍA VITAL O ESPÍRITU EN EL MUNDO ANTIGUO Y MODERNO

Cultura	Nombre equivalente	Cultura	Nombre equivalente
ÁFRICA		**ORIENTE MEDIO**	
Centroafricana, Yaos	Mulungu	Avicena (Arábiga)	Anima Mundi
Centroafricana, Sudán	Mungo	Egipcia	Ka, Hike
Congo	Elima	Hebrea	El, Manna
Dagara	Energy Body	Cábala judía	Yesod, Astral Light, Neutral Force
Gold Coast	Wong	Marroquí, persa, sufí	Baraka
Pigmeos de Ituri	Megbe	Sumeria	Al-ad
Kalahari Bushman	N'um, Rlun	Zoroastriana	Asha, Ahura Mazda
Nkundu	Elima		
Masai	Ngai	**NORTEAMÉRICA**	
Yoruba	Ashe	Algonquin	Manitou, Monedo, Wakantanka
		Apache	Dige
AUSTRALIA		Chickasaw	Hullo
Aborígenes	Kurunba, Churinga	Crow	Maxpe
	Arunquiltha	Hopi	Massau'u
Tribus de Torres Strait	Zogo	Inuit, eskimos	Sila
		Iroquois	Orenda, Oki
ASIA		Navaho	Digin
China	Ch'I Qi	Omaha, sioux	Wakonda
Japón	Ki, Reiki		
India, Hindú	Kundalini, Prana		

Cultura	Nombre equivalente	Cultura	Nombre equivalente
(Asia, *Cont.*)		(Norteamérica, *Cont.*)	
Indonesia	Kerei	Pueblo	Po-Wa-Ha
Tibet	Tsal	Sioux	Wakan
Parsee	The Living Force	Medicina quiropráctica	Inteligencia universal
Malaya	Badi, Mana	Medicina alopática	Will to live
Pali	Eckankar, Ek, Eck		
Sumatra	Tondi	PACÍFICO	
Vietnam	Tinh	Nueva Guinea	Labuni, Gelaria
		Malagasy (Filipinas)	Andriamanitra
EUROPA		Maorí	Atua
Cristiana	Espíritu Santo	Palau	Kasinge, Kalit
Druida	Wouivre, Nwyure	Polinesia	Huna
Europa moderna	Elán Vital	Polinesia/hawaiana	Mana
Europa moderna	Éter	Ponape	Ani, Han
Alemana	Wodan	Sumatra, Bataks	Tondi
Griega	Dynamis, Pneuma	Tobi	Yaris
Alquimista medieval	Fluido vital, Vis Naturalis		
Romana	Numen	SUDAMÉRICA	
Radiestista	Fuerza etérica	Inca, peruana	Huaca
		Maya	Itz, K'awil, Ch'ul, Ch'ulel

Figura 4a. Energía pránica en todo el mundo

energía *anima motrix* (alma motriz), pero luego la modificó a *vis motrix* (fuerza motriz). Su conjetura era que las formas visibles surgen de una *facultas formatrix* (facultad formativa), una fuerza ubicua que impregna y da forma a todo.

Van Helmont: aura vitalista

Johann Baptista van Helmont (1577-1644), médico y alquimista belga, propuso por primera vez la noción de que el magnetismo desempeñaba un papel importante en el comportamiento de los organismos. Postuló que todos los humanos irradian un fluido magnético, *magnale magnum*, una fuerza magnética universal difusa que podría ser utilizada para la curación. Él creía que el agente del alma es el aura vitalista o *archaeus principal*, el equivalente del prana, el verdadero elemento vital.

Mesmer: magnetismo animal

El vienés Franz Anton Mesmer (1734-1815), que vivió en París, postuló que todos los cuerpos orgánicos e inorgánicos se responden entre sí a través de una influencia llamada *magnetismo animal*: un fluido universalmente difuso, continuo, incomparablemente sutil, que se recibe de forma natural, se propaga y comunica todas las perturbaciones motoras. Su acción tiene lugar a una distancia remota, sin ninguna sustancia intermedia.

Hahnemann: dynamis

Samuel Hahnemann (1755-1843), creador de la homeopatía, llamó al Espíritu Universal *dinamis* y vio la enfermedad como un desequilibrio de la fuerza vital. Hay que apoyarse en los síntomas de la enfermedad del paciente, ya que son indicativos de los esfuerzos positivos de la fuerza vital para restablecer la salud y el equilibrio. Esta filosofía es diametralmente opuesta a la medicina alopática occidental, en la cual los síntomas se suprimen a través de los medicamentos.

Los remedios homeopáticos fortalecen la fuerza vital mediante el uso de sustancias que agravan síntomas similares, por lo que el proceso de curación natural se estimulará aún más para superar la enfermedad. Por lo tanto, su primer axioma es *similia similibus curentur* (los similares son curados por sus similares), también conocida como la «Ley de las Similitudes». Sus hallazgos fueron probados en la epidemia europea de cólera de 1832, donde la tasa de mortalidad de los tratados con medicina alopática fue del 70 % y con la medicina homeopática sólo del 10 %.

Von Reichenbach: fuerza ódica

El barón Karl von Reichenbach, industrial, químico e inventor alemán, (1788-1869), realizó miles de experimentos para validar una fuerza cósmica que denominó fuerza *od, odílica* u *odica*. Reichenbach definió *od* como el poder incesante de la naturaleza, una fuerza de penetración rápida que fluye a través de todo.

Sus investigaciones sugieren que el campo ódico es a la vez energético, actuando como ondas o como partículas. Conducido a grandes distancias por todas las sustancias sólidas y líquidas, se carga o descarga por contacto o proximidad.

Reichenbach descubrió que el poder vital del cuerpo humano tiene una polaridad similar a la de los cristales. El lado izquierdo del cuerpo es negativo y el lado derecho es positivo, un concepto ya conocido en el taoísmo y la acupuntura.

Kilner: campo áurico

En 1911, el Dr. Walter J. Kilner, del Hospital St. Thomas de Londres, informó haber observado un campo de energía de tres capas, al que llamó el aura. Al mirar las luces a través de pantallas de vidrio manchadas con el tinte Dicyanine A, entrenó sus ojos para ver este luminoso halo ovalado de energía, una neblina o nube de radiación que salía del cuerpo humano mostrando colores distintos.

Kilner vio esta niebla brillante en tres zonas distintas alrededor del cuerpo:

1. Una capa de medio centímetro más cercana a la piel.
2. Una capa más vaporosa, de dos o tres centímetros de ancho, que fluye perpendicularmente desde el cuerpo.
3. Una delicada luminosidad exterior de contornos indefinidos, de aproximadamente veinte centímetros de ancho. Kilner descubrió que cada aura

NOMBRES DE LA ENERGÍA VITAL O ESPÍRITU UNIVERSAL ESTUDIADOS POR INVESTIGADORES Y FILÓSOFOS A TRAVÉS DE LOS TIEMPOS

INVESTIGADOR	ÁREA DE ESTUDIO	INVESTIGADOR	ÁREA DE ESTUDIO
Dr. Albert Abrams	Radio terapia éter	Dr. Jessel Kenyon	Emisiones biofotónicas
Aristóteles	Entelequia	Johannes Kepler	Ánima motrix, vis motrix, facultas formatrix
Tomás de Aquino	Poder vital	Walter J. Kilner	Aura
Cleve Backster	Percepción primaria	Semyon D. Kirlian	Energía kirlian
Basílides	Abraxas	Arthur Koestler	Tendencia integrativa
Dr. Robert Becker	Campo biomagnético	Konstantin G. Korotkov	Electrofotónico
Henri Bergson	Aliento vital	N. A.Kozyrev	Emanación temporal
Ludwig von Bertalanffy	Anamorfosis	O. Todd R. Knudtso	Energía pura no-manifiesta
Marie François Xavier Bichat	Fuerza vital	Justus, Baron Von Liebig	Fuerza vital
H.P. Blavatsky	Luz astral	Gottfried Wilhelm Leibnitz	Mónadas
M. R. Blondolt	Emanación-N	V. V. Lensky	Energía multipolar
David Bohm	Campo cuántico	Charles Littlefield	Magnetismo vital
Niels Bohr	Complementariedad	Sir Oliver Lodge	Éter, vacío
Barbara Brennan	Campo energético universal	Abraham Maslow	Sinergia
T.T. Brown	Electrogravitación	James Clerk Maxwell	Éter, vacío
Dr. Oscar Brunler	Energía biocósmica	Franz Anton Mesmer	Fluido magnético, magnetismo animal
Sir E. Bulwer-Lytton	Vril	Dr. John V. Milewski	Energía superluminosa
Gaston Burridge	Electricidad	Johannes Müller	Fuerza vital
Harold Saxon Burr	Campos-L (L-Fields) Campo electromagnético	Dr. T.H. Moray	Energía radiante
John W. Campbell	Psiónicos	Dra. Thelma Moss	Bioenergía
L. Chizhevsky	Emanación-Z	Dr. Hiroshi Motoyama	Prana y yoga
Jesucristo	Virtud, éter	H. Moriyama	Agente X
Dr. William Crookes	Campo Vacío-D	Charles Muses	Energía noérica
A.A. Deev	Campo de energía humana	Gustave Naessens	Somatid
Dr. Richard Dobrin	Energía entrópica negativa	H. A. Nieper	Energía de campo gravitatorio
James DeMayo	Campo de neutrinos	Francis Nixon	Arealoha
P.A.A. Dirac	Entelequia	Paracelso	Mumia
Hans Driesch			

INVESTIGADOR	ÁREA DE ESTUDIO	INVESTIGADOR	ÁREA DE ESTUDIO
Ruth Drown	Rayos homo vibra, radiónica	Robert Pavlita	Energía psicotrónica
Réne Joachim H. Dutrochet	Fuerza vital psico-orgánica	Drs. John y Eva Pierrakos	Bioenergía, energía nuclear
E. Eeman	Fuerza X	Platón	Nous
Albert Einstein	Éter	Andrija Puharich	Plasma Psí
Prof. G. Feinberg	Campo de taquiones	Pitágoras	Pneuma
Baron Eugene Ferson	Fuerza vital universal	Dr. Dejan Rakovic	Estructura iónica
Robert Fludd	Espíritus, energía espacial	Wilhelm Reich	Energía orgona
Sigmund Freud	Libido	Karl von Reichenbach Richardson	Od, odílica, fuerza ódica
Galeno	Pneuma	Dr. Zheng Ronliang	Fuerza vital qigong
J.G. Gallimore	Neutricidad	J.B. Rhine	Facultad Psí
Luigi Galvani	Fuerza vital	Erwin Schroedinger	Entropía negativa
George I. Gurdjieff	Hanbledzoin	I. M. Shakhparnov	Emanación mon
J. W. von Goethe	Gestaltung	Rupert Sheldrake	Campos morfogenéticos
V.S. Grischenko	Bioplasma	George Starr	Energía cosmoeléctrica
G. Gurvich	Emanación mitogenética	Rudolf Steiner	Éter biodinámico
Samuel Hahnemann	Lebenskraft, dynamis	Gustaf Strömberg	Genii
Heráclito	Fuerza curativa	Dr. Alexander Studitsky	Morfología animal prana
Johann B. van Helmont	Aura vital, archaeus influus, magnale magnum	Nikola Tesla	Fuerza creativa, akasa, éter luminífero
Tomás Galeno Jerónimo	Energía elóptica, radiación elóptica, plasma logoital	Dr. William T. Tiller	Magnetoelectricidad
Hilton	Energía fluroplasmática	Hermes Trismegistus	Telesma
Hipócrates	Vis medicatrix naturae	A.J. Veinik	Campo cronal
Dra. Valerie Hunt	Biocampo	Dr. Gordana Vitaliano	Estructura iónica
Dr. Victor Inyushin	Campo de energía bioplasmática	Eugene Wallace	Emisiones biofotónicas
Carl Gustav Jung	Sincronicidad	George de la Warr	Biomagnetismo, energía prefísica
Yu V. Tsz'yan Kanchzhen	Biocampo	Dr. Aubrey T. Westlake	Fuerza vital
John Ernst Worrell Keely	Neutral latente	L.L. Whyte	Principio unitario de la naturaleza
		Dr. John Zimmerman	Campos biomagnéticos

Otros nombres para esta energía pránica: Mar de Fermi, Energía primaria, Energía de punto cero, Energía de campo de gravedad, G-Field

Figura 4b. Investigación científica sobre energía vital.

61

es única, dependiendo de la edad, el sexo y el estado mental y físico. La fatiga, la enfermedad o el estado de ánimo alteran su tamaño y color. El magnetismo, la hipnosis y la electricidad también la afectan.

Dado que ciertas enfermedades resultan visibles como manchas o irregularidades, Kilner desarrolló un sistema de diagnóstico basado en el color, la estructura, el volumen y la presencia general del campo áurico. Trató con éxito muchas enfermedades, incluyendo la epilepsia, las dolencias hepáticas, los tumores, la apendicitis y la histeria.

Burr: campo electrodinámico

En 1935, el Dr. Harold Burr, profesor de Neuroanatomía en la Facultad de Medicina de la Universidad de Yale durante 43 años, reveló los planos básicos de la vida: los campos electrodinámicos, que controlan todos los organismos. Midió y cartografió estos «campos vitales» o «campos L» con voltímetros estándar. Como los voltajes del campo L revelan las condiciones físicas y mentales, propuso que los médicos diagnosticasen enfermedades antes de que éstas desarrollen los síntomas. Miles de experimentos realizados por Burr y sus colegas confirmaron que estos campos controlan el crecimiento, la forma y la descomposición de células, tejidos y órganos, y están influenciados por trastornos mentales.

Kirlian: fotografía de alta frecuencia

En 1939, Semyon Davidovich Kirlian, un técnico eléctrico en el Instituto de Investigación de Krasnodar, en el sur de Rusia, cerca del mar Negro, descubrió que en un campo de corrientes eléctricas de alta frecuencia, se pueden fotografiar las emanaciones de luz de colores brillantes del cuerpo humano. Kirlian inventó la fotografía de alta frecuencia con un generador de chispas especialmente construido de 75 000 a 200 000 oscilaciones eléctricas por segundo.

Una hoja de árbol fotografiada por el método de Kirlian reveló innumerables puntos de energía. Patrones de color turquesa y amarillo rojizo se encendieron en los canales de la hoja. La propia mano de Kirlian parecía la Vía Láctea en un cielo estrellado y una exhibición de fuegos artificiales sobre un fondo azul y dorado. Sin embargo, las luces y los movimientos no guardaban relación con la estructura o los procesos fisiológicos de la mano. Los patrones de luz de organismos sanos o enfermos diferían entre sí. Además, la tensión mental o el estrés emocional distorsionan los patrones. Al descifrar las fotografías, Kirlian diagnosticó enfermedades mucho antes de que aparecieran los síntomas.

Los objetos inanimados fotografiados por el proceso de Kirlian también estaban impregnados de energía bioluminiscente, pero la luz, de intensidad constante, carecía de la irisación, el movimiento y la animación de los organismos vivos.

Cuando un organismo muere, la intensidad y el orden del cuerpo de energía luminosa rezuma lentamente. Se expulsan gotas de luz del organismo hasta que la bioluminiscencia finalmente desaparece por completo.

A través de la fotografía Kirlian, los científicos soviéticos descubrieron que el flujo de la bioluminiscencia corresponde exactamente a las vías de los meridianos de acupuntura (nadis). Los puntos de acupuntura, donde las agujas se insertan por lo general durante el tratamiento, corresponden precisamente a los destellos de luz brillantes en las fotografías de Kirlian.

Inyushin: campo de energía bioplásmático

Desde la década de 1950, el Dr. Victor Inyushin, de la Universidad de Kazajistán, en Rusia, investigó ampliamente el campo de la energía humana. Postuló que la luz de Kirlian no es eléctrica ni magnética ni térmica, sino una nueva energía llamada bioplasma. Su bioluminiscencia está causada por partículas atómicas ionizadas, pero no por la emisión fortuita de protones o electrones libres ionizados. El patrón y la estructura indican orden y unidad. Inyushin descubrió que las partículas bioplásmáticas en movimiento continuo se renuevan constantemente por procesos químicos celulares. El equilibrio de partículas positivas y negativas dentro del bioplasma permanece relativamente estable. Un cambio severo en este equilibrio afecta de forma negativa a la salud.

El cuerpo bioplásmático emana su propio campo electromagnético, que cambia con los estados emocionales y se ve afectado por otros campos. Este cuerpo energético necesita una reposición continua de oxígeno. Parte del oxígeno transfiere sus electrones excedentes y una cierta cantidad de energía al cuerpo bioplásmático. La respiración carga todo el cuerpo bioplásmático, renueva las reservas de energía vital y ecualiza los patrones de energía alterada.

Grupo Popov: bioplasma

En 1965, científicos soviéticos del Instituto de Bioinformación de A.S. Popov iniciaron extensos experimentos sobre percepción extrasensorial (ESP) y telepatía. Descubrieron que los organismos vivos emiten vibraciones con una frecuencia de 300 a 2000 nanómetros. Lo llamaron campo biológico de emanación. Este *biocampo* es más fuerte en las personas que tienen más éxito en la transferencia de su bioenergía. Los científicos de Popov descubrieron que el medio receptor de los mensajes telepáticos es el cuerpo bioplásmico, que actúa como una estación de transmisión para transmitir impresiones psíquicas a la percepción consciente. La estimulación artificial a puntos específicos del cuerpo bioplásmico aumenta la consciencia psíquica. Estos puntos clave corresponden exactamente a los puntos de energía de los chakras mayores y menores bien conocidos por los yoguis de la India.

Reich: energía orgón

Un psiquiatra y científico, el Dr. Wilhelm Reich (1897-1957) estudió lo que llamó *orgón* y fundó la *orgonomía*: el estudio de la energía vital en los organismos, la Tierra, la atmósfera y el espacio exterior. Reich definió el orgón como el «poder primario sin masa preatómico que opera en todo el universo como la fuerza vital básica». Esta energía está presente en todos los seres vivos y su «flujo adecuado» es crucial para mantener la salud individual y la vida en la Tierra.

Utilizando un microscopio de alta potencia, Reich observó los campos de energía de los objetos animados e inanimados, incluidos los microorganismos y las células sanguíneas humanas. Estudió los cambios en el flujo de orgón en relación con enfermedades físicas y psicológicas, traumas y neurosis. Su trabajo incluyó el análisis psiquiátrico tradicional junto con otros métodos para liberar bloqueos al flujo libre de energía orgónica.

Reich construyó un «acumulador de orgón» para concentrar la energía del orgón y acelerar la curación natural del cuerpo. Con el acumulador, cargó un tubo de descarga de vacío. Este tubo conducía una corriente de electricidad a un potencial inferior a su potencial de descarga normal.

Becker y Zimmerman: resonancia Schumann

La investigación realizada en la década de 1980 por los Drs. Robert Becker y John Zimmerman estudió el campo de energía humana durante diversos tratamientos curativos. Los patrones de ondas cerebrales del sanador y el paciente no sólo se sincronizan en la banda alfa (característica de un estado meditativo profundamente relajado), sino que también pulsan a ocho hercios, conocida como la Resonancia Schumann, al unísono con el campo magnético de la Tierra.

El campo biomagnético de las manos del sanador aumenta al menos un 1 000 %, como resultado de la corriente interna del cuerpo. Esto sugiere que los curanderos vinculan su campo de energía con la tierra, aprovechando una fuente de energía infinita a través de la resonancia Schumann.

Hunt: biocampo

De 1970 a 1990, la Dra. Valerie Hunt de UCLA midió electrónicamente la frecuencia y ubicación del biocampo humano. La Dra. Hunt colocó electrodos en la piel para registrar señales bajas de milivoltaje en sus sujetos. Al mismo tiempo, los videntes del aura registraron sus observaciones sobre el color, el tamaño y los movimientos de energía de los chakras y las nubes áuricas.

Luego, los científicos analizaron matemáticamente los patrones de onda mediante análisis de Fourier y análisis de frecuencia de ecografía. Las formas de onda y las frecuencias informadas por los videntes de aura se correlacionaron exactamente con colores específicos. Por ejemplo, cuando los lectores veían azul en el aura, las mediciones electrónicas mostraban la forma de onda y frecuencia azules características en la misma ubicación. Hunt repitió con éxito este experimento con ocho videntes de aura.

Para obtener más información sobre cómo ver y sentir las auras, léase mi libro *The Power of Auras*.

Investigadores chinos: puntos de acupuntura

Experimentos repetidos han demostrado que los puntos de acupuntura son fenómenos científicamente mesurables.

En 2013, investigadores de China publicaron un estudio innovador, utilizando imágenes de CT (tomografía computarizada) de última generación, que revelaron claras distinciones entre el punto sin acupuntura y las estructuras anatómicas del punto de acupuntura. Los investigadores descubrieron una densidad inusualmente alta de microvasos, estructuras microvasculares complejas y una mayor densidad de vascularización de los vasos en los puntos de acupuntura. Las densidades microvasculares bifurcadas rodeaban vasos sanguíneos gruesos. En contraste, las áreas sin puntos de acupuntura contenían pocos vasos sanguíneos gruesos y ninguno mostró estructuras finas de alta densidad.

Otro equipo de investigación chino tomó lecturas de microsensor de oxígeno amperométrico y publicó un estudio en 2012 que reveló que los puntos de acupuntura de pulmón, pericardio y canal cardíaco de la región distal del antebrazo y el pliegue de la muñeca mostraban altos niveles de presión de oxígeno. Las áreas sin puntos de acupuntura en esta región no exhibieron esta calidad. Dichas mediciones se hicieron con estados naturales de reposo de los puntos de acupuntura sin estimulación con agujas.

Otros investigadores utilizaron la microscopía de fluorescencia para determinar que los puntos de acupuntura son entidades definidas estructuralmente. En 2014, publicaron hallazgos de que las capas de puntos de acupuntura epidérmicas y subyacentes contenían altas densidades de «conexinas», que son proteínas de unión de huecos que proporcionan comunicación intercelular. Crean una vía para que los iones y las moléculas se transfieran entre las células. Otro estudio publicado en 2014 midió las estructuras anatómicas asociadas con los puntos de acupuntura.

Los investigadores encontraron una «estructura similar a un vaso» compuesta de neurofibras positivas al péptido relacionado con el gen de calcitonina (CGRP), y más neurofibras positivas para CGRP en las capas de la dermis e hipodermis en los puntos de acupuntura, concentrándose principalmente alrededor de la estructura similar a un vaso.[4, 5, 6]

4. *www.nccaom.org*
5. *www.healthcmi.com*
6. *themindunleashed.com*

Investigadores coreanos: sistema vascular primario

Hasta hace poco, ninguna explicación científica había demostrado el flujo de *chi* (o *prana*) a través de los meridianos (o *nadis*), que informan tanto a la medicina tradicional china como al ayurveda. La medicina occidental no acaba de aceptar la acupuntura porque ninguna base anatómica admite meridianos y puntos de acupuntura. Sin embargo, recientemente se ha descubierto un nuevo sistema corporal.

En 1963, el cirujano norcoreano Bonghan Kim presentó una teoría biomédica que apoyaba los meridianos y los puntos de acupuntura. Encontró estructuras tubulares (que denominó conductos o canales Bonghan) dentro y fuera de los vasos sanguíneos y los vasos linfáticos, en la superficie de los órganos internos y debajo de la piel.

Desde 2003, los investigadores principalmente de la Universidad Nacional de Seúl (SNU: Seúl, Corea del Sur) han corroborado los hallazgos de Kim, han publicado más de cincuenta artículos y han conseguido más de doscientas citas. Sugirieron que el «sistema vascular primario» (PVS) y sus canales y nodos («vasos primarios» [PV] y «nodos primarios» [PN], respectivamente) proporcionan la estructura anatómica para los puntos de acupuntura y los meridianos. Se dice que el PVS canaliza el flujo de energía e información transmitida por biofotones (ondas de luz electromagnéticas) y ADN.

Los investigadores coreanos inyectaron un tinte en los puntos de acupuntura, que coloreó los meridianos y reveló líneas finas. En contraste, no aparecieron líneas en los puntos sin acupuntura. Los investigadores descubrieron que un líquido, que se agregaba para formar células madre, fluía a través de estas líneas en un sistema de conductos.

El PVS ha cambiado nuestra comprensión fundamental de la biología y la medicina porque este sistema está ubicado en todo el cuerpo y se cree que regula y coordina todos los procesos biológicos.[7, 8]

Estos estudios complementan la medicina china antigua y el ayurveda con datos científicos verificables. Véase *Awaken Your Third Eye* y *The Power of Auras* para encontrar más investigaciones que indican evidencias físicas de la existencia real de chakras, nadis y prana.

---

7. *www.sciencedirect.com*
8. *upliftconnect.com*

Capítulo cinco

¿QUÉ ES KUNDALINI?

Gloria, gloria a la Madre Kundalini, quien a través de su Infinita Gracia y Poder, amablemente conduce al Sadhaka de Chakra a Chakra e ilumina su intelecto y lo hace darse cuenta de su identidad con el Brahman Supremo.

SRI SWAMI SIVANANDA[1]

Como has visto en capítulos anteriores, tu cuerpo físico es sólo uno de muchos. Tu sistema de energía sutil consiste en un vasto complejo de nadis (conductos de energía) y chakras (plexos de energía sutiles). Este sistema es como una placa de ordenador: inteligencia subyacente en el crecimiento, la salud y el mantenimiento del cuerpo.

Como has leído, la fuerza vital o energía vital se llama prana (*véase* Capítulo 3). En forma de corrientes vitales, el prana viaja a través de sutiles tubos de energía (nadis), energizando cada parte de su cuerpo. La energía pránica es crucial para la homeostasis del cuerpo, y si se bloquea el flujo pránico, se produce la enfermedad o la muerte.

Gopi Krishna dice que el prana «energiza, revisa y purifica las neuronas y mantiene el área sutil [alma] que da vida al cuerpo de la misma manera que el plasma sanguíneo mantiene la parte más material».[2]

De los 72 000 nadis que hay en el cuerpo, el más vital para la energía pránica es el *sushumna nadi*, el conducto de energía a través del cual viaja la kundalini. Las antiguas escrituras llaman a sushumna el «camino real (*rajapath*)».

Los chakras son vórtices de intensa energía pránica donde muchos nadis se cruzan, como una rueda con radios que irradian. Estos chakras organizan y regulan el flujo de prana a través del cuerpo sutil. Levantar la kundalini a través de los chakras principales despierta progresivamente la consciencia.

---

1. Sivananda, Sri Swami, *Kundalini Upanishad*, sitio web.
2. Krishna, Gopi, *Dawn of a New Science*.

A medida que la kundalini sube por la columna vertebral, atraviesa seis de los siete chakras principales: *muladhara* (chakra raíz), *svadhishthana* (chakra pélvico), *manipura* (chakra naval), *anahata* (chakra del corazón), *vishuddha* (chakra de la garganta) y *ajna* (chakra de la frente). Finalmente, la kundalini alcanza el *sahasrara* (chakra de la corona), que está fuera de *sushumna nadi*, encima del cráneo.

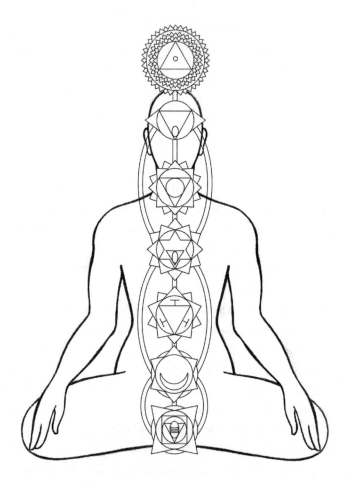

Figura 5a. Chakras y nadis mayores

El camino de kundalini

Por lo general, la kundalini está dormida, enrollada cerca del coxis en *muladha-ra* (el primer chakra raíz), en *brahmarandhra mukha* (boca de Dios), derivado de *mukha* (boca) y *brahma* (Dios). También se denomina *brahmadvara*, de la raíz *dvara* (puerta). Esta puerta, a través de la cual debe pasar la kundalini, está en la base del *sushumna nadi*, que atraviesa la columna vertebral hasta el cerebro.

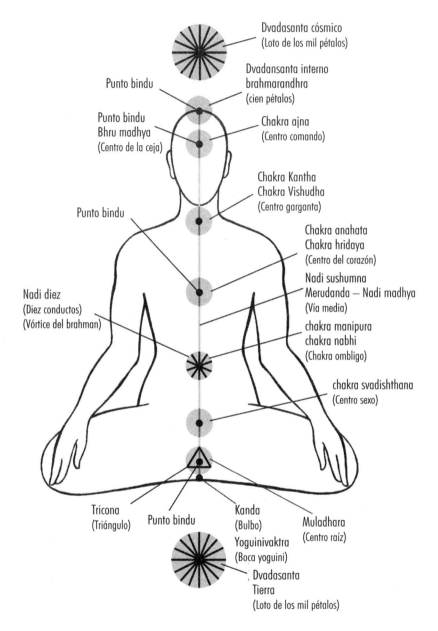

Figura 5b. Despertar kundalini

En su extremo inferior, el nadi sushumna surge de un centro nadi llamado *kanda mula* (bulbo radicular), que se encuentra justo debajo del muladhara (chakra raíz), debajo del extremo inferior del *filum terminale,* bajo del coxis. Luego, el sushumna asciende por la columna vertebral a través del filum terminale, el canal central de la columna vertebral, el cuarto ventrículo del cerebro, el acueducto cerebral, el tercer ventrículo del cerebro, el telencefalo medio, la comisura anterior, el fórnix, el septum pellucidum, el cuerpo calloso y la fisura longitudinal, para alcanzar el punto central de la corteza cerebral.

En su parte superior, el sushumna nadi llega a *brahmarandhra* (también conocido como el chakra nirvana), un complejo pránico en el centro superior de la cabeza. *Brahmarandhra* (hueco del Brahman), que se cree que es la morada del alma humana, está en la coronilla llamada fontanela anterior, entre los huesos parietal y occipital, el «punto blando» de un bebé.

Sushumna generalmente se cierra en su extremo inferior en *kanda mula* (bulbo radicular). En la mayoría de las personas, ningún prana pasa a través de sushumna porque la kundalini permanece latente en la base de sushumna.

Algunas formas de activar la kundalini son la devoción, la adoración, la meditación, la fuerza de voluntad, el discernimiento, el conocimiento y la purificación del cuerpo. Cualquier manifestación de dones espirituales o poderes sobrenaturales indica que la kundalini está despierta hasta cierto punto.

Aquéllos con la kundalini detenida por completo están despiertos para el mundo pero dormidos para el ser superior. Usando sólo una pequeña porción de su potencial latente, deambulan en el sueño de la vida de vigilia, encadenados por el apego al ego. Cuando la kundalini se despierta y se eleva a través de los chakras, la consciencia crece. Aquéllos con la kundalini completamente despierta están dormidos para el mundo y despiertos para la iluminación interior y la consciencia superior. Por lo tanto, la kundalini representa la plena floración del potencial humano.

El nadi sushumna se considera un tubo hueco. Dentro de este tubo hay tres tubos concéntricos metidos uno dentro del otro. Cada uno de estos conductos es más sutil que el que lo rodea. Los tres tubos se relacionan con las tres *gunas* (atributos primarios o modos de actividad) de la naturaleza. (*Véase* Figura 5c en la página 73).

Los nadis correspondientes a las tres gunas son los siguientes:

1. *Nadi sushumna,* característico de *tamas guna* (el poder de la destrucción), indica ignorancia, pereza y negatividad.

2. *Nadi vajrini*, característico de *rajas guna* (el poder de la acción), sugiere pasión, movimiento, creatividad y actividad.

3. *Nadi chitrini*, característico de *sattva guna* (el poder de la pureza), implica pureza, armonía y conocimiento.

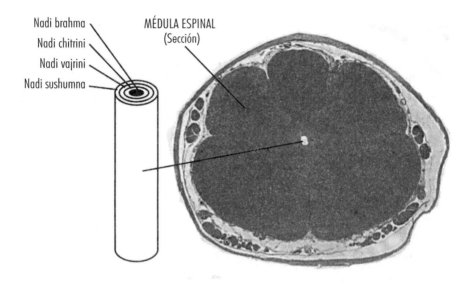

Nadi brahma
Nadi chitrini
Nadi vajrini
Nadi sushumna

MÉDULA ESPINAL
(Sección)

Figura 5c. Nadis mayores en el eje del canal espinal

4. *Nadi brahma*, característico de la consciencia pura, más allá de las tres gunas; también se llama *brahmarandhra*. Para transmutar sus energías tamásicas y rajásicas, represituados por los nadis sushumna y vajrini, la energía pránica de kundalini debe viajar a través del brahma nadi, el pasaje más delgado, sutil y puro, a través del cual nada más puede fluir el prana más delicado y clarificado.

Este prana refinado sólo puede fluir a través del cuerpo sutil cuando la respiración se reduce en un nivel de consciencia altamente refinado durante la meditación profunda. A medida que el prana fluye libremente a través de los nadis, incluso los más finos y sutiles con pasajes muy estrechos –como el brahma nadi (del tamaño de una milésima parte de un cabello)– que normalmente están cerrados en individuos comunes, comienzan a abrirse y permite que el prana más sutil fluya a través de ellos.

A medida que la mente y el cuerpo se asientan en samadhi (quietud de cuerpo y mente), la respiración se vuelve tan fina que se suspende entre la inhalación y la exhalación. Sorprendentemente, la respiración parece detenerse por completo. De hecho, la respiración no se está conteniendo;

está en suspensión, ni respiras ni no respiras. Esta forma de respiración tan delicada, libre de bloqueos y resistencia, aumenta la energía mental y física. Kundalini, la forma más poderosa de prana, forzará la apertura de los pasillos más estrechos de los nadis cuando el prana se refina mucho.

Los tres ríos de la vida

Otros dos nadis principales, *ida* y *pingala*, corren junto a *sushumna*, tomando una ruta en espiral hacia el cerebro. Ida emana del lado izquierdo del muladhara (chakra raíz) y termina en el lado izquierdo del chakra ajna (tercer ojo). Pingala comienza en el lado derecho de muladhara y termina en el lado derecho del chakra ajna.

NADI IDA	NADI PINGALA
Lado izquierdo del cuerpo	Lado derecho del cuerpo
Flujo de respiración fosa nasal izquierda	Flujo de respiración fosa nasal derecha
Sistema parasimpático	Sistema simpático
Introversión	Extraversión
Consciencia	Energía y acción
Cuerpo mental	Cuerpo pránico
Luna	Sol
Subjetividad	Objetividad
Blanco	Rojo
Tha	Ha
Negativo	Positivo
Frío	Calor
Inactivo	Activo
Yin	Yang
Femenino	Masculino
Pensamiento	Actividad física
Despertar	Energía
Shiva: consciencia	Shakti: energía universal
Purusha: testigo	Prakriti: acción

Ida y pingala representan el tiempo y la dualidad, mientras que sushumna devora el tiempo, ya que conduce a la unidad con la eternidad. Así, ida y pingala te atan a la vida material, mientras que sushumna es el camino hacia la libertad (*moksha*), la integración total y el equilibrio. Durante la meditación, cuando ida y pingala están equilibrados y el prana entra en sushumna, puedes entrar en un estado atemporal.

«Uno debe controlar el sol (pingala) y la luna (ida) porque estos son el día y la noche; el secreto es que el sushumna (paso de kundalini) se come el tiempo».

HATHA YOGA PRADIPIKA[3]

Ida, el nadi izquierdo, representa la hembra, la luna y tu naturaleza subjetiva. El nadi derecho, pingala, simboliza el hombre, el sol y tu lado objetivo. Consulta la tabla en la página 74.

Respiraciones solares y lunares

¿Te das cuenta en algún momento de que una de tus fosas nasales está más abierta y la otra más bloqueada? Puedes verificarlo ahora mismo cerrando una fosa nasal y luego la otra. En el transcurso de cada día, la respiración clara cambia de una fosa nasal a la otra periódicamente. Si tienes una salud excelente, esta alternancia se realiza con regularidad, aproximadamente cada ciento diez minutos. Justo antes de que el flujo de respiración predominante cambie a la otra fosa nasal, la respiración fluye a través de ambas fosas nasales por igual durante unos minutos.

Los yoguis de la antigüedad descubrieron que cuando el aire fluye más a través de la fosa nasal izquierda, el prana fluye predominantemente a través del nadi ida. Cuando el flujo es mayor a través de la fosa nasal derecha, el prana fluye más a través del nadi pingala. Ida y pingala son conductores de dos polos diferentes de energía pránica. Ida es la chandra negativa (luna) y pingala es el surya positivo (sol).

Se dice que la respiración de la fosa nasal derecha, conectada a pingala, es caliente. Llamada «aliento solar», genera calor corporal, aumenta el metabolismo y acelera las actividades corporales. La respiración de la fosa nasal izquierda,

---

3. Hatha Yoga Pradipika, 4:17.

que se dice que es fría, es «aliento de luna», conectado a ida. Su energía enfría el cuerpo, reduce el metabolismo e inhibe las actividades corporales.

Durante los períodos en que predomina la fosa nasal derecha, uno se inclina hacia la extraversión, las actividades físicas y el trabajo. Cuando predomina la fosa nasal izquierda, atraen las actividades mentales y te sientes introvertido. Durante el sueño, ida domina, y durante las horas de vigilia, domina el pingala.

Aunque el flujo pránico cambia automáticamente cada dos horas, puedes manipular la respiración para que fluya a través de ida o de pingala.

Por ejemplo, si necesitas trabajar pero tienes sueño, puedes contener la respiración por la fosa nasal izquierda, activando así el pingala. O si estás inquieto y no puedes dormir, puedes forzar que la respiración fluya a través de la fosa nasal izquierda al recostarte sobre el lado derecho. Cuando duermes sobre tu lado izquierdo, el aire fluye más a través de tu fosa nasal derecha. Cuando duermes sobre tu lado derecho, tu fosa nasal izquierda está más abierta.

Si la respiración fluye por una fosa nasal por más de dos horas, el cuerpo no está equilibrado: demasiado calor o frío. Si ida es hiperactivo, la actividad mental disminuye y aumenta el letargo. Si pingala es hiperactivo, aumenta la actividad nerviosa y se producen perturbaciones mentales. Si la respiración fluye por una fosa nasal durante veinticuatro horas, es una advertencia de enfermedad. Cuanto más tiempo se respire por una fosa nasal, más grave será la enfermedad.

La ciencia del hatha yoga busca equilibrar estos dos *vayus* (aires vitales). La palabra *hatha*, *ha* (sol) y *tha* (luna) y significa «respiraciones solares y lunares», que son *prana vayu* (aire vital positivo) y *apana vayu* (aire vital negativo).

El flujo alternativo de la respiración afecta profundamente al ciclo de energía y salud. Un objetivo principal de todas las prácticas de yoga es igualar el flujo a través de ambas fosas nasales. En este libro aprenderás varios métodos para conseguirlo.

Equilibrar el sistema nervioso autónomo

Ida y pingala están asociados con los aspectos parasimpáticos y simpáticos del sistema nervioso autónomo. Pingala y la fosa nasal derecha estimulan la salida simpática. Ida y la fosa nasal izquierda estimulan el flujo de salida parasimpático. En cualquier momento, predomina el sistema simpático o el parasimpático.

El sistema de movilización de respuesta rápida y simpática se estimula enormemente durante la respuesta de lucha o huida, que prepara al cuerpo para la acción muscular externa y gasta energía. Acelera los procesos de la vida, como los latidos del corazón y la respiración, y aumenta la temperatura.

ÓRGANO	FUNCIÓN IDA Introversión parasimpática	FUNCIÓN PINGALA Extraversión simpática
Ojos: pupila (iris)	Contracción pupilar vía músculos esfínter: miosis	Dilatación pupilar vía músculo radial: midriasis
Ojos: músculo ciliar	Contracción lente: visión modo cerca	Relajación lente: visión modo lejos
Cabeza: vasos sanguíneos		Constricción vasos; incremento alerta
Glándulas salivares	Secreciones copiosas; incremento digestivo	Secreción ligera; disminución digestiva
Corazón	Disminución latidos	Aumento latidos
Músculo bronquial	Constricción; reducción introducción aire	Dilación;aumento introducción aire
Estómago: esfínteres	Relajación; incremento digestión	Contracción; disminución digestión
Hígado	Síntesis glucógeno	Gluconeogénesis y glicogenólisis: para energía de emergencia
Vesícula biliar	Contracción	Relajación
Médula adrenal		Secreción de epinefrina y norepinefrina: para emergencia repentina
Intestinos	Incremento motilidad y secreciones en digestión	Disminución de motilidad y secreciones digestión
Recto	Estreñimiento	Evacuación
Vejiga urinaria	Contracciones vejiga; relajación esfínter	Relajación vejiga; contracciones esfínteres
Órganos sexuales	Dilatación vasos sanguíneos; erección	Contracción vasos sanguíneos; eyaculación
Temperatura	Reducción	Incremento
Vasos sanguíneos hacia vísceras	Dilación; por acción interna	Contracción
Vasos sanguíneos hacia músculos de miembros	Contracción	Dilación: para la acción física
Glándulas sudoríparas	Secreción generalizada	

Figura 5d. Símbolo taoísta de taichí

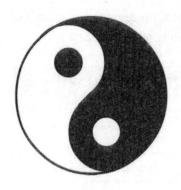

Figura 5d. Símbolo taoista del taichí

Por el contrario, el sistema de amortiguación parasimpático, de activación lenta, ralentiza los procesos corporales, conserva la energía, descansa el cuerpo y dirige la energía a procesos internos como la digestión. Sin ser conscientes, estos dos sistemas están trabajando día y noche, regulando y manteniendo el equilibrio de varias funciones corporales automáticamente.

Puedes estudiar las funciones de los nadis ida y pingala en el siguiente cuadro. Estos flujos de energía gobiernan los sistemas simpático y parasimpático. Para una salud óptima, las energías gobernadas por ida y pingala deben estar equilibradas. Demasiada objetividad, dinamismo y actividad física estresan al cuerpo más allá de sus límites. Esto causa hipertensión, que conduce a enfermedades del corazón. Demasiada subjetividad, pasividad, pensamiento y melancolía interna pueden causar neurosis, depresión e incluso locura. Los excesos de ida o pingala conducen al egocentrismo y al egoísmo.

Por lo tanto, es significativo que la kundalini, unificadora de todas las energías divergentes, se eleve por el sushumna, el camino medio, equilibrado entre ida y pingala, interno y externo, absoluto y relativo, yin y yang, nirvana y samsara.

Los antiguos chinos entendieron estas fuerzas positivas y negativas en el cuerpo y basaron todo su sistema de curación por acupuntura en estos principios. Así, ida y pingala están represituados en el taoísmo por el conocido símbolo de taichí, que representa el equilibrio de las energías yin y yang.

A menos que la kundalini se despierte de alguna manera, el prana normalmente fluye a través de ida y pingala.

Sin embargo, el pranayama (ejercicios de respiración yóguica) puede obligar al prana a retirarse de ida y pingala, abrir el sushumna, fluir hacia él y viajar por la columna vertebral, despertando a la kundalini. (*Véase* Capítulo 21).

Los tres nudos

Los tres *granthis* (nudos) en el cuerpo de energía pránica son áreas de almacenamiento de bloqueos psíquicos, apegos y delirios que evitan que la kundalini fluya libremente a través del nadi sushumna. Estos nudos psíquicos son como trampas que te impiden ascender más alto y alcanzar la iluminación espiritual.

En estas tres regiones, el poder de *maya* (ilusión), ignorancia y unión con el mundo material es particularmente fuerte. Los granthis están ubicados en tres chakras donde se encuentran ida, pingala y sushumna.

Brahma granthi en el centro del chakra raíz (muladhara) es el nudo del apego al mundo material (samsara), que une la mente a los deseos básicos, los placeres físicos y el egoísmo. Este nudo implica el poder asfixiante de *tamas guna*, que oscurece la verdad y restringe la mente. Se manifiesta como indolencia, inercia, olvido, negatividad, ilusión, ignorancia, miedo, tristeza, depresión, embotamiento, incapacidad para meditar y rechazo de la espiritualidad.

Vishnu granthi en el chakra del corazón (anahata) es el nudo del apego a las emociones, que une la mente al amor, la lealtad, la compasión y el orgullo por una causa. Este granthi está conectado con *rajas guna*, lo que hace que la mente divague y se manifieste como pasión, ira, odio, codicia, escepticismo, obsesión, celos, juicio, deseo, egoísmo, defensa, agresión y competencia.

Rudra granthi en el chakra del tercer ojo (ajna), conectado con *sattva guna*, es el nudo del apego al mundo mental. Vincula la mente a los pensamientos, las experiencias espirituales, los poderes psíquicos y las habilidades supranormales, como la telepatía, la precognición, la clarividencia, la clariaudiencia, la lectura de la mente, las visiones, la intuición y otros dones psíquicos.

Los tres nudos deben ser liberados para que kundalini complete su ascenso a través de los chakras hasta sahasrara (loto de mil pétalos), donde ocurre la iluminación espiritual.

Símbolos de kundalini en todo el mundo

Los tubos de energía ida, pingala y sushumna están representados por el caduceo, el antiguo símbolo conocido como el bastón de Hermes o Mercurio en la mitología grecorromana. También es el bastón de Esculapio, llamado así por el médico griego Asklepios, venerado como deidad de la medicina y la curación por los antiguos. Este símbolo, encontrado por primera vez en un jarrón de libación del rey Gudea de Lagash (alrededor del año 2000), fue adoptado posteriormente por la profesión médica como emblema (*véase* página 37).

Otro símbolo antiguo para los tres nadis primarios en la columna vertebral es el tirso, un bastón con una piña de pino en la parte superior, entrelazado con hiedra y ramas de vid, llevado por el dios romano de la fertilidad, Dioniso. En India, el símbolo es un brote de bambú con siete nudos para los siete chakras principales (centros de energía). El poste de barbero, con bandas espirales rojas y blancas y una perilla en la parte superior, también simboliza la kundalini. Representaba la antigua función de los barberos como cirujanos. El árbol pagano, adaptado por los cristianos como el árbol de Navidad, representa la kundalini, y sus adornos iluminados significan los centros de los chakras.

El símbolo judío para kundalini es el árbol de la vida (*véase* la página 139). En la historia bíblica de Adán y Eva, el árbol de la vida, en medio del Jardín del Edén, simboliza al nadi sushumna. La serpiente es «más sutil que cualquier bestia del campo que Dios ha hecho».[4] Esta serpiente es kundalini, que representa la consciencia, el elemento más sutil de la naturaleza. Adán y Eva vivieron en unidad y armonía, pero a través de la ilusión, fueron tentados a comer el fruto del árbol del conocimiento del bien y del mal (entrar en la dualidad). Por eso su kundalini descendió al nivel del chakra muladhara.

Los antiguos sacerdotes egipcios se representan con un tocado adornado con una serpiente llamada uraeus colocada en la frente, entre las cejas. Este centro es llamado *bhrumadhya* por los yoguis y está conectado con el chakra ajna (tercer ojo).

Quizás el libro más antiguo del mundo, conocido como Popol Vuh de los antiguos mayas quiché, representa a la deidad Quetzalcóatl con un sol de rayos múltiples como una corona en la cabeza junto con una forma simbólica de serpiente.

La diosa madre

En India, la kundalini se personifica como la Madre Divina: Shakti Ma, Kali Ma u otras diosas. Es el poder femenino en la base de la columna vertebral, que viaja por ella para unirse con el poder masculino, su consorte, el Señor Shiva (Shakta), en el séptimo chakra, *sahasrara*. Esta unión de opuestos es un poderoso símbolo representado en todas las culturas.

En las antiguas escrituras, la kundalini se describe en tres manifestaciones diferentes. La primera es la energía cósmica no manifestada: *para-kundalini*.

---

4. Génesis 3:1.

La segunda es la energía vital del universo creado: *prana-kundalini*. La tercera es la consciencia: *shakti-kundalini*, el intermediario entre las otras dos.

Shakti-kundalini es el vínculo con la consciencia superior, reveladora de todos los mantras y la fuente eterna de dicha que fluye del sahasrara (chakra de la corona). A través de su *shristi krama* (proceso de creación), ella crea descendiendo del sahasrara (centro de la corona) a través de todos los chakras. Se mantiene al permanecer en el chakra muladhara (centro de la raíz). A través de su *laya krama* (proceso de absorción), ella destruye o disuelve al ascender y regresar a sahasrara.

Cuando Shakti desciende a los chakras inferiores, es conocida como *jagan mohini* (desconcierto del mundo) y causa *maya*: ilusión, limitación, ignorancia y apego en la vida material. A medida que desciende, se vuelve más intolerable y pierde su poder y sutileza.

A medida que shakti-kundalini asciende a través de los chakras, se vuelve más sutil. En su camino hacia arriba, reabsorbe todos los principios creativos que originalmente descendieron del sahasrara. Esto se llama *laya*, absorción. Durante este viaje de regreso a casa, Shakti quita los velos de maya (ilusión), que se evaporan como un espejismo.

Conforme la kundalini asciende a través de los chakras, las limitaciones mentales se eliminan gradualmente para que la consciencia brille en toda su gloria prístina. Las fluctuaciones mentales se estabilizan y la mente se vuelve serena. La consciencia fluye suavemente y la mente se convierte en un vehículo para la dicha y la felicidad.

En el chakra sahasrara, kundalini se fusiona con Shiva, que es idéntico a ella. En su estado sin forma, es consciencia. En su forma creativa, es Shakti, el poder de la manifestación.

Por lo tanto, el descenso de kundalini crea una creciente ignorancia, esclavitud y engaño. La misma energía kundalini, a medida que asciende, provoca el despertar espiritual, la libertad y la sabiduría.

¿Qué sacas tú de todo esto?

Se entiende que la kundalini ascendente estimula los chakras y despierta poderes sobrenaturales inactivos. Cuando finalmente alcanza el chakra sahasrara (loto de mil pétalos), se logra el objetivo del yoga (unión divina) y se trascienden los límites de tiempo, espacio y causalidad.

La poderosa fuerza de kundalini se puede utilizar para fortalecer el cuerpo e iluminar la mente. Cuando se usa adecuadamente, puede promover una mayor creatividad, inteligencia y sabiduría. Cuando se usa incorrectamente o se maltrata, puede degradar el espíritu y arruinarte. La kundalini se describe en el antiguo *Hatha Yoga Pradipika*: «Da liberación a los yoguis y esclavitud a los tontos».[5]

Forzar la apertura prematura del sushumna, sin una comprensión u orientación adecuada, puede dar lugar a experiencias aterradoras, dolor físico intenso, calor corporal ardiente, obsesión sexual, incluso trastornos mentales graves o enfermedades. Esto se debe a que, a medida que la kundalini despierta, la mente se purifica. Problemas mentales profundos, bloqueos y condicionamientos diversos son llevados a la superficie y eliminados. Se necesita tiempo para aclimatarse al aumento del flujo de energía pránica a través de los nadis. El cuerpo es como un sistema eléctrico que puede acomodar de manera segura un cierto voltaje. Si conectas una tostadora de 110 voltios a una toma de 220 voltios, se quemará. Del mismo modo, una carga demasiado grande en el sistema eléctrico de la casa quemará un fusible. Al aumentar gradualmente la estación de energía interna —creando más vías nadis para canalizar energías más altas—, puedes conectarte de manera segura a flujos pránicos más altos. Por lo tanto, para seguir este camino con seguridad y seriedad, estudia con un maestro totalmente realizado.

Las técnicas simples y suaves recomendadas en este libro se pueden usar de manera segura siempre que se realicen bajo la guía de un maestro de yoga cualificado y con el consentimiento de tu médico. Aquí aprenderás ejercicios para iniciar tu propio despertar de la kundalini de manera segura y natural.

Cuando kundalini despierta

La experiencia del surgimiento de kundalini a través de sushumna se puede describir usando varias metáforas:

- Un rayo.
- Una corriente eléctrica.

---

5. Hatha Yoga Pradipika, 3:100.

- Una oleada de fuego líquido.

- Un tubo de luz.

- Una sensación de ardor que sube por la columna vertebral.

- Un tubo de luz de neón.

- Agua bajo presión que fluye a través de una manguera.

- Hormigueo a lo largo de la columna.

- Bichitos que se arrastran por la columna vertebral.

- Una máquina de *pinball* disparando una pelota por la columna vertebral.

- Un mazo con un peso que toca una campana en la feria.

- Un tren de carga corriendo por la columna vertebral.

- Un cohete que explota en la columna vertebral.

El despertar de las aventuras de Kundalini abre las compuertas a maravillosas vistas místicas, paranormales y mágicas. Al mismo tiempo, puede afectar radicalmente al cuerpo. Pueden aparecer enfermedades físicas o mentales extrañas. Se pueden producir cambios dramáticos en el estilo de vida.

Según las antiguas escrituras, los signos del despertar de la kundalini se dividen en tres categorías básicas: mental, vocal y física. Los signos mentales pueden incluir visiones que pueden ser felices o aterradoras. Los signos vocales pueden ser cantar, recitar mantras o emitir sonidos de animales, como gruñir o piar. Los signos físicos incluyen temblores, patrones de respiración automáticos extraños y movimientos involuntarios, posturas de yoga o respiración de yoga (pranayama).

Éstas son algunas de las muchas experiencias que pueden ocurrir cuando se trabaja la kundalini:

- Calor o sensaciones maravillosas a lo largo de la columna vertebral o en los centros de energía, especialmente en la frente o la parte superior de la cabeza.

- Escuchar sonidos celestiales, como flautas, tambores, cascadas, pájaros, abejas, rugidos, silbidos, truenos o zumbidos.

- Detección de fragancias celestiales o sabores sutiles.

- Visiones celestiales internas de deidades, símbolos o luz.

- Sentimientos o visiones del sistema de chakras o centros de energía.

- Percepción sensorial sutil y mayor consciencia sensorial: clarividencia, clariaudiencia, clarisentiencia.

- Percibir vibraciones, ver colores o auras alrededor de las personas.

- Recuerdos de vidas pasadas, sueños proféticos, sueños lúcidos y visiones.

- Escuchar la «vocecita apacible» de la intuición divina.

- Mayor creatividad, como música, arte, poesía o escritura.

- Mayores poderes curativos.

- Estados superiores de consciencia, experiencias místicas.

- Sentimientos extáticos de felicidad, alegría, amor, paz y compasión.

- Conocimiento más profundo, sabiduría interna y conocimiento de las verdades espirituales.

- Mayor sensibilidad a las sutiles vibraciones internas y externas.

- Experiencias de inspiración, conocimiento directo y revelación interna.

- Felicidad absoluta de la consciencia trascendental.

Capítulo seis

TU SER MULTIDIMENSIONAL

Debes saber que el Ser está situado en el carro: el cuerpo es el carro,
el intelecto (buddhi) el auriga y la mente las riendas.

LOS UPANISHADS[1]

A medida que explores el cuerpo sutil en este capítulo, te darás cuenta de lo que realmente es un ser de luz radiante, multidimensional, poderoso. Aquí descubrirás realidades dimensionales más allá de la imaginación. El asombroso mundo de tu ser superior se abrirá a medida que descubras los múltiples componentes de tu ser.

¡Permítenos explorar ahora el maravilloso campo de energía sutil!

La envoltura pránica no es el único cuerpo sutil que vibra dentro y alrededor de nosotros. En niveles vibratorios más altos, el espíritu interno vive en varios cuerpos simultáneamente. ¿Por qué tenemos esa variedad de cuerpos? Porque la divinidad interior desea expresarse en una sinfonía de instrumentos, armonizando diversos tonos, resonancias y colores. Al igual que una orquesta, donde cada instrumento tiene un propósito, cada uno de los cuerpos tiene una función específica, de la cual puedes no ser consciente.

El triple cuerpo

Según la sabiduría de la antigua India, tres secciones básicas de esta orquesta interna constituyen un cuerpo triple. Sus nombres en sánscrito son *stula sharira* (cuerpo físico material), *sukshma sharira* (cuerpo sutil) y *karana sharira* (cuerpo causal o semilla). El cuerpo material es visible a los ojos. Los otros dos son invisibles para los ojos físicos, pero visibles para la visión espiritual.

---

1. Katha Upanishad, 1:3.3.

La envoltura quíntuple

Dentro de estos tres cuerpos hay cinco envolturas, como secciones específicas de instrumentos dentro de la orquesta interna: *annamaya kosha* (envoltura física), *pranamaya kosha* (envoltura vital), *manomaya kosha* (envoltura mental), *vijnanamaya kosha* (envoltura intelectual) y *anandamaya kosha* (envoltura dichosa). Estas cinco se denominan envolturas porque, como los velos, ocultan el *atman* luminoso (yo superior).

Los tres cuerpos y cinco envolturas no están apilados dentro o alrededor de nosotros. Los cuerpos y las envolturas más sutiles penetran y rodean a los más densos.

El yo superior es la verdadera naturaleza, el atman eterno e inmutable, separado de los diversos cuerpos. Sin embargo, nos identificamos erróneamente con estas envolturas. Creemos que somos el cuerpo físico, nuestros pensamientos o experiencias, pero esto no es lo que realmente somos. De hecho, somos el resplandor ilimitado e indiferenciado de Brahman: consciencia pura.

«Cuando las cinco envolturas son rechazadas [como no-yo al discriminar
al yo de ellas] la consciencia de testigo es todo lo que nos queda.
Ésa es la verdadera naturaleza del yo».

SRI VIDYARANYA SWAMI[2]

Tres estados de consciencia

El cuerpo físico material experimenta la consciencia de vigilia (*jagrat*), el cuerpo sutil experimenta el estado de sueño (*svapna*) y el cuerpo causal experimenta un sueño profundo sin ensoñaciones (*sushupti*).

Durante el estado de sueño, el ego y la consciencia se retiran del cuerpo físico material y entran en el cuerpo sutil. Las funciones corporales involuntarias, como la circulación, la respiración y la digestión, continúan gracias a su envoltura vital, siempre vigilante (*pranamaya kosha*).

---

2. Vidyaranya, Pancadasi, 3:22.

TRIPLE CUERPO	ENVOLTURA QUÍNTUPLE	MUNDOS o REINOS
Cuerpo material (Stula sharira) Estado de vigilia	Envoltura física (Annamaya kosha)	Mundo físico (Bhu loka)
Cuerpo sutil (Sukshma sharira) Estado de sueño	Envoltura vital (Pranamaya kosha) Envoltura mental (Manomaya kosha Envoltura intelectual (Vijnanamaya kosha)	Mundo astral (Bhuvah loka) Mundo sutil (Svah loka) Mundo intermedio (Maha loka)
Cuerpo causal (Karana sharira) Estado de sueño profundo	Blissful sheath (Anandamaya kosha)	Mundo causal (Janah loka)
«YO SOY» Cuerpo (Atma sharira) Cuarto estado	«YO SOY» El yo (Atman)	Palacio del amado (Tapah Loka) o Samadhu loka
Cuerpo divino (Brahma sharira) Despertar cósmico	Yo divino (Brahman)	Morada de la verdad (Satya loka)

Figura 6a. Envolturas en multidimensiones

Durante el sueño sin sueños, el ser superior retrocede hacia el cuerpo causal (*karana sharira*). Todos los fenómenos se disuelven mientras no experimentas nada. El ego desaparece y pierde la consciencia de sí mismo, al tiempo que la mente permanece suspendida en una sutil forma de semilla, absolutamente quieta y silenciosa.

«En este estado [sueño sin sueños], un padre no es padre, una madre no es madre, los mundos no son mundos, los dioses no son dioses, los Vedas no son Vedas. En este estado, un ladrón no es ladrón, el asesino de un noble Brahmana no es asesino, un paria no es paria, un híbrido no es híbrido, un monje no es monje, un ermitaño no es ermitaño».

ADI SHANKARACHARYA[3]

3. Brihadaranyaka Upanishad, 5:3.22.

Al despertar, primero surge el ego, porque todas las funciones y característi-cas mentales y físicas proceden del ego (*ahamkara*). Entonces aparece la mente y notamos el entorno.

Al morir, dejamos el cuerpo material atrás, pero los cuerpos sutiles y causales permanecen intactos durante todas las encarnaciones. Se disuelven solamente cuando alcanzamos la liberación final en el estado de plena iluminación.

Los siete mundos

En tanto que ser multidimensional, cada uno de los cuerpos internos habita en una dimensión separada, como varias secciones de una orquesta que tocan di-ferentes partituras simultáneamente: armonías distintas dentro de la sinfonía.

Las antiguas escrituras de la India hablan de siete regiones cósmicas (*lokas*), correspondientes a las envolturas y chakras principales (véase Figura 6a en la página 87). De estos siete reinos, los tres más altos son *Brahma lokas* (mundos de Brahma). Exploremos ahora los siete reinos:

El cuerpo material habita en *bhu loka* (tierra), mundo físico, plano terrenal, visible para todos, reino de elementos físicos materiales.

El cuerpo pránico existe en *bhuvah loka* (cielo), mundo astral, plano de exis-tencia intermedio llamado *shunya* (vacío), esfera de la materia sutil invisible. Se dice que este reino se extiende desde la tierra hasta el sol.

El cuerpo mental reside en *svah loka* (cielo), mundo sutil, plano celestial, es-fera de *mahashunya* (gran vacío), más allá de la materia densa. Este mundo se extiende desde el sol hasta la estrella polar.

El cuerpo intelectual está en *mahah loka* (región media), mundo de equili-brio, comienzo de *maya* (ilusión), enlace, conexión o puerta entre el mundo espiritual y el material.

El cuerpo causal está en *janah loka* (lugar de renacimientos), la esfera causal, donde la unidad se separa en la dualidad y se origina la individualidad. Se llama *alakshya* (incomprensible), porque es imposible que la totalidad se divida en partes, pero lo hace.

Tapah loka (mansión de los amados), también se denomina *siddha loka* (mundo de los seres perfectos) y *agama* (inaccesible), la esfera ilimitada del Espíritu Universal.

Satya loka (morada de la verdad) es la esfera divina, la única realidad y única sustancia: *sat* (absoluto). También se llama *anama* (sin nombre), porque no tiene forma, tiempo o causa. Es el Brahman absoluto.

El cuerpo físico

El *stula sharira* (cuerpo material) podría compararse con la sección de percusión de la orquesta interna, en continuo movimiento, bailando al ritmo de los latidos del corazón y la ondulación de los pulmones.

Su cuerpo material físico se llama *annamaya kosha* (envoltura de alimentos). Ésta es la casa en esta encarnación, el vehículo para experimentar la vida de vigilia.

Annamaya kosha está hecha de cinco elementos: tierra (*prithivi*), agua (*apas*), fuego (*tejas*), aire (*vayu*) y éter (*akasha*), y usa cinco órganos de percepción sensorial (oídos, piel, ojos, boca y nariz) y cinco órganos de acción (lengua, manos, pies, genitales y ano). Sin embargo, éstos no son sus órganos reales. De hecho, tus verdaderos órganos son invisibles y están dentro de tu cuerpo sutil.

Annamaya kosha, perecedera y efímera, es la funda menos duradera, sujeta a seis modificaciones (*sadbhava vikara*): origen, subsistencia, crecimiento, transformación, decadencia y destrucción. Esta envoltura alimentaria es un producto alimenticio, requiere comida, muere sin comida y, después de la muerte, se convierte en alimento para plantas y animales.

El antiguo *Taittiriya Upanishad* de India la describe como «consistente en la esencia del alimento».

Este cuerpo físico se suele comparar con una ciudad con nueve u once puertas (orificios). Estas nueve puertas son las dos orejas, los dos ojos, las fosas nasales, la boca y los dos órganos de eliminación. Los dos últimos son el ombligo y la corona de la cabeza. El gobernante de esta ciudad es *atman* (yo superior).

Del mismo modo que un alcalde es otra cosa diferente de la ciudad en que gobierna, el ser humano está separado de su cuerpo en realidad. Como gober-

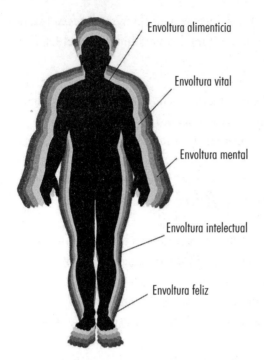

Envoltura alimenticia

Envoltura vital

Envoltura mental

Envoltura intelectual

Envoltura feliz

nante de la ciudad, atman dirige todas las funciones del cuerpo. Cuando una ciudad se derrumba, su gobernante la abandona, el cuerpo se desintegra cuando atman la abandona.

El antiguo sabio Kapila (alrededor del siglo VI a. C.), fundador de *Samkhya,* el más antiguo de los seis sistemas principales de filosofía india, dijo: «La construcción del cuerpo, la sede de la experiencia, se debe a la presencia del experimentador residente [el atman]; de lo contrario se descompondría».[4]

Figura 6b. Envoltura quíntuple

El cuerpo sutil

El *sukshma sharira* (cuerpo sutil o astral) es comparable a las secciones de metal y viento de la orquesta interior, que tocan una variedad de melodías en tu mente, desde dulce y suave hasta impetuosa y discordante.

El cuerpo sutil, que es el vehículo del alma individual encarnada (*jiva*), consiste en una envoltura vital (*pranamaya kosha*), una envoltura mental (*manomaya kosha*) y una envoltura intelectual (*vijnanamaya kosha*). Este cuerpo sutil no cambia con la muerte. Permanece vivo a lo largo de todos los ciclos de encarnación.

De acuerdo con la filosofía Samkhya (literalmente «número»), el cuerpo sutil está constituido por dieciocho principios: intelecto (*buddhi*), ego (*ahamkara*), mente (*manas*), cinco sentidos de conocimiento (*jnana indriyas*), cinco sentidos de trabajo (*karma indriyas*) y cinco objetos de los sentidos (*tanmatras*).

---

4. Kapila, *Samkhya-darsana*, 5:114.

		VACUIDAD	MOVIMIENTO	LUMINOSIDAD	LIQUIDEZ	SOLIDEZ
Cuerpo material (Stula sharira)	Órganos de acción	Oídos	Piel	Ojos	Lengua	Nariz
	Órganos de los sentidos	Voz	Manos	Pies	Genitales	Ano
	Grandes elementos (Mahabhutas)	Éter (Akasha)	Aire (Vayu)	Fuego (Tejas)	Agua (Apas)	Tierra (Prithivi)
	Órganos sutiles (Tanmatras)	Sonido (Shabda)	Tacto (Sparsa)	Forma (Rupa)	Sabor (Rasa)	Olor (Gandha)
Cuerpo sutil (Sukchma sharira)	Función de los sentidos (Karma Indriyas)	Habla (Vak)	Agarre (Pani)	Movimiento (Pada)	Procreación (Upastha)	Excreción (Payu)
	Conocimiento por los sentidos (Jnana Indriyas)	Oír (Srotra)	Sentir (Tvak)	Ver (Caksus)	Degustar (Rasana)	Oler (Ghrana)
	Centros de energía (Chakras)	Garganta (Vishundda)	Corazón (Anahata)	Ombligo (Manipura)	Sacro (Svadhishthana)	Raíz (Muladhara)

Figura 6c. Cinco sentidos, elementos y chakra

91

Los tanmatras son cinco objetos sensoriales: sonido (*shabda*), tacto (*sparsa*), forma (*rupa*), sabor (*rasa*) y olor (*gandha*). Estas semillas rudimentarias no compuestas, también llamadas *panch karana* (cinco instrumentos), generan los cinco elementos (*mahabhutas*) del cuerpo físico grosero. El sonido produce el elemento éter, el tacto da lugar al aire, forma al fuego, sabor al agua y olor a la tierra.

Del mismo modo, los cinco órganos sensoriales (oídos, piel, ojos, paladar y nariz) y cinco órganos motores (lengua, manos, pies, genitales y ano) surgen de sus contrapartes sutiles, los diez *indriyas* (sentidos abstractos):

- Los *jnana indriyas* (cinco sentidos abstractos de conocimiento) son los poderes de la audición, el tacto, la visión, el gusto y el olfato.

- Los *karma indriyas* (cinco sentidos abstractos de trabajo) son el poder del habla (para expresar y crear ideas), agarre (recibir, dar y aceptar), caminar (moverse y tener actividad mental), procreación (para procrear y disfrutar de la recreación) y evacuación (para excretar y rechazar).

¿Qué le sucede al cuerpo sutil después de la muerte?

Al morir, tu *jiva* (alma encarnada individual), vestida con tu cuerpo sutil, abandona el cuerpo físico y se mueve a otras dimensiones sutiles. Cuando está listo para reencarnarse, usa el mismo cuerpo sutil que ha persistido durante toda la vida. Las capacidades y tendencias perduran después de la muerte. Todo lo que se experimenta, percibe, piensa, siente y desea se almacena en el *samskara chitta* (mente subconsciente de impresiones indelebles). Estas propensiones y latencias de *punya* (mérito – ayudar a otros) o *papa* (demérito – perjudicar a otros) determinan la vida futura.

El cuerpo sutil también se llama *linga sharira* (cuerpo índice), porque tabula encarnaciones previas y expresa las futuras. Los talentos o predilecciones por la música, el arte, la escritura, la cocina, las ciencias, las matemáticas, los negocios, el atletismo, los poderes psíquicos, la religión, la filosofía o la espiritualidad se cultivaron en vidas anteriores y se llevarán a la próxima encarnación. Del mismo modo, las tendencias negativas, como el robo, la deshonestidad, las adicciones, la violencia, la promiscuidad sexual, la arrogancia o los celos, también se transfieren de vidas pasadas a futuras. Para obtener más información sobre lo que sucede después de la muerte, de acuerdo con tu nivel de consciencia, lee mis libros *Divine Revelation* y *Ascension*.

La envoltura vital

El primero de los tres cuerpos que componen el cuerpo sutil (*sukshma sharira*) es *pranamaya kosha* (la envoltura vital). También llamado cuerpo etérico o astral, habita en *bhuvah loka* (mundo astral). Dado que la envoltura vital aparece como una réplica exacta de la envoltura del alimento, se conoce como «doble etérico». (*Véanse* Capítulos 3 y 4).

La envoltura vital consta de cinco aires vitales (*prana, apana, vyana, samana y udana*) y cinco sentidos abstractos de trabajo (*karma indriyas*), los poderes asociados con los órganos de acción: *vak* (habla), *pani* (agarre), *pada* (en movimiento), *upastha* (procreación) y *payu* (excreción).

Pranamaya kosha (envoltura vital) da vida al cuerpo físico (envoltura de comida), lo anima y le da expresión. La envoltura de comida se involucra en todas las actividades como si estuviera viva, pero sin la envoltura vital sería un cadáver. La envoltura de comida no tiene vida inherente. Lo que le da vida es el *prana*.

«Prana (respiración ascendente) es la cabeza (de la envoltura vital). Vyana (respiración hacia atrás) es tu brazo derecho. Apana (respiración baja) es tu brazo izquierdo. El éter es tu tronco. La tierra, la sede (el soporte). Los Devas respiran el aliento (prana), al igual que las personas y el ganado. La respiración es la vida de los seres, por eso se llama sarvayusha (todo vivificante)».

LOS UPANISHADS[5]

Curiosamente, la envoltura vital, que no la envoltura de los alimentos, experimenta hambre, sed, calor y frío. El calor del cuerpo, que es mantenido por la *udana* (respiración), permanece mientras la envoltura vital esté presente. Al morir, udana se va y el cuerpo se enfría.

Aunque la envoltura de la comida y las envolturas vitales siempre están conectadas, pueden separarse parcialmente durante el sueño, o por anestesia, hipnosis, experiencias extracorporales, experiencias cercanas a la muerte, ciertos estados meditativos, trances inconscientes o mediumnidad psíquica. La envoltura vital puede viajar al *bhuvah loka* (mundo astral) y dejar atrás el cuerpo material. Esto se llama viaje astral.

---

5. Taittiriya Upanishad, 2:2-3.

¿Qué sucede con la envoltura vital después de la muerte?

Cuando la muerte es ya inminente, la envoltura vital se levanta de la envoltura de comida y se cierne sobre el cuerpo moribundo. Está conectada al cuerpo por un cordón plateado conectado al ombligo. Cuando ese cordón se rompe, la envoltura vital se retira a la envoltura mental y abandona la envoltura de alimentos permanentemente.

El instrumento interno

La segunda y tercera parte del cuerpo sutil (*sukshma sharira*) albergan la *chitta* (mente o consciencia), que es responsable de todos los estados de consciencia, percepción y conocimiento. Es la sede de la mente consciente, mente subconsciente y estados superiores de consciencia.

Chitta incluye la facultad mental triple, llamada *antakarana* (instrumento interno): *manas* (mente consciente), *buddhi* (intelecto) y *ahamkara* (ego). Funcionan a través de las envolturas mentales e intelectuales, y su interacción crea actividad en la vida.

Exploremos ahora las envolturas mentales e intelectuales.

La envoltura mental

La *manomaya kosha* (envoltura mental), el segundo de los tres aspectos de su cuerpo sutil (*sukshma sharira*), habita en *svah loka* (reino sutil) y consta de tres partes: mente inferior (*manas chitta*), mente subconsciente (*sanskara chitta*) y mente reflexiva (*vasana chitta*).

«La fe es la cabeza [de la envoltura mental]. Lo que es correcto es tu brazo derecho. Lo que es cierto es tu brazo izquierdo. La absorción (yoga) es tu tronco. El gran (intelecto) es la sede (el soporte)».

LOS UPANISHADS[6]

Mente consciente

La *manas chitta* (mente inferior, instintiva) realiza funciones mentales y dirige acciones. Tiene la capacidad de pensar, percibir, deliberar y experimentar. Es responsable de la atención, la selección, el razonamiento y la percepción sen-

---

6. Taittiriya Upanishad, 2:4.

sorial. Manas es indisciplinada, empírica, vacilante y se caracteriza por la duda y el engaño.

Mente subconsciente de impresión sensorial

El propósito de la mente subconsciente o de impresión sensorial (*samskara chitta*) es almacenar permanentemente todas las experiencias sensoriales, recuerdos, impresiones, reacciones, deseos y sentimientos. Similar al disco duro de un ordenador, recuerda cada bit de datos ingresados.

Mente de hábito subconsciente

La *vasana chitta* (mente reflexiva, con patrones) es la mente de rasgos subliminales o inclinaciones subconscientes. Una vez que la mente se establece en hábitos particulares, esperamos ciertos resultados con reacciones repetitivas y habituales llamadas *vasanas*, que contribuyen a las fluctuaciones mentales (*vritti*). Las vasanas más complejas y cargadas emocionalmente se encuentran en vasana chitta.

La envoltura de intelecto

La *vijnanamaya kosha* (envoltura del intelecto) es la tercera de los tres aspectos del cuerpo sutil (*sukshma sharira*). Habita en *maha loka* (mundo medio) y funciona como un vehículo semipermanente, creado hace millones de años, cuando pasaste de la encarnación animal a la forma humana. Sus dos componentes son *buddhi* (intelecto) y *ahamkara* (ego), que ahora exploraremos.

> «Comprender [la envoltura del intelecto] realiza el sacrificio, realiza todos los actos sagrados. Todos los Devas adoran la comprensión como Brahman, como el más viejo. Si un hombre conoce la comprensión como Brahman, y si no se desvía de ella, deja todos los males del cuerpo y alcanza todos sus deseos».
>
> LOS UPANISHADS[7]

El Buddhi (intelecto)

Buddhi es su asiento de cognición, inteligencia, intuición y conocimiento, con la capacidad de discriminar, decidir, determinar, resolver, discernir, generalizar, retener conceptos y comprender ideas abstractas. Como vehículo de la mente

---

7. Taittiriya Upanishad, 2:5.

superior, sus propiedades son la imaginación, la creatividad, la comprensión y la percepción extrasensorial.

El intelecto es clave para el dominio propio. Un intelecto discriminatorio sirve como una guía inagotable para tomar decisiones acertadas. El verdadero significado de buddhi es una decisión inquebrantable hecha con convicción, basada en la correcta comprensión. El buddhi está completamente desarrollado cuando puedes discernir entre lo real y lo aparente, entre lo eterno y lo efímero, entre el yo y el no-yo.

Su mente se llama *ananta* (infinito) debido a sus innumerables modificaciones y funciones. Sin embargo, la cognición subyace a todas ellas. Nunca se puede sentir, querer, pensar o formarse una opinión sin conocer primero el objeto de la percepción.

De todos los aspectos de la mente, el cognitivo (intelecto) es el reflejo más cercano del verdadero ser superior luminoso (*atman*). Por lo tanto, el intelecto es sátvico (puro) y radiante.

Adi Shankaracharya, el gran santo de la India antigua y fundador de la filosofía *Vedanta advaita* (no dualismo), dijo:

«Buddhi es el instrumento para la percepción de todos los objetos como una lámpara colocada en mitad de la oscuridad. Se ha dicho: "A través de la mente, uno ve, uno oye". De hecho, todo se percibe al ser investido con la luz de buddhi como un objeto en la oscuridad iluminado por una lámpara colocada al frente. Los otros órganos no son más que los canales de buddhi».[8]

El Ahamkara *(Ego)*

Ahamkara es la identidad humana individual y su función es la voluntad y la demanda. Al considerarse una entidad separada, acepta o rechaza los deseos realizados por instintos e impulsos corporales. Antes de la iluminación espiritual, buddhi y ahamkara se identifican erróneamente como tu verdadero yo. Así como la luz blanca que brilla a través del vidrio coloreado aparece roja, verde o azul, tu ser superior puro e indiferenciado (*atman*) aparece dotado de propiedades del intelecto, como el conocimiento, la decisión y la cognición. El verdadero yo no es la mente. Es el conocedor testigo de la mente. De hecho, el verdadero ser, *vijnanamaya purusha* (el conocedor), brilla con refulgencia innata y habita en el corazón.

---

8. Brihadaranyaka Upanisad, 5:3.7, comentario de Shankara.

«Todos los aspectos de antakarana cooperan para producir todas las experiencias. Las cuatro funciones cognitivas de la mente trabajan juntas: deliberación, recolección, cognición y ego. Entre estas envolturas, la envoltura inteligente, que posee el poder de la cognición, es el agente; la envoltura mental, que posee el poder de la volición, es el instrumento; y la envoltura vital, que posee el poder de actividad, es la operación».

VEDANTA-SARA[9]

Más allá de la envoltura quíntuple, está el yo superior (*atman*), testigo de las experiencias, ni pensador ni hacedor. En virtud de la reflexión de atman, la envoltura inteligente parece actuar como conocedora y hacedora. Pero el reflejo no puede funcionar independientemente de su base: el verdadero yo, atman.

¿Qué le sucede al instrumento interno después de la muerte?

Después de la muerte, la *jiva* (alma encarnada individual) habita en *bhuvah loka* (mundo astral) en *pranamaya kosha* (envoltura vital) siempre que lo justifique la evolución espiritual. Entonces tu alma se retira a *svah loka* (mundo sutil) en *manomaya kosha* (envoltura mental). Después de permanecer en svah loka por un período asignado de acuerdo con tus necesidades, entonces *manomaya kosha* (cuerpo mental) se separa y el alma, en su vehículo mental final, *vijnanamaya kosha* (envoltura del intelecto), se traslada a *mahah loka* (mundo medio), y finalmente a *janah loka* (plano causal). Según Adi Shankaracharya, *vijnanamaya kosha* (envoltura del intelecto) es la causa de que tu alma transmigre al próximo cuerpo.

El cuerpo causal

El *karana sharira* (cuerpo causal) es análogo a la sección de cuerda de la orquesta interna. Aquí la melodía interior se vuelve refinada, armoniosa y lírica, con una delicadeza suave, aterciopelada y agradable.

El cuerpo causal es la semilla de una ignorancia indescriptible y sin principio, porque hace que existan cuerpos materiales y sutiles en virtud de algo llamado *maya* (literalmente «medida» y figurativamente «lo que no es» o «ilusión», lo que no existe). Así, *avidya* (ignorancia) es la semilla del «yo» o ego, de donde surgen todas las experiencias.

---

9. Yogindra, Vedanta sara, Sección 13.

La envoltura dichosa

Sólo una envoltura comprende el *karana sharira* (cuerpo causal): *anandamaya kosha* (envoltura dichosa), que emite la dicha del ser superior (atman), pero cubre al atman como un velo. La envoltura dichosa reside en *janah loka* (mundo causal). En este cuerpo, se experimenta felicidad, paz, alegría, placer y satisfacción.

> «La alegría es la cabeza [del cuerpo causal]. Satisfacción del brazo derecho.
> Gran satisfacción es el brazo izquierdo. La dicha es su tronco.
> Brahman es la sede (el soporte)».
>
> Los Upanishads[10]

La llamada envoltura dichosa no es intrínsecamente dichosa. En el estado de sueño profundo, tu mente se vuelve silenciosa. Entonces la dicha absoluta de tu ser superior brilla a través de la envoltura dichosa. Por lo tanto, podrías comentar: «He dormido tranquila y felizmente».

La dicha del sueño profundo es más refinada que la alegría derivada de los objetos deseables en los estados de vigilia o sueño. Cada variedad de deleite es una muestra de la felicidad suprema de atman a través de diferentes canales.

> «La envoltura dichosa es esa modificación de ajnana (ignorancia) que se
> manifiesta atrapando un reflejo del atman que es Absoluto de la Dicha, cuyos
> atributos son la alegría y el resto. La envoltura dichosa tiene su juego más
> completo durante el sueño profundo».
>
> Adi Shankaracharya[11]

Los cuerpos superiores

Cuerpo «YO SOY»

El *atman sharira* (cuerpo «YO SOY») o cuerpo espiritual, habita en un reino llamado *satyam loka* (mundo de la verdad). Atman es tu ser superior, la po-

---

10. Taittiriya Upanishad, 2:4.
11. Shankaracharya, *Vivekacudamani*, 208. 12. Ibíd., 211.

derosa presencia de «YO SOY», tu verdadera naturaleza. Muy pocas personas reconocen o experimentan este cuerpo, porque es donde tiene lugar la *moksha* (liberación).

> «Este atman autorrefulgente es distinto de las cinco envolturas; es Testigo de los tres estados [despertar, sueño y sueño sin ensoñación]; es Real; es inmutable, el no contaminado, la dicha eterna; debe ser realizado por la persona sabia como el propio Ser».
>
> ADI SHANKARACHARYA[12]

Cuerpo divino

El *brahma sharira* (cuerpo divino) es el cuerpo cósmico, que reside en *brahma loka* (morada divina). Una vez que su cuerpo «YO SOY» se realiza, entonces es natural buscar la divinidad. La experiencia directa de la divinidad tiene lugar en este cuerpo ilimitado de luz pura y amor incondicional. Raro es el individuo que se da cuenta del cuerpo divino, porque apoya el estado de realización divina.

> «En la envoltura dorada más alta está el Brahman sin pasiones y sin partes. Es puro, es la luz de las luces, es lo que saben quienes conocen al Ser. El sol no brilla allí, ni la luna ni las estrellas ni los relámpagos y mucho menos el fuego. Cuando brilla, todo brilla por detrás; a su luz todo se ilumina».
>
> LOS UPANISHADS[13]

Cuerpo absoluto

El *nirvana sharira* (cuerpo absoluto) no es un cuerpo y no habita en ningún mundo o plano de existencia. Es lo absoluto, sin forma, fenómenos o límites. En este cuerpo sin cuerpo, tanto atman como brahma desaparecen. La singularidad, la unidad y la totalidad permanecen. Aquí te unes con Brahman en la iluminación suprema y la verdad absoluta. Estás libre de toda esclavitud y alcanzas la mayor bienaventuranza.

---

12. Mundaka Upanishad, 11:2.9-10.
13. Maitrayana Brahmaya Upanishad, 2:6.

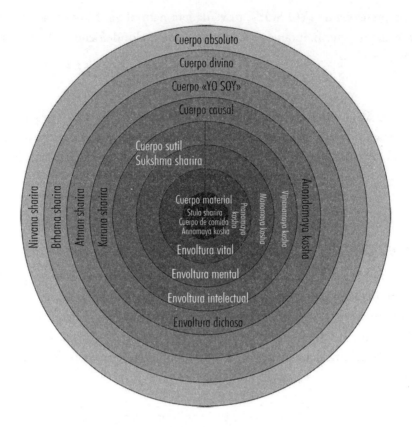

Figura 6d. Cuerpos y envolturas

Al distinguir el yo superior (atman) del cuerpo triple y las envolturas quíntuples, finalmente se logra el objetivo sin objetivos, el cese de todo esfuerzo, la realidad última. Aquí te das cuenta de tu verdadera naturaleza y tu unidad e identidad esenciales con el ser supremo, Brahman, incluso mientras vives en un cuerpo humano.

«Éste es de hecho el Ser, que parece estar lleno de deseos y parece ser vencido por frutos de acción brillantes u oscuros, que deambula por todos los cuerpos (él mismo queda libre)».

Los Upanishads[14]

---

14. Maitrayana Brahmaya Upanishad, 2:6.

Capítulo siete

COMO ES ARRIBA, ES ABAJO

Al principio era la Nada (aún no definida por forma ni nombre). De allí nació lo que existe, el Todo. Se hizo a sí mismo, por lo tanto, se llama el «hecho a sí mismo». Lo que está hecho a sí mismo es un sabor (se puede saborear), ya que sólo después de percibir un sabor se puede percibir el placer. ¿Quién podría respirar, quién podría respirar si esa dicha (Brahman) no existiera en el éter (en el corazón)? Porque sólo él causa bendición.

LOS UPANISHADS[1]

En la *Tabla Esmeralda* del egipcio Hermes Trismegisto están inscritas las palabras «Como es arriba, es abajo». Este antiguo aforismo dice que tu vida individual es un reflejo de la vida cósmica. En este capítulo, explorarás esta relación.

Aquí descubrirás cómo se creó este mundo de fenómenos y cómo se destruye y recrea repetidamente. En virtud de *pralaya* (disolución cósmica), el universo se retira periódicamente a lo absoluto. También explorarás cómo surgió tu individualidad y cómo se disuelve. En virtud de *laya* (absorción), tu ego se disuelve, se fusiona con lo absoluto y se ilumina espiritualmente.

Lo que sigue es la exploración de laya (absorción individual) y pralaya (absorción cósmica), donde encontrarás una clave secreta de oro para desbloquear todo el sistema de chakras y, de este modo, resolver el enigma de la vida.

La filosofía del Señor Shiva

Se cree que los antiguos *Shaivas* (textos sagrados shaivitas) son revelaciones directas, diálogos entre el Señor Shiva y su consorte Shakti. Cuando Shakti hace

---

1. Taittiriya Upanishad, 2:7.

preguntas y Shiva responde, la escritura se llama *agama*. Cuando Shakti responde, la escritura es *nigama*. Veintiocho textos del shaivismo (secta Shiva) fueron revelados por Sadashiva, el aspecto de las cinco cabezas de Shiva, a través de sus cinco bocas.

En el siglo octavo, en la India, las filosofías dualistas y pluralistas amenazaban con aniquilar el monoteísmo. Con el fin de preservar los antiguos principios monoteístas, el sabio Vasugupta (finales de los años 700 d. C y principios de los 800 d. C) escribió *Shiva Sutra* y *Spanda Karika*. Abarcando tanto el shaivismo de Cachemira como la filosofía de Samkhya (fundada hace unos ocho mil años por el sabio Kapila), *Shiva Sutra* es elogiado como la mayor obra maestra de la filosofía india. Curiosamente, el shaivismo de Cachemira se basa en una Santísima Trinidad formada por Dios, Alma y Materia, llamada *triksansana*, *trikasastra* o *trika*. En el shaivismo, el Ser Supremo absoluto es trascendental e inmanente, estático (representado por el Señor Shiva) y dinámico (simbolizado por la Diosa Shakti). Todo este cosmos es, pues, una obra de Shakti (*lila shakti*).

Lo absoluto alterna eternamente dos fases: descanso y actividad, inmanifestado y manifiesto, pasivo y activo. La fase pasiva se llama *mahapralaya* (gran disolución y absorción cósmica), en la cual el universo se retira como una semilla a la latencia. Después de este período latente, la semilla germina y la consciencia se activa. La fase activa es *sristi* (creación) o *abhasha* (aparecer o brillar).

Kalachakra (Rueda del tiempo)

Según las antiguas escrituras védicas, los humanos han existido un tiempo inmensamente más largo de lo que la ciencia moderna cree. En la India, el universo se percibe como una creación y disolución en constante cambio cíclico, con gigantescos períodos de actividad e igualmente enormes períodos de descanso.

La idea de Steven Hawking del espacio-tiempo circular y no lineal es compatible con la visión india, que establece que la creación realiza ciclos repetidos a través de cuatro eones o *yugas*. Estos yugas se representan en la figura «Duración de los cuatro yugas» en la página 103. Cada uno de éstos tiene un *sandhya* (período de transición al comienzo de cada yuga) y un *sandhyamsa* (período de transición al final de cada yuga).

Las antiguas escrituras de la India afirman que *Satya Yuga* abarca 4 800 años (4 000 años más 800 años para sandhya y sandhyamsa). *Treta Yuga* dura 3 600 años (3 000 más 600 para sandhya y sandhyamsa). *Dwapara Yuga* tiene 2 400 años (2 000 más 400). *Kali Yuga* tiene 1 200 (1 000 más 200) años. Todos los yugas combinados suman un período de 12 000 años, conocido como *mahayuga* (gran edad), *chaturyuga* (cuatro edades) o *daiva yuga* (edad de los Dioses). Dos mahayugas abarcan 24 000 años.

Este antiguo mapa del tiempo corresponde aproximadamente con la astronomía moderna. Estoy a punto de recordar una astronomía algo complicada que probablemente aprendiste en la escuela. Las personas en el planeta Tierra experimentamos una relación diferente con nuestro calendario de días y estaciones, determinado más por nuestra órbita alrededor del Sol que por la ubicación real de las estrellas y sus constelaciones.

	Sandhya (inicio transición)	Yuga	Sandhyamsa (final transición)	Total parcial
Satya Yuga	400 años	4000 años	400 años	4800 años
Treta Yuga	300 años	3000 años	300 años	3600 años
Dwapara Yuga	200 años	2000 años	200 años	2400 años
Kali Yuga	100 años	1000 años	100 años	1200 años
		Total		12 000 años

Figura 7a. Duración de las cuatro yugas

Consulta la Figura 7b en la página 104, «Planos celestes y eclípticos».[2] La «eclíptica» es un gran círculo en una esfera celeste imaginaria, en el mismo plano que la órbita de la Tierra alrededor del Sol. En contraste, el «ecuador celeste» es un gran círculo en una esfera celestial imaginaria, en el mismo plano que el ecuador de la Tierra y perpendicular al eje de rotación de la Tierra. El ecuador celeste está inclinado 23,4° con respecto al plano eclíptico. Esta inclinación se conoce como inclinación u oblicuidad axial de la Tierra. Nos da diferentes estaciones en diferentes épocas del año y en diferentes hemisferios.

Los puntos donde se cruzan la eclíptica y el ecuador celeste son los puntos de equinoccio vernal (marzo) y otoñal (septiembre).

---

2. Creative Commons Attribution 3.0 Unported license (CC BY-3.0), Dennis Nilsson.

Ahí es donde el camino solar parece cruzar el ecuador celeste (*véase* Figura 7b a continuación).

A medida que la Tierra gira sobre su eje, se tambalea como una peonza alrededor de sus polos celestes norte y sur debido a las fuerzas gravitacionales variables del Sol y la Luna, lo que hace que el ecuador se abulte ligeramente. Esta oscilación hace que los puntos equinocciales se desplacen hacia el oeste a lo largo de la eclíptica. Así, nuestra visión de las estrellas fijas de la Tierra cambia ligeramente año tras año.

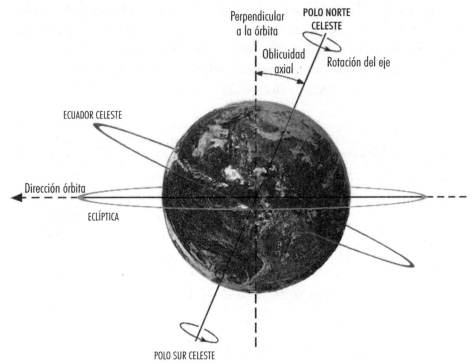

Figura 7b. Planos celestes y eclípticos

El eje de rotación de la Tierra se mueve aproximadamente un grado cada 70 años y tarda unos 25 200 años en terminar un ciclo completo de este paseo de 360º, unos 2 100 años por signo zodiacal (constelaciones vistas desde la Tierra a lo largo de la eclíptica). Este fenómeno de desplazamiento hacia atrás de los puntos equinocciales alrededor del zodíaco se llama «precesión de los equinoccios» o «precesión de la Tierra».

La astronomía moderna nos dice que el Sol orbita en un movimiento ondulatorio (no circular) alrededor del centro de la Vía Láctea, y su órbita completa dura aproximadamente 250 millones de años. La astronomía india antigua llama a este centro *Vishnunabhi* o *Brahma*, la sede del poder creativo, que defiende y sostiene el propósito y la verdad divinos (*dharma*). El Sol se acerca más a Vishnunabhi cada 24 000 años, cada vez que la constelación de Aries está en el horizonte al amanecer del equinoccio de septiembre, y la constelación de Libra está en el horizonte al amanecer del equinoccio de marzo. En ese momento, los humanos pueden comprender fácilmente los misterios del Espíritu.

Aproximadamente 12 000 años después, el Sol está más alejado de Vishnunabhi, cuando la constelación de Aries está en el horizonte al amanecer del equinoccio de marzo y la constelación de Libra está en el horizonte al amanecer del equinoccio de septiembre. En esta era de gran decadencia, los humanos no pueden captar nada más allá de la vida material.

La precesión de los equinoccios se mueve aproximadamente 12 000 años en un arco ascendente hacia una era de iluminación, luego 12 000 años en un arco descendente hacia una era de ignorancia. Todo el ciclo se ilustra en la tabla «Precesión de los equinoccios y arcos de los yugas».

Precesión de los equinoccios y arcos de los yugas

El desarrollo del *dharma* (propósito y verdad divinos) aumenta y disminuye durante cada período de 12 000 años. Durante los 1 200 años de *Kali Yuga*, el dharma se desarrolla en una cuarta parte. Durante los 2 400 años de *Dwapara Yuga*, el dharma está medio desarrollado. Durante los 3 600 años de *Treta Yuga*, el dharma se desarrolla hasta tres cuartos. Durante los 4 800 años de *Satya Yuga*, el dharma está completamente desarrollado. Si pudieses mirar por la ventana hacia el este al amanecer del equinoccio de septiembre en el año 11501 a. C., el Sol estaría en el primer grado de Aries: la estrella fija Revati. Ése fue el apogeo de Satya Yuga, cuando la humanidad podía comprender el conocimiento espiritual más allá de este mundo visible. Luego, desde 11501 a. C. hasta 6701 a. C., cuando el Sol se alejó de Vishnunabhi, el poder intelectual de la humanidad disminuyó gradualmente hasta que se perdió la capacidad de captar el conocimiento espiritual.

Desde 6701 a. C. hasta 3101 a. C., a medida que el sol descendía a Treta Yuga, gradualmente la humanidad perdió su capacidad de comprender el magnetismo divino, la fuente de las cuatro fuerzas del mundo físico.

Precesión de los equinoccios y los Arcos de los yugas

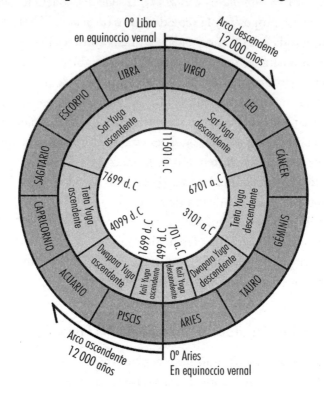

Desde el 3101 a.C. hasta el 701 a.C., a medida que descendía Dwapara Yuga, la humanidad perdió gradualmente su poder para comprender la fina materia de los átomos, electrones y otras partículas invisibles.

Desde el 701 a.C. hasta el 499 d.C., el Sol pasó a través de la fase descendente de Kali Yuga y llegó al punto más alejado de Vishnunabhi. El poder intelectual de la humanidad disminuyó y ya no podía comprender partículas invisibles. Sólo comprendía el mundo tridimensional.

En el año 499 d.C. al amanecer del equinoccio de septiembre, el Sol estaba en el primer grado de Libra, y en el equinoccio de marzo del mismo año, el Sol estaba en el primer grado de Aries. Éste fue el momento más oscuro de Kali Yuga y de todo el ciclo de 24 000 años. La enfermedad estava descontrolada, y los humanos tenían una vida más corta. La Edad Media en Europa vio una gran opresión, esclavitud, guerras e ignorancia.

Desde el año 499 hasta el año 1699, durante los 1 200 años de ascenso de Kali Yuga, el intelecto humano comenzó a desarrollarse gradualmente. Durante los 100 años de la sandhyamsa (transición) al final de la era kali, desde 1599 hasta 1699, se descubrió la existencia de partículas más finas y la paz política comenzó a establecerse durante el Renacimiento.

Desde 1699 hasta 1899, los 200 años de la sandhya (transición) al comienzo de la era ascendente de Dwapara, hubo grandes avances en la ciencia, que se dispararon exponencialmente en el siglo XIX. Después de 1899, cuando se completó Dwapara sandhya (transición) y comenzó el ascenso de Dwapara Yuga, los descubrimientos sobre los reinos invisibles de la naturaleza trajeron la mayor expansión del conocimiento científico en la historia registrada. Los próximos 2200 años del ascendente Dwapara Yuga continuarán trayendo un conocimiento tremendo de partículas invisibles.

¿Qué es la «Era de Acuario»?

La astrología tropical (la forma de astrología con la que los occidentales están familiarizados) se basa en el año tropical: 365 días, 5 horas, 48 minutos y 46 segundos de tiempo solar medio. El sistema tropical se basa únicamente en la posición del Sol en relación con la Tierra a lo largo de la eclíptica. Aunque los astrólogos occidentales creen que el Sol comienza su paso a través de la constelación de Aries cada equinoccio de marzo anunciando la primavera, esto no ha sido así desde el 499 d. C. debido a la precesión de los equinoccios. El sistema tropical de astrología corta arbitrariamente el cielo en doce secciones porque el zoológico tropical ya no coincide con la ubicación real de las constelaciones.

El sistema védico de astrología se basa en el año sideral, que dura 365 días, 6 horas, 9 minutos y 9,54 segundos de tiempo solar medio: el verdadero período de la órbita de la Tierra alrededor del Sol utilizando las constelaciones de estrellas fijas como marco de referencia. La disparidad entre el año tropical y sideral se debe a la precesión de la Tierra.

Consulta la tabla «Precesión de los equinoccios y los arcos de los yugas» en la página 106. Debido a la precesión de los equinoccios, en el año 2000 d. C., al amanecer del equinoccio de marzo, el Sol estaba realmente ubicado en la constelación de Piscis, no en Aries. Es por eso por lo que se dice que ahora estamos en la «Era de Piscis» y nos vamos acercando a la «Era de Acuario».

¿Qué significa el «Amanecer de la Era de Acuario»? Es cuando al amanecer en el equinoccio de marzo observamos al Sol entrando en la ubicación real de la constelación de Acuario. Lamento tener que informar a todos los que piensan que ahora estamos en la «Era de Acuario» que, de acuerdo con los cálculos astronómicos reales, eso no tendrá lugar hasta el año 2438 d. C.

Años terrestres frente a años divinos

En caso de que ya estés familiarizado con los yugas y, por lo tanto, pienses que mis datos son erróneos, de aquí es de donde obtuve mis cálculos: los astrónomos indios actuales creen que los «años» que constituyen los yugas, que se describen en las escrituras védicas, son «años de los dioses». Según este sistema, un año terrestre es un día divino, y 360 años terrestres es un año divino. Por lo tanto, los eruditos indios sostienen que Kali Yuga dura 432 000 años (1 200 años terrestres por 360 días de Dios) y que la edad comenzó en 3100 a. C. Esto significa que, a partir del año 2000 d. C., sólo 5 100 de los 432 000 años han pasado desde que comenzó Kali Yuga. Según esta teoría, el mundo se está hundiendo en la era de la ignorancia más oscura y le quedan unos 426 900 años para llegar al punto más bajo. ¡Un futuro oscuro para la humanidad!

Esta teoría no tiene sentido, dada la supuesta calidad de vida en Kali Yuga descrita en las escrituras. En los últimos siglos, la esperanza vida humana ha aumentado, no disminuido, particularmente durante el siglo XX, cuando la esperanza de vida se duplicó. Los humanos se están volviendo más altos e inteligentes, no más bajos y más tontos. Se han producido enormes avances en medicina, física y otras ramas del conocimiento humano. La comprensión de los reinos invisibles está en aumento, no en declive.

En el libro *The Holy Science*, Swami Sri Yukteswar, mentor de Paramahansa Yogananda, presenta un argumento muy convincente de que los «años» mencionados en las escrituras son años terrestres reales y que, bajo la nube oscura de Kali Yuga durante la Edad Media, los eruditos inventaron erróneamente el concepto de «años divinos». Yukteswar cree que alrededor del 701 a. C., los sabios previeron la próxima era de Kali y se retiraron al Himalaya. Como no quedaba nadie en los tribunales para calcular con precisión el calendario, el comienzo de Kali Yuga se contó por error desde el comienzo de la era real de Dwapara, aproximadamente en el 3101 a. C.

Un día en la vida del universo

Según las escrituras de la antigua India, mil mahayugas (que calculo que son 12 000 000 de años terrestres) constituyen un día en la vida del Señor Brahma, creador del universo. Este período se llama *kalpa*. Durante cada noche de Brahma (otros 12 000 000 de años), todo el universo es absorbido en el vientre de Brahma mientras duerme. Este período se llama *naimittika* (ocasional) *pralaya* (disolución), una aniquilación de los mundos físico (*bhu*) y sutil (*svah*). Sólo queda el mundo causal (*janah*). Al final de la noche, los mundos físicos y sutiles se despiertan nuevamente y continúan otro día de Brahma.

Un día de Brahma se divide en catorce *manus*. Cada manu dura 71,5 *mahayugas*, o alrededor de 858 000 años. Durante cada uno de estos períodos, llamados *manvantaras*, un manu tiene poder. *Vaivasvata Manu* es el manu del presente manvantara, el séptimo manvantara en el presente kalpa.

Cuando termina la vida de Brahma, durante un período llamado *mahapralaya* (gran disolución), también llamado *pralaya prakrítico*, todos los principios causales y tres gunas se absorben en *Prakriti* (materia primaria) y regresan a un estado de equilibrio (*véanse* páginas 117-118).

El período de dos *parardhas* (una vida de Brahma) no es más que un parpadeo en los ojos del Señor inmutable, inmortal, sin principio, el alma del universo. El Brahman absoluto crea, sostiene y reabsorbe cíclicamente el universo sin cesar. El proceso *sristi* (creación activa) despliega sistemáticamente capas de creación, desde sutiles hasta materiales. Durante mahapralaya, estas capas se pliegan en sus respectivas fuentes. Entonces el alma primordial, padre-madre divino, permanece en *samadhi* profundo (estado trascendente) durante 432 000 millones de años terrestres, hasta que el universo nuevamente emana a través de la danza cósmica divina.

Ambas fases, creación y disolución, son dos aspectos de una realidad: consciencia absoluta, nunca cambiante, trascendente y no disminuida, así como una vela encendida desde otra vela no disminuye la luz de la primera vela.

«La nada es la piedra angular del universo».

JOHN ARCHIBALD WHEELER

Evolución cósmica

Los *tattvas* (esa esencia, verdad, realidad o naturaleza esencial) pueden definirse como principios, estados o componentes básicos a través de los cuales el Señor Brahma, el Dios creador, construye el universo. Al final de la vida de Brahma, *Mahapralaya* absorbe los 36 tattvas en sus causas anteriores.

En los textos de las escrituras shaivitas, el Señor Shiva le revela a Shakti estos 36 tattvas (principios) de la evolución cósmica y humana, el análisis más completo de la naturaleza ideado por cualquier sistema filosófico. Las 25 categorías inferiores son las mismas que el sistema Samkhya de Kapila. Los 11 superiores son exclusivos del shaivismo. Exploremos los tattvas ahora a medida que descubrimos cómo se crea nuestro universo.

Paramashiva

Nuestra primera consideración, más allá del reino de los tattvas, es la consciencia absoluta trascendental, la realidad última, *parasamvit*, también conocida como *Brahman* o *Paramashiva* (auspiciosidad suprema).

Como es algo que no puede venir de la nada, lo absoluto debe contener todas las cosas en plenitud. Por lo tanto, su naturaleza es:

Consciencia universal (*chit*).
Felicidad universal (*ananda*).
Deseo universal (*iccha*).
Inteligencia universal (*jnana*).
Acción universal (*kriya*).

«Eso (el Brahman invisible) está lleno, esto (el Brahman visible) está lleno.
Este completo (Brahman visible) procede de ese completo (Brahman invisible).
Al comprender la plenitud de este completo (Brahman visible),
queda ese completo (Brahman invisible)».

LOS UPANISHADS[3]

Lo absoluto es *sat-chit-ananda* (ser-consciencia-felicidad), sin partes (*niskala*), por lo tanto no producido, indestructible e inmóvil. No tiene atributos (*nirguna*), por lo que, está más allá del espacio, el tiempo y la mente. Es la unidad, sin sujeto u objeto, realizable por iluminación espiritual extática.

«Sólo lo que es era al principio, uno solo, sin un segundo.
Pensó: podría ser muchos, podría crecer».

LOS UPANISHADS[4]

---

3. Brihadaranyaka Upanishad, 3:5.1.
4. Chandogya Upanishad, 3:6.2.2-3.

Yoidad y alteridad

Durante la fase *sristi* (creación), el universo aparece como una ola en la superficie del océano de la consciencia. Para que la mente universal perciba la ola, debe existir un sujeto y un objeto. El sujeto (consciencia) se llama *aham* (YO SOY) y el objeto (poder de la consciencia) es *idam* (lo otro). Uno no puede existir sin el otro. Ya sea que se manifiesten como sristi o no se manifiesten durante la *pralaya*, siempre son lo mismo. Durante la pralaya, permanecen en equilibrio latente, siempre listos para manifestarse. Cuando se altera el equilibrio, emergen y comienza la evolución cósmica.

Shiva tattva es el sujeto (aham) y *shakti tattva* es el objeto (idam). Shakti es la fuerza que causa la dualidad al polarizar la consciencia en positivo y negativo, aham e idam, sujeto y objeto.

De manera similar, en la Biblia, el hombre primordial Adán es aham (shiva tattva) y la mujer primordial Eva es idam (shakti tattva), que viven en maravillosa unidad en el Edén hasta que su equilibrio primario se altera y surge la dualidad cuando comen el fruto del árbol del conocimiento del bien y del mal (dualidad: la ilusión de separación e identificación con el ego). Eva, como Shakti, es responsable de comer la manzana del árbol. Exploremos los principios –evolución cósmica y humana– de los 36 tattvas:

1. Shiva tattva

En *sat-chit-ananda*, Shiva es *chit* (superconsciencia), mente divina, sujeto, conocedor, experimentador, centro y apoyo de todo. Impregna los otros 35 tattvas. Shiva, el sujeto (aham), es pasivo y estático, por lo tanto depende de Shakti (idam) para que la creación tenga lugar.

Shiva es la sede de la nada (más allá del sonido, sonido primario sin sonido). Aunque se define como sonido, en realidad no hay movimiento, es el primer impulso o vibración que surge de la quietud perfecta de lo absoluto inmóvil.

2. Shakti tattva

Shakti, de la raíz *shak* (ser capaz de), es el aspecto cinético de la consciencia, responsable de toda actividad. Ella es el objeto (idam), la madre del universo, causa de movimiento y cambio. Shakti es la porción de *ananda* (felicidad) de *sat-chit-ananda*, la causa de la forma.

De Shakti sale *nada,* el movimiento inicial, que culmina como *shabdabrahman* o *Brahman,* como sonido. De *nada* procede *bindu* (núcleo primario),

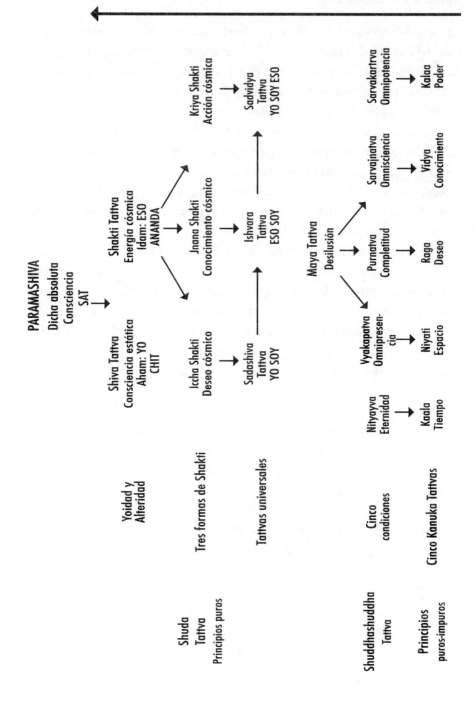

PARAMASHIVA
Dicha absoluta
Consciencia
SAT

Shiva Tattva
Consciencia estática
Aham: YO
CHIT

Shakti Tattva
Energía cósmica
Idam: ESO
ANANDA

Iccha Shakti
Deseo cósmico

Jnana Shakti
Conocimiento cósmico

Kriya Shakti
Acción cósmica

Sadashiva
Tattva
YO SOY

Ishvara
Tattva
ESO SOY

Sadvidya
Tattva
YO SOY ESO

Maya Tattva
Desilusión

Nityayva
Eternidad

Vyakapatva
Omnipresen-
cia

Purnatva
Completitud

Sarvajnatva
Omnisciencia

Sarvakartrva
Omnipotencia

Kaala
Tiempo

Niyati
Espacio

Raga
Deseo

Vidya
Conocimiento

Kalaa
Poder

Shuda
Tattva
Principios puros

Yoidad y
Alteridad

Tres formas de Shakti

Tattvas universales

Shuddhashuddha
Tattva

Cinco
condiciones

Principios
puros-impuros

Cinco Kanuka Tattvas

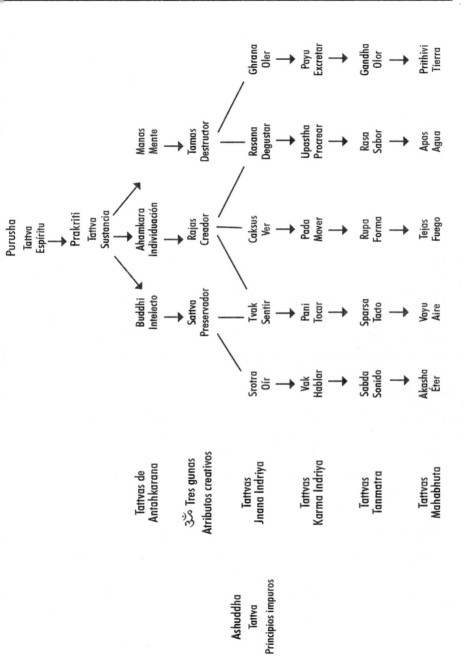

Figura 7c. Manifestación y disolución cósmica

113

a través del cual la consciencia se expresa como forma. Bindu se divide en tres bindus subsidiarios: *karyabindu* o bindu blanco (esperma cósmico), de la naturaleza de Shiva (consciencia); *bija*, bindu rojo (huevo cósmico), de la naturaleza de Shakti (energía creativa); y *nada*, bindu mixto (concepción), Shiva y Shakti juntos. Estos tres bindus forman un triángulo llamado *kamakalaa* (deseo divino de manifestación). *Nada* (mixto), *bindu* (blanco) y *kalaa* (rojo) son estados de Shakti manifestándose de tres modos principales: *iccha shakti* (poder de voluntad), *jnana shakti* (poder de conocimiento) y *kriya shakti* (poder de acción). Estos tres modos dan lugar a los siguientes tres tattvas.

3. Sadashiva tattva

El término *sadashiva* deriva de las raíces *sada* (siempre) y *shiva* (feliz o próspero). Sadashiva tattva es el primer producto de la consciencia, lo primero con una causa. Por lo tanto, es el último producto disuelto en el momento de *mahapralaya* (gran disolución). Dado que se produce, sadashiva tattva es destructible y perecedero. Sólo lo que existe sin causa, y por consiguiente sin principio, puede ser indestructible y eterno.

Sadashiva consiste en aham e idam: «Yo soy», con énfasis en «yo». El sujeto aham toma consciencia de sí mismo en relación con el objeto idam. Aquí, el deseo universal se manifiesta mediante *iccha shakti* (poder de la voluntad).

4. Ishvara tattva

Ishvara (Dios) *tattva* explica el tema aham reconociendo el objeto idam: «ESO soy», con énfasis en «eso» (idam). Ésta es la etapa de autoidentificación completa, como si se despertara de un sueño profundo. Aquí idam emerge a la vista y reconoce la gloria divina de su ser. Ishvara tattva surge de *jnana shakti* (poder del conocimiento).

5. Sadvidya tattva

La palabra *sadvidya* consta de la raíz *sat* (verdadero) y *vid* (saber). Es la unidad completa de la relación dual «YO SOY ESO», sin enfatizar el tema *aham* o el objeto *idam*. Sadvidya tattva es el elemento derivado de *kriya shakti* (poder de acción).

Tattvas puros

Los cinco tattvas anteriores, desde Shiva hasta Sadvidya, se clasifican como *shudha tattva* (tattvas puros), el reino de la consciencia pura. En estos cinco tattvas, sujeto y objeto permanecen como una sola unidad, con el objeto visto como parte del sujeto, tal como la ola es parte del mar.

6. Maya tattva

El término *maya* (delirio) se deriva de la raíz *ma* (medida), por lo que calcula, limita, separa y divide. Separa el «yo» de «esto» y divide la unidad en dualidad.

Maya tattva da cuenta de la forma sin forma, lo infinito se vuelve finito. «Mide» y limita la consciencia universal infinita y da vida a la mente y la materia. Como maya tattva no tiene causa y es eterna, durante mahapralaya persiste en la latencia. Durante sristi (creación manifiesta), aparece como cinco envolturas (*pancha kancuka*) de *Purusha*.

7-11. Los cinco kancuka tattvas

Los cinco productos de maya se llaman *kancukas*, de la raíz sánscrita *kanj* (enlace). Los cinco kancukas se derivan de cinco modos universales de consciencia: *chit, ananda, iccha, jnana y kriya*.

Estos cinco modos, cada uno de los cuales se muestra en uno de los primeros cinco tattvas de shiva, shakti, sadasiva, ishvara y sadvidya, dan lugar a las cinco condiciones universales y no duales: *nityatva* (existencia eterna o infinitud), *vyapakatva* (omnipresencia), *purnatva* (todo completitud), *sarvajnatva* (omnisciencia) y *sarvakartrtva* (omnipotencia).

Las cinco condiciones universales e ilimitadas, cuando son «medidas» o limitadas por maya, crean cinco kancukas. En virtud de la actividad paradójica de los kancukas, lo imposible se hace posible. Aunque el absoluto inviolado nunca puede dividirse, el infinito se vuelve finito.

1. *Kaala* (tiempo) limita la condición de la eternidad universal sin principio y sin fin. Por tanto, origina el tiempo, dividiéndose en pasado, presente y futuro. Así, el «tiempo» limita la «eternidad infinita».

2. *Niyati* (para regular, restringir) reduce la libertad y la omnipresencia de la consciencia universal omnipresente e ilimitada. Por lo tanto, limita el espacio, la causa y la forma. Así, el «espacio» limita la «omnipresencia infinita».

3. *Raga* (color) limita la totalidad del Todo y la total satisfacción. Por lo tanto, crea carencia y origina deseo y apego, causando el mundo objetivo. Así, el «deseo» limita el «cumplimiento infinito».

4. Vidya (saber) limita la omnisciencia universal del total conocimiento, así que es el origen del conocimiento limitado. Así, el «conocimiento» limita la «omnisciencia infinita».

5. Kalaa (partícula) limita el poder universal omnipotente y la autoría, de modo que es el origen del poder limitado, la creatividad, la aptitud y la habilidad. Así, el «poder» limita la «omnipotencia infinita».

Puedes ver mejor estas relaciones en el siguiente cuadro:

Tattva	Shakti	Guna	Experiencia infinita	Kancula	Experiencia finita
Shiva	Chit		Eternidad *(Nityatva)*	Kaala	Tiempo
Shakti	Ananda		Omnipresencia *(Vyapakatva)*	Niyati	Espacio
Sadashiva	Iccha	Sattva	Completitud *(Purnatva)*	Raga	Deseo
Ishvara	Jnana	Tamas	Omnisciencia *(Sarvajnatva)*	Vidya	Conocimiento limitado
Sadvidya	Kriya	Rajas	Omnipotencia *(Sarvakartrtva)*	Kalaa	Poder limitado

Cuando maya y sus productos, los kancukas, separan aham (sujeto) de idam (objeto), luego aham e idam se ven como los compañeros duales Purusha y Prakriti (*véase* «Evolución humana» más abajo).

Tattvas puros/impuros

En los seis *tattvas shuddh-ashuddha* (puros/impuros) anteriores, desde Maya tattva hasta Purusha tattva, el sujeto está separado del objeto. Estos tattvas representan la condición que existe entre la unidad pura (*shuddha tattva*) y el mundo de la dualidad impura, compuesta por los 24 tattvas restantes.

Evolución humana

El tercer grupo de tattvas comprende 24 *tattvas ashuddha* (impuros), resumidos brevemente a continuación. Léase mi libro *Exploring Meditation* para obtener más detalles sobre estos tattvas. La antigua filosofía samkhya, fundada por el vidente Kapila, analiza 25 principios de la evolución humana. Dos realidades no causadas, Purusha y Prakriti (versiones reducidas de aham e idam), representan toda la experiencia en el cosmos. No se reconocen como objetos duales hasta que maya shakti (poder de la ilusión) separa aham de idam. Purusha es el espíritu no causado y Prakriti es la sustancia no causada.

«Sabed que Prakriti y Purusha son ambos sin principio».

SEÑOR KRISHNA[5]

12. El espíritu masculino: Purusha

A través de maya shakti (poder de la ilusión), el conocimiento y el poder infinitos y universales de Shiva se convierten en *Purusha*, la subjetividad o espíritu universal, el «yo» del universo, el conocedor por el que todo se conoce, el testigo silencioso que mantiene la continuidad. El fondo estático del cosmos.

Purusha es Espíritu Cósmico, lo no causado que no es la causa de ningún nuevo modo de ser, lo no evolucionado que no evoluciona. La realidad absoluta y última, el conocedor por el cual todo se conoce, el testigo silencioso, el fondo estático que brinda continuidad a la creación, Purusha, es como el vacío del espacio exterior, sin material gaseoso y sin fuerzas que actúen sobre él. Purusha podría ser comparado con un «Dios Padre».

13. La sustancia femenina: Prakriti

Mientras que Purusha es el experimentador, Prakriti es lo que se experimenta. Ella es la manifestación objetiva de Shiva, la sustancia cósmica, la fuente primaria, la verdadera creadora del mundo fenoménico. Las raíces de la palabra Prakriti son *pra* (antes o primero) y *kr* (hacer o producir). La sustancia original de la cual surge la vida, es la naturaleza primaria y la energía vital.

Prakriti es una sustancia cósmica, la causa no causada de toda la creación, lo no evolucionado que evoluciona. Naturaleza o energía primaria, es la sustancia original de la que surge toda la vida, en la que todo regresa. No crea nada nuevo, pero manifiesta lo que ya es. Se podría comparar con la «Madre Naturaleza», «Diosa Madre» o «Shekinah».

Purusha y Prakriti nunca operan independientemente. Son alma y sustancia de la creación, y toda vida surge de su relación. Purusha no tiene vehículo para actuar de forma independiente y Prakriti no tiene deseos de actuar, porque es inanimado. Sólo por su matrimonio ocurre la creación.

---

5. Bhagavad Gita, 13:19.

Las tres gunas de Prakriti

Prakriti encarna tres modos de operación, llamados *gunas*, que dan origen al universo físico. Cada uno tiene su propia función que desempeñar y, para que la vida exista, los tres deben trabajar juntos. Las tres gunas son *sattva* (aspecto de mantenimiento estable, conservación), rajas (aspecto de creación activa) y *tamas* (aspecto de desmontaje destructivo). Estas gunas son versiones reducidas de los *shaktis* descritos anteriormente: *tamas* surge de *jnana shakti*, *sattva* de *iccha shakti* y *rajas* de *kriya shakti*. (*Véase* la Figura 7c en la página 112-113).

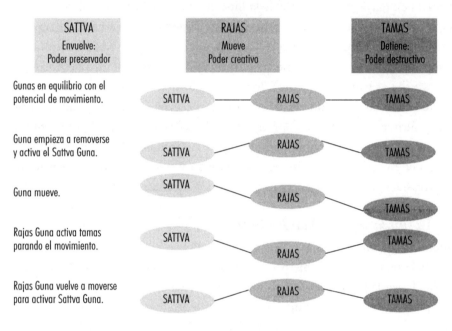

Figura 7d. Interacción de las gunas

Sattva guna personifica la tranquilidad y la pureza, y corresponde al quinto y sexto chakras (*vishuddha y ajna*). Rajas guna causa movimiento e inquietud y corresponde al tercer y cuarto chakras (*manipura y anahata*). Tamas guna, la encarnación de la inercia y la opacidad, corresponde al primer y segundo chakras (*muladhara y svadhishthana*).

Durante la pralaya (disolución), en el estado de equilibrio del Prakriti primordial, las tres gunas están en perfecto balance, pero mantienen sus naturalezas discretas. Nunca se fusionan en uno. Siempre en movimiento continuo sutil, incluso cuando no se manifiestan, conservan su potencial latente para manifestarse. Prakriti es como un océano tranquilo con potencial para producir olas pero silencioso, hasta que una fuerza de la naturaleza comienza a rodar las olas. No se necesita una causa externa para la primera agitación de la actividad. El movimiento sutil inherente de los gunas, junto con el deseo de creación de Purusha, es suficiente.

Cuando se altera el equilibrio perfecto, el mundo fenomenal aparece en virtud de los gunas. Cada aspecto de la creación tiene un guna predominante y los otros dos subordinados. Los tres gunas siempre operan juntos. Nunca puede existir un guna solo o funcionar por separado.

Consulta la tabla «Interacción de los Gunas» en la página 118. Durante el estímulo inicial de los gunas, rajas genera la actividad que inicia el papel de sattva, que mantiene esa actividad a medida que se expande y evoluciona hacia una nueva etapa. Entonces esa actividad se detiene por la inercia de tamas, que comprueba lo que se ha creado. Luego, rajas vuelve a entrar en acción para desarrollarlo en una nueva etapa.

El ciclo de creación, mantenimiento y destrucción ocurre por la cooperación de los gunas. Sattva y tamas gobiernan la dirección del movimiento, mientras que rajas proporciona energía para el movimiento. En resumen, todo en la naturaleza nace, vive, muere y luego se transforma en un nuevo estado en la danza eterna de la vida, la muerte y el renacimiento.

«El orden cuádruple fue creado por Mí de acuerdo con la división de gunas y acciones. Aunque soy su autor, sé que soy el no hacedor, inmutable».

SEÑOR KRISHNA[6]

El pranava (OM: ॐ)

Estas tres gunas están personificadas por OM o aum: ॐ, el padre de todos los sonidos. «AUM» contiene todas las otras vibraciones por la naturaleza de su estructura. El sonido «A» representa los sattva y los dos chakras superiores, la «U» representa los rajas y los dos chakras medios, y «M» representa los tamas y los dos chakras inferiores. Cuando pronuncia el sonido «A», la boca, garganta y cuerdas vocales se abren completamente en un sonido de expansión total que representa sattva. Cuando decimos «U», los labios se empujan hacia delante en un círculo apretado, que representa una actividad continua, lo que significa

---

6. Bhagavad Gita, 4:13.

CENTRO ENERGÍA (Chakra)	RAÍZ (Muladhara)	PELVIS (Svadhishthana)	OMBLIGO (Manipura)	CORAZÓN (Anahata)	CUELLO (Vishuddha)
Sentido conocimiento abstracto (Jnana Indriya)	Olfato (Ghrana)	Gusto (Rasana)	Vista (Caksus)	Sensación (Tvak)	Oído (Strotra)
Sentido trabajo abstracto (Karma Indriya)	Excreción (Payu)	Procreación (Upastha)	Movimiento (Pada)	Tacto (Pani)	Habla (Vak)
Elemento sutil (Tanmatra)	Olor (Gandha)	Sabor (Rasa)	Forma (Rupa)	Textura (Sparsa)	Sonido (Shabda)
Elemento material (Mahabhuta)	Tierra (Prithivi)	Agua (Apas)	Fuego (Tejas)	Aire (Vayu)	Éter (Akasha)
Órgano sentido (Jnana Indriya)	Nariz	Lengua	Ojos	Piel	Oídos
Órgano de acción (Karma Indriya)	Ano	Genitales	Pies	Manos	Voz
Envoltura (Kosha)	Alimento (Annamaya)	Vital (Pranamaya)	Mental (Manomaya)	Intelectual (Vijnanamaya)	Dichoso (Anandamaya)
Cuerpo (Sharira)	Material (Stula)	Sutil (Sukchuma)	Sutil (Sukshma)	Sutil (Sukshma)	Causal (Janah)
Mundo (Loka)	Material (Bhu)	Astral (Bhuvah)	Sutil (Sukshma)	Medio (Maha)	Causal (Janah)
Atributo (Guna)	Inercia (Tamas)	Inercia (Tamas)	Actividad (Rajas)	Actividad (Rajas)	Pureza (Sattva)

Absorción (Laya) ————————————————————➤

Figura 7e. Los cinco chakras elementales

rajas. El sonido «M se forma presionando los labios, creando un zumbido. La boca se cierra por completo y detiene la expansión del sonido, simbolizando una contracción completa, que representa a tamas. De esta manera, toda la gama de sonidos está representada por «A-U-M».

«Como principio inmortal, no tengo forma, y como Creador, poseo una forma. Como principio eterno, no tengo principio, medio ni fin; mi nombre es OM».

Los Upanishads[7]

14-36. Tattvas

Mediante la acción de los tres gunas, Prakriti se diferencia en los tattvas de *mahat* (inteligencia cósmica), *ahamkara* (individualidad cósmica), *manas* (mente cósmica), 10 *indriyas* (cinco sentidos abstractos de conocimiento y cinco sentidos abstractos de trabajo), cinco *tanmatras* (objetos sensoriales) y cinco *mahabhutas* (elementos). Ya hemos explorado algunos de estos tattvas en el último capítulo. Se explican en detalle en el Capítulo 16 de «Exploración de la meditación». Por lo tanto, esa información no la repetiremos aquí.

Poniéndolo todo junto

La familiaridad con estos tattvas (principios) subyacentes a la vida individual y cósmica es esencial para comprender los chakras. Vamos a detenernos un momento para examinar cómo el sistema de chakras se relaciona con los principios (tattvas), tres cuerpos (shariras) y cinco envolturas (koshas). Aunque hay cientos de chakras en el cuerpo, en este libro exploraremos los 14 más esenciales para la vida y el despertar espiritual.

¿Cómo se relacionan estos chakras con los principios (tattvas) que comprenden el universo? En realidad, cada uno de los 36 tattvas tiene su residencia principal en uno de los chakras. Descubramos ahora estas relaciones.

Los cinco chakras elementales

Los primeros cinco chakras están conectados con los componentes fundamentales de la materia. Por consiguiente, cada uno de ellos está asociado con

---

7. The Avadhuta Gita, 4:15.

uno de los cinco sentidos y cinco elementos. También están tradicionalmente unidos con los tres gunas, el cuerpo triple, la envoltura quíntuple y los cinco mundos. La Figura 7e en la página 120 delinea claramente estas relaciones.

Los siete chakras cerebrales

Los siete chakras cerebrales, asociados con las facultades mentales y espirituales, se encuentran en la cabeza, concretamente encima del cráneo. Encontrarás algunas de las mismas envolturas y cuerpos aliados con estos chakras que con los cinco chakras inferiores. Por favor, no dejes que estas asociaciones te confundan. Todos los chakras, cerebrales y elementales, son parte de *sukshma sharira* (cuerpo sutil).

Las correlaciones con estos chakras cerebrales se exploran en la Figura 7f en la página 123.

Laya: absorción

El propósito del laya yoga es lograr *samadhi* (trascendencia) a través de *laya* (absorción). Este proceso despierta la luminosa kundalini y espiritualiza la consciencia al absorber los 36 tattvas (principios) paso a paso. Esto libera la consciencia de todo lo que no es espiritual y conduce a Brahman.

«Laya yoga es aquello en lo que la chitta (consciencia sensorial) se somete a laya, es decir, se absorbe en una concentración profunda. Hay muchos métodos para lograr esto, pero el más efectivo es la dhyana (meditación profunda) sobre Dios en forma, que también se puede hacer caminando, estando de pie, comiendo y descansando. Esta es laya yoga».

GOSWAMI[8]

En la primera etapa de laya (absorción), la mente se transforma a través de la meditación profunda utilizando mantras, sílabas sánscritas que encarnan la destreza personal *(ishtadevata)*, en cualquier forma que creas que es. Esta práctica reduce las fluctuaciones mentales y la información sensorial, porque la mente se retira de los objetos de los sentidos a medida que avanza progresivamente en la meditación. De este modo, la mente se vuelve altamente

---

8. Aiyar, *Thirty Minor Upanishads*, Yogatattva Upanishad, 2:3-4, Goswami pg. 68.

CENTRO ENERGÍA (Chakra)	FRENTE (Ajna)	MENTE (Manas)	LUNA (Indu)	CAUSAL (Nirvana)	LUZ (Guru)	CORONA (Sahasrara)	SUPREMO (Bindhu)
Principio (Tattva)	Mente (Chitta)	Mente sensible (Manas)	Intelecto (Budhi)	Ego (Ahamkara)	Yo superior (Atman)	Dios (Shiva)	Absoluto (Brahman)
Envoltura (Kosha)	Vital (Pranamaya)	Mental (Manomaya)	Intelecto (Vijnanamaya)	Dichosa (Anandamaya)	«YO SOY» (Atman)	Dios (Brahma)	Absoluto (Nirvana)
Cuerpo (Sharira)	Sutil (Sukshuma)	Sutil (Sukshuma)	Sutil (Sukshuma)	Causal (Karana)	«YO SOY» (Atman)	Dios (Brahma)	Absoluto (Nirvana)
Mundo (Loka)	Perfecto (Tapah)	Perfecto (Tapah)	Perfecto (Tapah)	Perfecto (Tapah)	Verdad (Satyam)	Verdad (Satyam)	Verdad (Satyam)
Atributo (Guna)	Pureza (Sattva)	Pureza (Sattva)	Pureza (Sattva)	Pureza (Sattva)	Más allá Gunas	Más allá Gunas	Más allá Gunas

Absorción (Laya)

Figura 7 f: Los siete chakras cerebrales

refinada y se transforma en una consciencia superior, *samprajnata samadhi* (superconsciencia trascendental).

En la segunda y última etapa, llamada *asamprajnata samadhi*, incluso esta superconsciencia es absorbida. Aquí el alma encarnada (*jiva*) se une con el Espíritu Supremo (Brahman), y la consciencia está completamente absorbida.

El mundo externo está compuesto de energía pránica cósmica, que tiene centros de operación en cada estrato de existencia. La consciencia es el vínculo entre todas las energías pránicas, cósmicas y terrenales. A través de la mente cósmica (*mahat*), se conoce el mundo exterior. El precio de adquirir este conocimiento es el enmascaramiento del conocimiento espiritual (como en la historia de Adán y Eva, donde se obtiene «el conocimiento del bien y del mal»).

El conocimiento espiritual se puede recuperar (Adán y Eva pueden regresar al Jardín del Edén) cuando la mente, que ha sido contaminada y diversificada por objetos sensoriales, se retira de dichos objetos y alcanza un punto (concentración interna): *bindu*.

Kundalini es el poder espiritual supremo, pero cuando esta energía eterna se enreda en el reino finito, permanece enroscada en el *muladhara* (chakra raíz). El movimiento ascendente de kundalini hacia *paramashiva* produce un flujo espiritual hacia la divinidad en la consciencia a medida que los principios cósmicos se absorben sistemáticamente. En otras palabras, cuando la kundalini viaja por la columna vertebral perforando cada chakra, disuelve los tattvas en todos los chakras.

Los tattvas se absorben en orden inverso a la secuencia en que se manifestaron inicialmente. Dicho de otro modo, la absorción comienza en *muladhara*, donde la kundalini absorbe el elemento tierra, los principios de olor y excreción, el *bija mantra* (sonido de semilla) *lam*, la deidad Brahma y *Shakti Dakini*. (*Véase* Capítulo 9).

Del mismo modo, la kundalini viaja por el *sushumna nadi* y continúa absorbiendo todos los elementos de los primeros cinco chakras. Luego, en el sexto chakra (*ajna*), absorbe la mente inferior. En el *manas chakra*, absorbe la consciencia sensorial. En *indu chakra*, absorbe el intelecto. En el *chakra nirvana*, absorbe el ego. Ésta es su última fase de absorción en el nivel sensorial-mental.

Después de que los tattvas hayan sido absorbidos, kundalini se mueve hacia *sahasrara* (loto de mil pétalos). Allí, la consciencia espiritual es absorbida por la kundalini y se convierte en *mahat*: superconsciencia totalmente iluminada por la kundalini, libre de elementos limitadores. Esto es *samprajnata samadhi*.

Finalmente, kundalini es absorbida por el Espíritu Supremo cuando se une con *Paramashiva* y se convierte en uno y lo mismo que él. Esto es *mahalaya* (gran absorción), la etapa final de *asamprajnata samadhi*, el estado más elevado de iluminación espiritual y el fin de toda búsqueda.

El espectáculo cósmico de este universo se hace realidad a través de *maya* (lo que no existe y lo que limita lo ilimitado mediante la «medición») y es absorbido por *pralaya* (disolución) al final de los tiempos, una y otra vez. El espectro de la vida individual es generado por la alucinación de *avidya* (ignorancia) y es absorbido por *laya* (absorción) a medida que kundalini se mueve hacia arriba perforando los chakras; al final del ciclo evolutivo, llega el acto final del espectáculo.

Más adelante estudiaremos los detalles de los chakras y sus elementos (tattvas) y obtendrás una mayor comprensión de este proceso de absorción.

«Él deseaba que yo fuera muchos, que pudiera crecer. Reflexionó sobre sí mismo (como un hombre que hace penitencia). Tras haber meditado así, envió (creó) todo, lo que sea que haya. Habiendo creado, entró en su creación. Habiendo entrado, se convirtió en sat (lo que es manifiesto) y tyat (lo que no es manifiesto), definido e indefinido, apoyado y no apoyado, (dotado de) conocimiento y sin conocimiento (como las piedras), real e irreal. El Sattya (verdadero) se convirtió en todo esto y por eso los sabios lo llaman el Brahman Sattya (el verdadero)».

LOS UPANISHADS[9]

---

9. Taittiriya Upanishad, 2:6.

Capítulo ocho

DESCUBRIENDO TUS CHAKRAS

Y él soñó y vio una escalera colocada en la tierra y la cima de ella llegó al cielo;
y contempló los ángeles de Dios ascendiendo y descendiendo sobre él.

BIBLIA CRISTIANA[1]

Los chakras son centros *pránicos* (energía vital) del cuerpo sutil (*sukshma sharira*), centros donde se cruzan muchos *nadis* (conductos de prana). Éstos se llaman *chakras* (ruedas) porque parecen vórtices de energía pránica en puntos específicos del cuerpo sutil. Su función es controlar la circulación pránica en todo el sistema.

Las antiguas escrituras enumeran cientos de tales centros de energía. Sin embargo, siete chakras primarios son los responsables de mantener la vida en el cuerpo, la percepción sensorial, la actividad mental y la consciencia superior:

Muladhara (chakra raíz)
Svadhishthana (chakra pélvico)
Manipura (chakra del ombligo)
Anahata (chakra del corazón)
Vishuddha (chakra de la garganta)
Ajna (chakra de la frente)
Sahasrara (chakra de la corona)

Además de estos siete chakras principales, existen otros siete chakras importantes en el cuerpo sutil: chakra *hrit* en la parte inferior del corazón, chakra *talu* en el paladar, chakra *manas* en el área pineal, chakra *indu* en el cerebro, chakra *nirvana* en la parte superior del cráneo, chakra *guru* en la parte inferior de sahasrara y *bindu supremo* en el centro superior de sahasrara.

---

1. Génesis 28:12.

Debajo de *muladhara* (chakra raíz) hay siete chakras inferiores: *atala* (en las caderas, que gobierna el miedo y la lujuria), *vitala* (muslos: ira, resentimiento, culpa), *sutala* (rodillas: celos, insuficiencia), *talatala* (pantorrillas: confusión, terquedad, avaricia, engaño), *rasatala* (tobillos: egoísmo, naturaleza animal), *mahatala* (pies: sin consciencia, ceguera interna), y el más bajo, *patala* (plantas de los pies: malicia, asesinato, tortura, odio). Así como los siete chakras principales están asociados con los siete cielos, estos siete chakras inferiores están asociados con los mundos inferiores debajo del plano terrestre, que comparten los mismos nombres que los chakras inferiores. Estos reinos están habitados por seres de menor evolución que los humanos.

Ubicación de los chakras

Once de estos catorce chakras están situados a lo largo del canal de energía *Chitriini Nadi*, con sede dentro de *Sushumna Nadi*, el conducto principal de energía pránica en el *Sukshma Sharira* (cuerpo sutil). (Consúltese la Figura 5c en la página 73). Los otros tres chakras están sobre el cráneo.

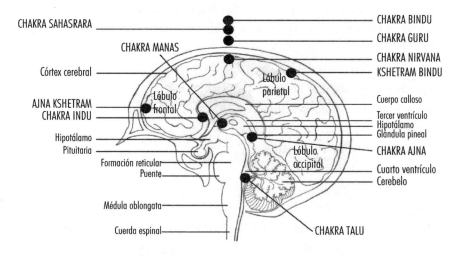

Figura 8a. Puntos chakra y kshetram en el cerebro

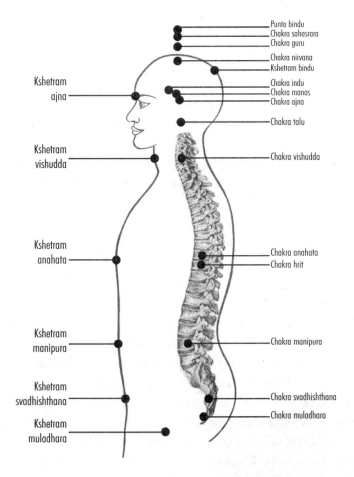

Kshetram ajna

Kshetram vishudda

Kshetram anahata

Kshetram manipura

Kshetram svadhishthana

Kshetram muladhara

Punto bindu
Chakra sahasrara
Chakra guru
Chakra nirvana
Kshetram bindu
Chakra indu
Chakra manas
Chakra ajna
Chakra talu
Chakra vishudda
Chakra anahata
Chakra hrit
Chakra manipura
Chakra svadhishthana
Chakra muladhara

Figura 8b. Ubicación de los puntos chakra y kshetram

Los chakras generalmente están encerrados en la columna vertebral o en el cerebro, cerca del área que rige la actividad representada por ese chakra. Por ejemplo, el chakra del ombligo está cerca del plexo solar, que gobierna las funciones digestivas.

Además de los puntos de chakra reales dentro de *chitrini nadi*, hay puntos de activación frontales llamados *chakra kshetram*, contrapartes físicas que se encuentran directamente frente a los chakras correspondientes en el mismo plano horizontal. Estos se utilizan en las prácticas de *kriya yoga*. Las Figuras 8a y 8b representan los puntos de chakra y las ubicaciones de los puntos de activación frontal.

¿Qué representan los chakras?

Cada chakra indica niveles de frecuencia sutiles específicos y estados de consciencia progresivamente más altos, desde instintos básicos de supervivencia, asociados con *muladhara* (chakra raíz) hasta poderes intuitivos en *ajna* (área del tercer ojo), y finalmente iluminación espiritual en *sahasrara* (chakra corona).

Siendo así, los tres chakras inferiores (raíz, pelvis y ombligo) están relacionados con la vida material y la supervivencia corporal. Los chakras superiores (garganta, tercer ojo y corona) se ocupan de la vida espiritual y de una expresión creativa superior. La clave que desbloquea todo este sistema es el chakra del centro, el chakra del corazón.

Los chakras encarnan el camino espiritual. Estas siete puertas a la consciencia superior abren el ascenso desde la consciencia limitada hasta la expresión de todo el potencial.

Los primeros tres estados son dormir, soñar y despertar, represituados por los tres chakras inferiores. El estado trascendental, *turiya* (cuarto), es pura consciencia, la clave para desbloquear el despertar espiritual. Esto está ubicado en el chakra del corazón. Los tres chakras superiores representan tres estados superiores de consciencia: la consciencia cósmica, la consciencia divina y la consciencia de Brahman. Para obtener más información sobre estos estados de consciencia, véanse mis libros *Divine Revelation* y *Exploring Meditation*.

La Figura 8c describe la conexión entre los chakras superiores e inferiores, así como su correlación con los estados de consciencia.

La activación de la energía pránica en los chakras induce los estados de consciencia correspondientes. A su vez, niveles específicos de consciencia causan que el prana predomine en chakras particulares. Por consiguiente, estimular los chakras a través de prácticas yóguicas transforma la consciencia, amplía la visión y despierta la verdadera naturaleza. Más adelante en este libro aprenderás cómo.

Simbolismo de los chakras en el mundo

Los siete chakras principales se han representado en muchas tradiciones y culturas. Según la religión judeocristiana, el mundo fue creado en siete días, y hay siete días en la semana. El tabernáculo, un símbolo de iluminación espiritual, se construye en siete meses. Las escrituras cristianas cuentan con siete estrellas, siete candelabros, siete ángeles y siete iglesias.[2]

	NOMBRES CHAKRAS	FUNCIÓN	DIRIGE	NIVEL DE CONSCIENCIA
	Raíz: Muladhara	Bajas emociones: Instinto	Supervivencia básica	Estado de sueño profundo
Chakras inferiores	Pelvis: Svadhisthana	Baja creatividad: Sexualidad	Procreación física	Estado de sueño
	Ombligo: Manipura	Bajo YO: Egoísmo	Fuerza de voluntad	Despertar
Portal	Corazón: Anahata	Apertura a la espiritualidad	Despertar	Consciencia trascendental
	Cuello: Vishuddha	Alta creatividad: Arte	Expresión creativa	Consciencia cósmica
Chakras superiores	Tercer Ojo: Ajna	Altas emociones: Percepciones	Altos conocimientos	Consciencia divina
	Corona: Sahasrara	Alto YO: Altruismo	Unión con la divinidad	Consciencia de unidad

Figura 8c. Chakras y niveles de consciencia

Los hindúes hablan de siete niveles de consciencia, siete hermanas (estrellas de las Pléyades), siete *rishis* (videntes sagrados) y siete planetas en *Jyotish* (astrología hindú).

La religión islámica relata que Mahoma pasó por siete reinos celestiales en su viaje hacia Allah.

Según Pitágoras, siete espíritus celestiales controlan a los humanos. Ptolomeo simboliza los chakras como siete esferas que giran alrededor del planeta Tierra, que representa el *sahasrara* (chakra de la corona), el *cristalino primum* (cielo de cristal). Shakespeare habla de siete edades a través de las cuales los humanos deben pasar.[3]

Según la numerología, el número siete representa a la humanidad.

---

2. Revelación 1:20.
3. Shakespeare, *Como gustéis*, acto 2, escena 7.

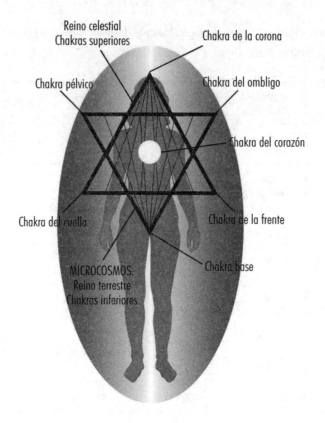

Reino celestial
Chakras superiores

Chakra de la corona

Chakra pélvico

Chakra del ombligo

Chakra del corazón

Chakra del cuello

Chakra de la frente

MICROCOSMOS:
Reino terrestre
Chakras inferiores

Chakra base

Figura 8d. Estrella de David y siete rayos: Cielo en la Tierra

Los siete chakras o centros de energía están simbolizados en el judaísmo por la menorá, un candelabro con siete velas. El símbolo judío de la estrella de David está formado por dos triángulos. Uno con el vértice apuntando hacia arriba que representa los tres chakras superiores (cielo, macrocosmos, consciencia) y el señor de la luz, el Yaveh blanco. El otro triángulo, con el vértice hacia abajo, representa los tres chakras inferiores (la tierra, el microcosmos, la humanidad) y el señor de los reflejos, el Yaveh negro. Este símbolo, por lo tanto, indica la relación entre mundos superiores e inferiores, macrocosmos y microcosmos, cielo y tierra, espiritualidad y materialismo. Esta misma estrella hexagonal representa el elemento aire en *anahata* (chakra del corazón).

Siete poderes creativos o rayos emanan de la parte superior de Yaveh (consciencia). Éstos representan los siete niveles de consciencia asociados con los siete centros de energía que surgen de la fuente, el punto bindu en el chakra de la corona. Los siete rayos divergen de la fuente dando lugar al universo. Luego convergen de nuevo en un punto de enfoque en la humanidad.

Los chakras suelen estar simbolizados por flores de loto, que representan el ascenso de la consciencia humana desde la ignorancia hasta la iluminación. El loto primero crece en el barro, que representa la ignorancia. Busca crecer fuera del agua a través del esfuerzo y la aspiración. Finalmente, el loto alcanza la luz solar directa, simbolizando la iluminación. Cuando el loto florece, a pesar de que el barro está por todas partes, la flor permanece intacta. Ésta es una consciencia más elevada, inmaculada del lodo de la vida material.

Chakras y evolución

Tus cuerpos material y sutil, explorados en el Capítulo 6, corresponden a chakras específicos así como a etapas de evolución espiritual individual y grupal. Estos niveles evolutivos son como los peldaños de una escalera con siete años entre cada peldaño. Veamos la relación entre los chakras y tus cuerpos material y sutil (shariras), envolturas (koshas) y fases evolutivas.

1. Muladhara: Annamaya kosha

Muladhara (chakra raíz) significa «soporte de la raíz», la base de la expresión como individuo. Totalmente enfocado en la supervivencia personal, el objetivo de muladhara es obtener comida, bebida, refugio y otras necesidades básicas. Este chakra es egocéntrico y su impulso predominante es lograr la seguridad dando continuidad al linaje familiar y adquiriendo objetos materiales, dinero, amigos y propiedades. El mundo exterior es visto como un medio para obtener seguridad.

El enfoque principal de los primeros siete años de vida de un ser humano es la experiencia de *stula sharira* (cuerpo material) y el *chakra muladhara*. El crecimiento corporal forma la base de la salud durante esos primeros siete años. Si la envoltura de alimentos no se desarrolla completamente, el individuo estará enfermo durante toda la vida.

Muchas personas nunca progresan más allá de *annamaya kosha* (envoltura de comida) y *muladhara*. Obsesionados con la supervivencia y la seguridad, sus intereses nunca van más allá de comer, beber y satisfacer otros instintos. No dan crédito al mundo espiritual y son incapaces de tener experiencias sutiles.

Las sociedades están obsesionadas con la comida, la bebida, la supervivencia y la subsistencia básica cuando la mayoría de la población permanece arrestada en el chakra muladhara.

2. Svadhishthana: Pranamaya kosha

Svadhishthana (chakra pélvico) significa «morada del yo» y es la base del nacimiento en forma humana. Está asociado con el depósito subconsciente de impresiones latentes llamadas *samskaras*. Sin estas semillas de deseo, nunca tendríamos un nacimiento humano. Svadhishthana es la sede de impulsos instintivos y antojos que brotan de profundidades inconscientes. Por lo tanto, este chakra se asocia con la búsqueda de placeres y sensaciones a través de estímulos sensoriales y contacto sexual. Este chakra ve el mundo de acuerdo con la cantidad de placer que puede brindar.

Svadhishthana se asocia con *pranamaya kosha* (envoltura etérica), que se desarrolla durante el período comprendido entre los siete y los catorce años, cuando las emociones son primordiales y surge la pubertad.

En la actualidad, la mayoría de las personas nunca maduran más allá de esta etapa. Inmerso en las necesidades emocionales y ajeno al razonamiento o la comprensión, su necesidad de disfrutar los placeres físicos supera todas las demás consideraciones.

Cuando las emociones no se desarrollan completamente a los catorce años, aparecerán problemas asociados con este chakra.

Las sociedades con la mayoría de la población atrapada en svadhishthana se centran en los placeres sexuales, incluidas sus expresiones artísticas y culturales en libros, pinturas, películas, poesía y ropa.

3. Manipura: Manomaya kosha

Manipura (chakra del ombligo), que significa «ciudad de joyas brillantes», es el centro de una red increíblemente compleja de nadis (conductos de energía) que conducen energía pránica por todo el cuerpo y controlan las funciones corporales. Por ello es un importante centro de energía vital.

Manipura es el centro de autoafirmación y dominación, que satisface las necesidades controlando y manipulando situaciones y personas. Esto se expresa en motivaciones para ganar riqueza, prestigio, poder, estatus y reconocimiento. Se centra en actividades externas, donde el mundo es visto como un objeto para proporcionar poder personal y cumplir con las ambiciones mundanas.

Este chakra está asociado con *manomaya kosha* (envoltura de la mente inferior). Entre los catorce y veintiún años, se produce su mayor desarrollo. En esta etapa, las personas aprenden a usar la lógica y el razonamiento para tomar decisiones. Una vez que se convierten en adultos, se espera que sean responsables. Ahora se les permite votar, beber alcohol y conducir. Pocas personas evolucionan más allá de este nivel. Los que están atrapados en la manipulación no tienen consciencia del Espíritu y desacreditan las experiencias de la consciencia superior.

Una sociedad en que la mayoría de las personas ha desarrollado su envoltura mental enfatizará el poder del razonamiento, como hicieron los antiguos griegos.

4. Anahata: Vijnanamaya kosha

Anahata (chakra del corazón), que significa «sonido no bloqueado», es el centro de la consciencia humana (*jivatama*). Considerado el mejor chakra para la meditación, anahata purifica y transmuta las emociones en una intensa devoción.

Chakra anahata acepta y ama a los demás incondicionalmente. Cada persona es vista como una encarnación única de la perfección, actuando de acuerdo con su propia naturaleza. Anahata acepta cualidades positivas y negativas.

Como sede de la consciencia, este chakra es la puerta de entrada a la consciencia superior. Está relacionado con *vijnanamaya kosha* (envoltura del intelecto), clave para el discernimiento espiritual y para abrir la consciencia superior. Esta apertura se efectúa mediante el amor incondicional, la comprensión y la aceptación sin la coloración emocional característica de manomaya kosha (mente inferior).

El vijnanamaya kosha (envoltura de intelecto) debería desarrollarse teóricamente entre los veintiuno y los veintiocho años, porque es el mejor período para expandir la consciencia, desarrollar habilidades psíquicas y comenzar un camino espiritual. Sin embargo, la mayoría de las personas no aprovechan esta oportunidad.

Cuando muchos individuos desarrollan completamente su envoltura de intelecto, esta sociedad se enfoca en adquirir poderes paranormales y conocimiento intuitivo. Pero, la intuición puede ser engañosa, porque está sujeta a la interpretación individual, la imaginación o a las ilusiones.

5. Vishuddha: Anandamaya kosha

Vishuddha (chakra de la garganta), que significa «purificación», es el centro que purifica y armoniza todos los opuestos, brinda comprensión, equilibrio, ecuanimidad y perfección. Chakra vishuddha es la etapa de consciencia donde todas las experiencias son bienvenidas sin juicio. En lugar de resistir las experiencias negativas, te relajas, te sueltas y aceptas todas las circunstancias, sin importar lo difíciles que sean. Esta consciencia integrada eleva la consciencia a un estado dichoso.

Anandamaya kosha (cuerpo de felicidad) es la envoltura asociada con vishuddha. A través de ella el mundo se convierte en una experiencia celestial. A los treinta y cinco años, el anandamaya kosha debería estar completamente desarrollado y la consciencia completamente establecida en la consciencia cósmica.

6. Ajna: Atman sharira

El ajna (chakra de la frente), que significa «comando», es el centro de la sabiduría, la consciencia superior, la autorrealización y la autoridad propia. Aquí, la consciencia se abre a lo divino. Ajna desarrolla intuición, perspicacia, percepción extrasensorial, revelación directa, voz más alta y *siddhis* (perfecciones) o poderes paranormales. Es el centro de la telepatía. El chakra del tercer ojo está ampliamente representado en muchas culturas. El místico medieval Eckhart dijo: «El ojo con el que veo al supremo es el mismo que me ve a mí».[4] El filósofo griego Platón escribió: «En todos los hombres existe el ojo del alma, que puede ser despertado por los medios correctos. Es mucho más precioso que diez mil ojos físicos».[5]

El Ojo de la Providencia está en el reverso del billete de un dólar como la piedra angular de una pirámide. Y el Ojo que Todo lo Ve es un símbolo asociado con la masonería. Se ve en mitos y fábulas como los cíclopes. Está representado en la Cábala como *Ain Soph*, un ojo cerrado porque mira hacia dentro, hacia una consciencia más elevada.

En las estatuas de Buda y otras deidades, se coloca una joya entre las cejas. Las deidades hindúes se representan con una *tilaka* (mancha de polvo de kumkum rojo) en la frente. Las mujeres casadas en la India tradicionalmente deben usar la tilaka. Ahora está de moda también para las mujeres solteras.

Debido a que ajna es la sede del buddhi purificado (intelecto sutil), cuando se abre, desaparecen la inestabilidad mental y las fluctuaciones. La mente se convierte en un instrumento perfecto de discernimiento. En este elevado estado de consciencia, los vestigios de imperfección desaparecen.

---

4. Eckhart, Meister, sitio web.
5. Platón, sitio web.

Ajna está asociado con *atman sharira* (cuerpo «YO SOY»), que trae la realización divina. Idealmente, esto debería estar completamente desarrollado a los cuarenta y dos años en una sociedad sabia.

Para obtener más información sobre el chakra ajna y cómo desarrollarlo, véase mi libro *Awaken Your Third Eye*.

7. Sahasrara: Brahma sharira

Sahasrara (chakra de la corona) significa «mil veces», la consciencia de la universalidad, trayendo la consciencia de la Unidad, la unidad con la universalidad, la totalidad del infinito inefable. Este chakra es la corona de la consciencia expandida, la culminación del viaje espiritual, la plena realización del conocimiento supremo en la iluminación espiritual.

En este estado, el experimentador, lo experimentado y la experiencia son lo mismo. Por lo tanto, Sahasrara trasciende la experiencia. Shiva y Shakti viven en unión eterna. Sujeto (*aham*) y objeto (*idam*) se fusionan en su totalidad.

Este chakra representa la totalidad de Brahman, el centro de todo en la infinita nada. Es, a la vez, sin forma (*nirakara*) y con forma (*akara*), pero trasciende a ambas. Está más allá del más allá (*paratparam*), pero aquí y ahora. Se llama *nirvana, satori, kaivalya, turiya, samadhi, baqua, Ain Soph, Tao*, cielo, etc.

El Brahma sharira (cuerpo de Brahma), asociado con la iluminación total y la liberación en sahasrara, debería desarrollarse teóricamente a los cuarenta y nueve años.

8. Bindu supremo: Nirvana sharira

El cuerpo final, llamado nirvana sharira, más allá del mundo fenoménico, está asociado con el punto bindu supremo, en el sahasrara superior, fuente de todos los demás chakras.

Bindu (dividir) es el centro donde la unidad se divide en dualidad, unificando lo infinito con lo finito. Por lo tanto, es el origen supremo de la semilla cósmica del universo. Un vacío sin dimensión, la puerta de entrada a la nada con pleno potencial para convertirse en todo, bindu es un punto infinitesimal de potencial infinito, abstracto, inefable e incomprensible, un misterioso punto focal donde el infinito y el cero, la plenitud y la nada, coexisten.

«La naturaleza es una esfera infinita en la que el centro está en todas partes,
la circunferencia no está en ninguna parte».

BLAISE PASCAL[6]

Bindu está simbolizado tanto por la luna llena como por el cuarto creciente. En el idioma sánscrito, el punto bindu es un punto sobre las letras, como en el mantra OM: ॐ. Este punto se llama *visarga* (soltar). El cuarto creciente (*nada*) debajo del punto representa una de las *kalas* (fases) de la luna, de las cuales hay 16. Bindu se suele llamar *bindu visarga* (gota que cae), que indica gotas de ambrosía que gotean continuamente desde sahasrara, la fuente de *amrit* (néctar), que fluye por el sushumna nadi. Debido a que amrit es felicidad, bindu es la morada de la felicidad ininterrumpida. Al equilibrar ida y pingala, bindu inunda el pasaje de sushumna con néctar, a menudo representado por el río Ganges (néctar), que fluye desde el cuarto creciente en la parte superior de la cabeza del Señor Shiva (en su punto de activación de bindu, *véase* Figura 11c en la página 177).

Numerosos objetos en el universo aparecen cuando el potencial de la consciencia subyacente se acumula en los puntos bindu. Cada objeto, grande o pequeño, tiene una semilla bindu de la cual surge. El bindu cósmico es *hiranyagarbha* (huevo de oro, matriz de la creación). Bindu es el medio de expresar y limitar la consciencia. Sin forma, toma forma a través de bindu, que determina el patrón y las características de cada objeto.

Por lo tanto, cada objeto está íntimamente ligado a la consciencia a través del intermediario de bindu. Cada objeto evoluciona en forma material en *sristi* (creación) a través de bindu y se retira a la fuente en *pralaya* (disolución) a través de bindu. Yoga (unión) significa regresar a la fuente fusionando Shakti (individuo) con Shiva (consciencia) a través de bindu en sahasrara.

En la Cábala, bindu se llama «YO SOY». Éste es el *kether* (corona), porque crea todas las cosas y vincula lo manifiesto con lo no manifestado. Conocido como el punto primordial, todas las cosas emanan a través de él.

«Cuando lo oculto de lo oculto deseaba revelarse a sí mismo, antes que nada hizo un solo punto; el infinito era completamente desconocido y no difundió luz hasta que el punto luminoso se rompió violentamente en la realidad manifestada».

CÁBALA[7]

---

6. Pascal, Pensamientos, 72.
7. Zohar, Vol. 1, Beresheet A, Sección 1.

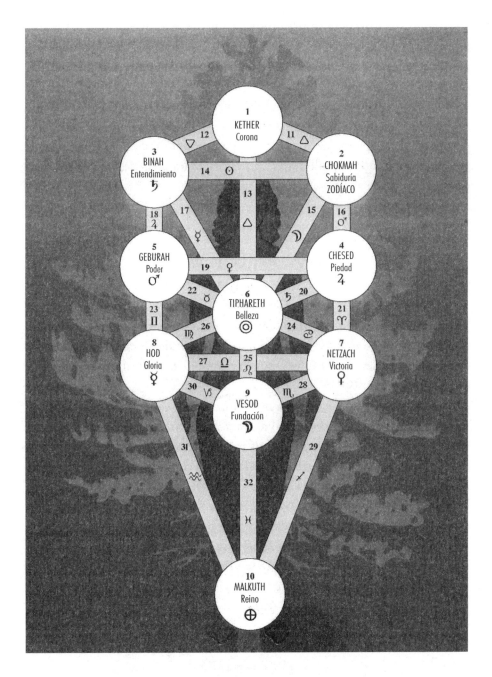

Figura 8e. El sephiroth

Según la Cábala, nueve sephiroth evolucionan de kether (bindu). Estos sephiroth son los puntos de chakras en el árbol de la vida. Por lo tanto, kether es la fuente de la luz de la consciencia, que progresivamente se filtra hacia los otros sephiroth (chakras).

La clave para la iluminación espiritual es regresar a bindu. En lugar de vacilar continuamente en las percepciones sensoriales, la mente se dirige hacia dentro y vuelve al enfoque concentrado de un punto tan intenso que se convierte en un bindu. Cuando todas las fluctuaciones mentales (charla interna) cesan, entonces se alcanza el yoga (integración).

«El yoga es la supresión de modificaciones de la mente».

SAGE PATANJALI[8]

Nada yoga

Nada yoga es un camino distinto del yoga, fundado por el antiguo sabio Gorakhnath. El término *nada* (flujo) se refiere al flujo de vibración sutil a través del cual la consciencia se expresa. Sin embargo, *nada* generalmente se traduce como «sonido».

Nada también se llama *shabda* o *surat* (sonido), *nama* (nombre), *akashvani* (sonido del éter), *dhun* (melodía), *nad-I-asmani* (armonía celestial), *vani* (palabra), la Palabra, el Logos, etc. Los zoroastrianos lo llaman *sraosha*. El universo toca la «música de las esferas» de Pitágoras como un acorde con una sola cuerda conectada en el extremo inferior a la materia y en el extremo superior a la consciencia pura, y entre todas las capas de energía sutil o nada. Sócrates y otros místicos griegos usaron nada como un medio para trascender.

Según los antiguos yoguis, *nada brahman* (sonido trascendental) es la fuente de todo el mundo manifestado. Desde Brahman (lo absoluto) a través de su propio poder (Shakti), no se emite *nada* o vibración (la Palabra). De la Palabra o nombre (*nama*), surge la forma *(rupa).*

«En el principio era la Palabra, y la Palabra estaba con Dios,
y la Palabra era Dios».

SAN JUAN[9]

---

8. Aranya, *Yoga Philosophy,* Yoga Sutras, 1.2. pg. 7.
9. Juan 1:1.

El campo moderno de la física teórica, con supercuerdas, branas y teorías M, ahora postula que el universo consiste en vibraciones solidificadas de varias frecuencias. Esta realidad fue conocida por los sabios de la antigua India, quienes creían que los «tres bindus», *kalaa* (limitación), *bindu* (semilla) y *nada* (vibración sutil), trabajan juntos para formar el universo. Bindu se deriva de Shiva maya, kalaa se deriva de Shakti maya y el nada proviene de Shiva-Shakti maya. Kalaa hace que el potencial infinito de la consciencia se contraiga y se acumule en un bindu (semilla) de cada objeto. El nada fluye a través de bindu a cada objeto. Como el nada vincula la consciencia con todos los objetos, al rastrear el nada hasta su origen, puede regresar al infinito a través de bindu. Cuando retira su atención de los objetos sensoriales, y su consciencia es absorbida por bindu, entonces se experimenta el samadhi.

Cuatro niveles básicos del nada se discuten en las antiguas escrituras:

Vaikhari (sonido audible bruto): escuchado por los oídos y creado por objetos golpeados juntos. Vaikhari es el plano de la palabra hablada.

Madhyama (en el medio): forma enrarecida de sonido, a medio camino entre el nada material y el sutil. En esta etapa, el nada comienza a cristalizar sin forma. La práctica de yoni mudra, en la página 277 puede ayudarte a sentir los sonidos sutiles de madhyama.

Pashyanti (sonido radiante): el nada (sonido) con colores específicos que se ven con visión interna pero no se escuchan. La sede de pashyanti está en niveles profundos más allá del nada audible. Mis libros *Divine Revelation, Awaken Your Divine Intuition* y *The Power of Auras* pueden ayudarte a experimentar pashyanti.

Para (más allá): sonido trascendente o no manifestado, fuente del nada, escuchado en estados superiores de consciencia, más allá de la percepción normal. Las altas tasas de vibración del para-nada están asociadas con el samadhi. El anahata-nada silencioso (sonido no bloqueado) está situado en el chakra anahata.

Los mantras se usan en la meditación como vehículos para que la mente viaje desde el nivel burdo del nada hasta un nada más sutil, hasta que incluso el nivel más sutil sea trascendido y la mente se quede sola en la consciencia pura. Para experimentar para-nada, puedes usar el CD o mp3 de Meditación revelada guiada por la Divina Revelación, disponible en www.drsusan.org

Mantras de los chakras

Dado que los chakras son similares a las ruedas, que irradian energías como rayos desde sus centros, se los compara con las flores de loto, con pétalos que irradian desde los pistilos centrales. En cada chakra, los pétalos están dispuestos en un orden específico. El primer pétalo siempre está en la esquina noreste (superior derecha).

Los pétalos de los primeros seis chakras principales vibran con frecuencias resonantes llamadas *bija mantras* (sonidos de semilla), letras del alfabeto sánscrito. Las cincuenta letras aparecen en los cincuenta pétalos de estos chakras: el primer chakra (muladhara) tiene cuatro pétalos, el segundo (svadhishthana) tiene seis pétalos, el tercero (manipura) tiene diez, el cuarto (anahata) tiene doce, el quinto (vishuddha) tiene dieciséis, y el sexto (ajna) tiene dos.

Estas cincuenta letras descienden del chakra sahasrara, donde todos los sonidos de semillas surgen de *pranava,* el sonido OM o aum: la vibración de la que brota todo el universo. Así, en el chakra guru, en el bajo sahasrara, las cincuenta letras están incrustadas. También están ensartadas como cuentas en el hilo de kundalini, la energía que sube por la columna vertebral, ya que activa los chakras, haciendo vibrar la energía de los cincuenta mantras.

El sonido en forma de mantras se usa ampliamente en tantra yoga para animar la kundalini. El sonido cósmico «AUM» simboliza a kundalini shakti (poder de kundalini). Este sonido trascendental surge en sahasrara y desciende a través de los chakras hasta muladhara, donde se manifiesta como materia bruta. La letra «A» representa *sattva guna* y los chakras superiores, «U» indica *rajas guna* y los chakras medios, y «M» simboliza *tamas guna* y los chakras inferiores; «AUM» representa la elevación de kundalini a través del chakras.

En el símbolo OM: ॐ, el punto o bindu representa el punto de activación bindu en *brahmarandhra*, la abertura en la parte superior del cráneo (*véanse* páginas 71, 128 y 144), que simboliza el nada trascendente (para). La luna creciente representa el nada etéreo (*pashyanti*) desde el chakra de la frente hasta el chakra de la garganta. La curva superior representa el nada sutil (*madhyama*) desde la garganta hasta el chakra del ombligo. La curva inferior representa el nada burdo (*vaikhari*) desde el chakra del ombligo hasta el chakra raíz. Todo el universo está en la médula espinal. Así es el templo divino.

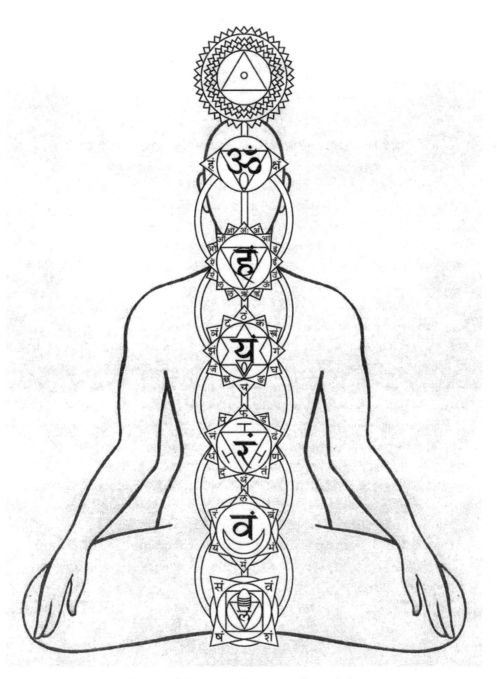

Figura 8f. Mantras sánscritos en lotos chakra

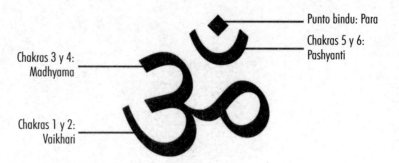

Punto bindu: Para

Chakras 5 y 6: Pashyanti

Chakras 3 y 4: Madhyama

Chakras 1 y 2: Vaikhari

Figura 8g. El templo de Dios: niveles vibratorios de nada

Todas las sílabas del alfabeto sánscrito terminan con la letra m. Esa letra se traduce como «dentro de mí». Por lo tanto, estas cincuenta letras vibran dentro del sistema de chakras del cuerpo sutil. El alfabeto comienza con la vibración más sutil y termina con la más material. Es el mismo orden en que los bebés aprenden a producir sonidos y refleja cómo desciende la consciencia para manifestar el universo.

El alfabeto sánscrito comienza con vocales y luego continúa con consonantes pronunciadas en diferentes posiciones de la lengua en este orden: gutural, palatal, cerebral, dental y finalmente labial. La lengua es el punto final de un nadi llamado *saraswati nadi*, que se extiende desde el chakra raíz a través de la columna a lo largo de *sushumna nadi*. La práctica de *khechari mudra* (*véase* página 275) abre este nadi para el desarrollo espiritual.

En la astrología védica, los *nakshatras* se consideran *shaktis* (poderes) de la luna: veintisiete segmentos de la eclíptica a través de los cuales pasa la Luna mientras orbita la Tierra. La Figura 8h de la página 145 enumera los cincuenta sonidos vibratorios en los pétalos del chakra, en orden alfabético, conectados a los *nakshatras* (que aparecen a lo largo de la eclíptica en la misma secuencia) y a sus planetas relacionados. Un astrólogo védico puede hacer un horóscopo para encontrar el nakshatra (estrella de nacimiento) de cada individuo. Luego, en la Figura 8h, puedes descubrir tu mantra correspondiente. Estás conectado al universo: ¡como arriba es abajo!

CHAKRA	MANTRAS EN PÉTALOS	NAKSHATRA: «ESTRELLA DE NACIMIENTO»	PLANETA
Ajna OM: ॐ Tercer Ojo	ham: हं	Uttara Bhadrapada: «Último auspicioso»	Saturno
	ksham: क्षं	Revati: «Rico»	Mercurio
Vishuddha ham: हं Chakra del cuello	am: आं ah: अः	Revati: «Rico»	Mercurio
	a: अ aa: आ	Ashwini: «Dueño de caballos»	Ketu
	e: इ ee: ई	Bharani: «Soportar»	Venus
	u: उ uu: ऊ	Krittika: «Cuchilla»	Sol
	kre: ऋ kree: ॠ lre: ऌ lree: ॡ	Rohini: «El crecimiento, el rojo»	Luna
	ye: ए	Mrigashira: «Cabeza de ciervo, cazar»	Marte
	yai: ऐ	Ardra: «El húmedo»	Rahu
	o: अ ow: आ	Punarvasu: «Regreso a la Diosa y a la Luz»	Júpiter
Anahata yam: यं Chakra del corazón	kam: कं	Pushya: «Alimentar las flores»	Saturno
	kham: ख gam: गं	Ashlesha: «Enlazador, abrazador»	Mercurio
	gham: गं nam: ङं	Magha: «El grande»	Ketu
	cham: चं	Purva Phalguni: «El primer rojo»	Venus
	chcham: छं	Uttara Phalguni: «El último rojo»	Sol
	jam: जं jham: झं nam: ञं	Hasta: «La mano»	Luna
	tam: टं tham: ठं	Citra: «El brillante, el distinguido»	Marte

Figura 8h. Mantras de chakra pétalo, nakshatras y planetas

CHAKRA	MANTRAS EN PÉTALOS	NAKSHATRA: «ESTRELLA DE NACIMIENTO»	PLANETA
Manipura ram: रं Chakra del ombligo	dam: डं	Swati: «El independiente»	Rahu
	dham: ढं nam: णं	Vishakha: «El ahorquillado»	Júpiter
	tam: तं tham: थ dam: दं	Anuradha: «Radha adicional»	Saturno
	dham: धं	Jyeshtha: «El más antiguo»	Mercurio
	nam: नं pam: पं pham: फं	Mula: «La raíz»	Ketu
Svadishthana vam: वं Chakra de la pelvis	bam: ब	Purva Ashadha: «El antiguo invicto»	Venus
	bham: भं	Uttara Ashadha: «El último invicto»	Sol
	mam: म	Shravana: «La oreja»	Luna
	yam: यं ram: रं	Dhanishtha: «El más rico»	Marte
	lam: लं	Shatabhisha: «Poseedor de cien médicos»	Rahu
Muladhara lam: लं Chakra raíz	vam: वं sham:शं	Purva Bhadrapada: «El antiguo auspicioso»	Júpiter
	shham: षं sam: सं	Uttara Bhadrapada: «El último auspicioso»	Saturno

Figura 8h. Continuación

Las seis shivas

Cada sonido o vibración en el universo es precursor de una forma correspondiente. Así, de cada sonido o mantra de una letra sánscrita, surge una forma de deidad que le corresponde. En el centro de cada chakra están los bija mantras (sonidos de semilla), progenitores de las deidades que presiden dentro de ese chakra.

Seis formas del Señor Shiva presiden los primeros seis centros de chakra. Más allá de estos seis está Paramashiva, que reside en sahasrara (chakra de la corona).

La consciencia pura absoluta, la unidad de Brahman (que no debe confundirse con Brahma, el Dios creador), tiene tres aspectos: material, sutil y supremo. Su aspecto burdo como Brahman en forma (*vairaja*) asume la forma de los primeros cinco Shiva, cada uno de los cuales gobierna uno de los cinco elementos (*mahabhutas*):

1. Brahma, en el primer chakra, muladhara, es la deidad del elemento tierra.
2. Vishnu, en el segundo chakra, svadhishthana, es la deidad del agua.
3. Rudra, en el tercer chakra, manipura, es la deidad del fuego.
4. Ishvara o Isha, en el cuarto chakra, anahata, es la deidad del aire.
5. Sadashiva, en el quinto chakra, vishuddha, es la deidad del éter.
6. Shiva en el sexto chakra, ajna, Parashiva, representa la forma sutil de Brahman. Es hiranyagarbha, huevo de oro de la creación, caracterizado por el bija mantra OM: ॐ.
7. El séptimo Shiva, Paramashiva, en el séptimo chakra, sahasrara, es el aspecto supremo del Brahman, la consciencia de la dicha absoluta (*satchitananda*), más allá del nombre, la forma y los fenómenos, ilimitado, puro, inmanifestado, inefable, inmutable, eterno y perfecto.

Los shaktis

El poder (shakti) del Ser supremo (Brahman) es eterno, omnipotente y con *satchitananda*. Su poder consciente (*iccha shakti*) aparece en tres formas diferentes:

1. El poder de la unión divina (*yogashakti*) opera cuando el yogui está en una consciencia superior, *samadhi*.
2. El poder en el mundo material (*bhogashakti*) funciona mientras el yogui se dedica a actividades de adoración, caridad o humanitarias.
3. El poder heroico (*virashakti*) opera cuando shakti muestra ocho poderes místicos (*aishvarya*) como una deidad femenina que preside en cada chakra, donde aparece como Diosas (*devis*) llamadas *Dakini* en muladhara, *Rakini* en svadhishthana, *Lakini* en manipura, *Kakini* en anahata, *Shakini* en vishuddha, *Hakini* en ajna y *Shankhini* en sahasrara.

Estos shaktis son guardianas de los chakras porque controlan los chakras y sólo admiten practicantes cualificados para experimentarlos. La feroz apariencia de los shaktis es un elemento disuasorio para los neófitos. Los shaktis en los chakras son varias formas de kundalini.

Descripción general de chakras

Los cuadros en las páginas 148 a 151 proporcionan una visión general completa de los chakras y sus correspondencias.

NOMBRE CHAKRA	CHAKRAS INFERIORES			PORTAL	
	Muladhara Chakra raíz	Svadhishthana Chakra sacro	Manipura Chakra ombligo	Hrit Chakra corazón	Anahata Chakra corazón
NÚMERO CHAKRA	Primero	Segundo	Tercero		Cuarto
ÁREA ASOCIADA	Perineo	Pelvis	Ombligo	Bajo Corazón	Corazón
TATTVA (PRINCIPIO)	Tierra (Prithivi)	Agua (Apas)	Fuego (Tejas)	Aire (Vayu)	Aire (Vayu)
KOSHA (ENVOLTORIO)	Annamaya (Alimento)	Pranamaya (Aliento vital)	Manomaya (Mental)	Vijnanamaya (Intelectual)	Vijnanamaya (Intelectual)
LOKA (REINO)	Bhu (Material)	Bhuvah (Astral)	Svah (Sutil)	Bhakti (Devoción)	Maha (Equilibrio)
GLÁNDULA ASOCIADA	Adrenal	Gónadas	Páncreas	Timo	Timo
PLEXO ASOCIADO	Coccígeo	Sacro	Lumbar	Cardíaco	Cardíaco
NÚMERO DE PÉTALOS	Cuatro	Seis	Diez	Ocho	Once
BIJA MANTRA (SONIDO SEMILLA)	Lam लं	Vam वं	Ram रं	Hung हूँ	Yam यं
DEIDAD	Brahma	Vishnu	Rudra	Narayana	Isha
KUNDALINI	Kula kundalini	Vahni kundalini	Vahni kundalini	Surya kundalini	Surya kundalini
GUNA PRINCIPAL	Tamas	Tamas	Rajas	Rajas	Rajas
SHAKTI	Dakini	Rakini	Lakini	Lakshmi	Kakini
VIBRACIÓN SONIDO	Vaikhari (Acústico)	Vaikhanari (Acústico)	Madhyama (Subliminal)	Madhyama (Subliminal)	Madhyama (Subliminal)

NOMBRE CHAKRA	CHAKRAS INFERIORES			PORTAL	
	Muladhara Chakra raíz	Svadhishthana Chakra sacro	Manipura Chakra ombligo	Hrit Chakra corazón	Anahata Chakra corazón
NOTA MUSICAL	do	re	mi		fa
GRANTHI (NUDO)	Brahma				Vishnu
LINGA (MARCO)	Svayambhu linga				Bana linga
KEIKETSU (ACUPUNTURA)	Chugyohn	Kangen	Chukan		Danchu
KYUSHO (JUDO)	Tsurigane	Myojo	Suigetsu		Kyototsu
PLANETA ESOTÉRICO	Marte	Luna	Sol	Júpiter	Saturno
DÍA SEMANA ESOTÉRICO	Jueves	Lunes	Domingo		Sábado
GEMA ESOTÉRICA	Coral rojo	Perla	Rubí	Zafiro amarillo	Zafiro azul
COLOR ESOTÉRICO	Amarillo	Naranja	Rojo	Azul	Violeta
COLOR EXOTÉRICO	Rojo	Naranja	Amarillo	Verde	Verde
FORMA DE MANDALA	Cuadrado	Cuarto creciente	Triángulo	Círculo	Hexágono
PRANA PRESIDENTE	Apana	Apana	Samana	Prana	Prana

	CHAKRAS SUPERIORES							SER ABSOLUTO	
NOMBRE CHAKRA	Vishuddha Ch. cuello	Talu Ch. néctar	Ajna Ch. frente	Mana Ch. mente	Indu Ch. luna	Nirvana Ch. causal	Guru Ch. luz	Sahasrara Ch. corona	Bindu supremo Ch. vacío absoluto
NÚMERO CHAKRA	Quinto		Sexto					Séptimo	Alto sahasrara
ÁREA ASOCIADA	Cuello	Paladar	Frente	Frente	Cerebro	Alto cráneo	Bajo sahasrara	Coronilla	Absoluto (No manifiesto)
TATTVA (PRINCIPIO)	Éter (Akasha)	Éter (Akasha)	Chitta (Mente)	Manas (Mente)	Buddhi (Intelecto)	Ahamkara (Ego)	Atman (Yo superior)	Brahman (Supremo)	Nirvana (Absoluto)
KOSHA (ENVOLTURA)	Anandamaya (Dichosa)	Anandamaya (Dichosa)	Atman (Yo superior)	Manomaya (Mental)	Vijnanamaya (Intelecto)	Anandamaya (Dichosa)	Atman (Yo superior)	Brahma (Dios)	Ninguno
LOKA (REINO)	Janah (Causal)	Janah (Causal)	Tapah (Perfecto)	Tapah (Perfecto)	Tapah (Perfecto)	Tapah (Perfecto)	Satyam (Verdad)	Brahma (Supremo)	Absoluto (No manifiesto)
GLÁNDULA ASOCIADA	Tiroides	Senos carótidos Glándulas salivares	Pineal	Pineal	Pineal	Pituitaria	Pituitaria	Pituitaria	Ninguna
PLEXO ASOCIADO	Cervical	Médula oblongata	Cavernoso	Telencéfalo	Telencéfalo	Córtex Cerebral	Coronilla	Coronilla	Coronilla
NÚMERO PÉTALOS	Dieciséis	Doce	Dos	Seis	Dieciséis	Cien	Doce	Mil	Absoluto (No manifiesto)
BIJA MANTRA (SONIDO SEMILLA)	Ham ह		Om ॐ		Hang	Gang	Aing	Todos los mantras	Más allá del sonido
DEIDAD	Sadashiva	Soma	Parashiva	Chitta	Parashiva	Shiva	Guru	Paramashiva	Paramashiva
KUNDALINI	Surya kundalini	Surya kundalini	Chandra kundalini	Chandra kundalini	Chandra kundalini	Turya kundalini	Turya kundalini	Nirvana shakti	Nirvana shakti
GUNA PRINCIPAL (ATRIBUTO)	Sattva	Sattva	Sattva	Sattva	Sattva	Sattva	Sattva	Más allá de gunas	Más allá de gunas
SHAKTI	Shakini	Mohini	Hakini	Ninguno	Siddhakali	Ninguno	Shakti	Shakini	Shakini

150

SONIDO VIBRACIÓN	Pashiyanti (Radiante)	Pashiyanti (Radiante)	Pashiyanti (Radiante)	Pashiyanti (Radiante)	Pashiyanti (Radiante)	Pashiyanti (Radiante)	Para (Supremo)	Para (Supremo)	Shabda Brahman
NOTA MUSICAL SÁNSCRITA	Pa प		Dha ध					Sa स	Ni नि
NOTA MUSICAL	si		la					do	si
GRANTHI (NUDO)			Rudra						
LINGA (MARCO)			Itara linga					Yotir linga	Bindu supremo
KEIKETSU (ACUPUNTURA)	Diatsui								
KYUSHO (JUDO)	Hishu								
PLANETA ESOTÉRICO	Venus	Luna	Júpiter	Mercurio	Urano	Neptuno	Júpiter	Mercurio	Plutón
DÍA ESOTÉRICO	Viernes	Cuarto creciente	Jueves					Miércoles	
GEMA ESOTÉRICA	Diamante	Perla	Topacio amarillo	Esmeralda	Amatista	Aguamarina	Esmeralda	Esmeralda	Ónix
COLOR ESOTÉRICO	Índigo	Naranja	Azul	Azul	Azul	Azul	Verde	Verde	Negro
COLOR EXOTÉRICO	Azul	Azul	Índigo	Índigo	Índigo	Índigo	Violeta	Violeta	Violeta
FORMA DEL MANDALA	Circular	Cuarto creciente	Circular	Circular	Nueve lados	Circular	Triangular	Triangular	Circular
PRANA PRESIDENTE	Udana	Udana	Udana	Udana	Udana	Udana	Udana	Udana	Udana
SHAKTI	Shakini	Mohini	Hakini	Ninguno	Siddhakali	Ninguno	Shakti	Shakini	Shakini

Segunda parte

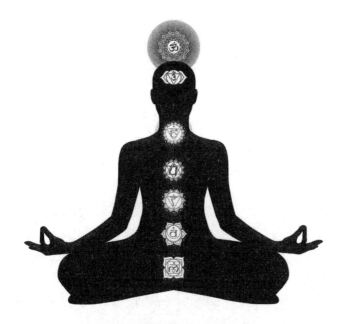

DESPERTAR
LOS CHAKRAS

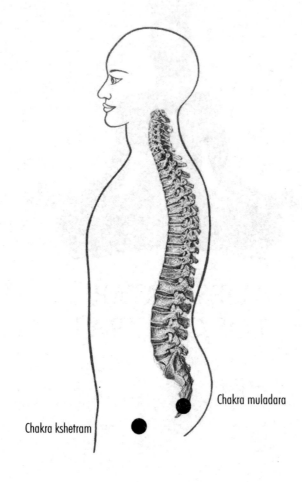

Chakra muladara

Chakra kshetram

Loto raíz: centro de energía primaria

Capítulo nueve

CHAKRA 1: MULADHARA

Sobre él [Svayambhu-Linga] brilla la Kundalini dormida, fina como la fibra del tallo de loto... Es Ella quien mantiene a todos los seres del mundo por medio de la inspiración y la espiración, y brilla en la cavidad de la raíz (Mula) Lotus como una cadena de luces brillantes.

PURNANANDA[1]

Es el centro de la energía vital primaria y la supervivencia, el primer chakra o chakra base; *muladhara* deriva su nombre de las raíces sánscritas *mula* (raíz, base) y *adhara* (soporte). Se dice que este loto raíz gobierna la memoria, el tiempo y el espacio. Su color esotérico es amarillo y su día de la semana es el martes. Este chakra está regido por el planeta Marte, que gobierna la potencia masculina, los instintos básicos de supervivencia, la contundencia, la guerra y la agresión. En astrología, muladhara está asociado con la primera casa y el signo Aries, que indica supervivencia y seguridad.

Ubicación de muladhara

El chakra muladhara es el punto coccígeo en la base de la columna vertebral, en el área del segmento II del coxis. Este chakra tiene su sede en la base del filum terminal, un tejido conectivo filiforme que une la parte inferior de la médula espinal con el coxis. (La médula espinal no se extiende hasta el coxis; termina en la región lumbar).

El chakra muladhara está justo encima de *kanda mula* (bulbo radicular), la base de los principales nadis anidados internamente que suben por la columna vertebral (*véanse* las páginas 72 y 73).

---

1. Sat Cakra Narupana, 11.

En el varón, la ubicación del *muladhara chakra kshetram* (punto de activación correspondiente) está en el perineo, entre las piernas, a medio camino entre el ano y el pene, un centímetro debajo de la superficie de la piel. En la mujer, está cerca del cuello uterino, donde la vagina se encuentra con el útero.

Abrir el muladhara

Para localizar y despertar el muladhara, practica *mula bandha* (página 272) para el punto *kshetram* y *ashvini mudra* (página 272) para el punto chakra en el coxis. Además, practica *Siddha Asana* (Figura 21a en las páginas 269 y 272) así como los siguientes ejercicios de mi libro *Exploring Meditation*: «Desarrollar el poder de la espiral mística», página 105; «Postura para aliviar el viento», página 111; *Matsyasana*, página 116; *Bhujangasana*, página 117; *Shalabhasana*, págna 118; *Mayurasana*, página 119; *Ardha Matsyendrasana*, págna 121. Además, lávate el ano con agua después de cada deposición. Ponte un enema rectal o haz una ducha vaginal al menos una vez por semana. Participa en ayunos periódicos y haz irrigaciones de colon de vez en cuando. (Consúltese al médico antes de cualquier ejercicio o práctica nuevos).

Para abrir este chakra, cierra los ojos e imagina un cordón de energía que se extiende hacia abajo desde el perineo hasta un sol radiante en las profundidades de la tierra llamado tierra *dvadasanta* (*véase* la Figura 5b en la página 71). Imagina que este cordón se ensancha progresivamente a medida que la energía de muladhara se fortalece. Repite la siguiente afirmación en voz alta:

«YO SOY uno con la Madre Tierra, que me llena y me rodea de amor.
YO SOY uno con el poder de Shakti.
YO SOY la Madre divina.
YO SOY el poder de kundalini.
Estoy en paz. Amén».

Elemento tierra

El primer chakra está asociado con el elemento tierra (*prithivi mahabhuta*), representado por un cuadrado amarillo rodeado de ocho lanzas brillantes (*shulas*). La estructura del elemento tierra se mantiene al girar continuamente los pétalos del chakra muladhara irradiando rayos rojos. Muladhara, asociado con el plexo coccígeo, se alía con los órganos de excreción y el objeto sensorial del olor (*gandha tanmatra*), que es de color amarillo luminoso.

Dado que el chakra muladhara es una rueda con cuatro radiaciones desde el eje central, se asemeja a un loto con cuatro pétalos. Estos pétalos se describen como color sangre o dorado brillante. El primer pétalo está en la esquina noreste (arriba a la derecha), el segundo en la esquina sureste (abajo a la derecha), el tercero en el suroeste (abajo a la izquierda) y el cuarto en el noroeste (arriba a la izquierda).

El número de letras de mantra en cada chakra indica la medida del poder concentrado en el chakra. Las letras sánscritas (varnas) en los petalos de muladhara son las semivocales: *vam*: वं , y sibilantes: *sham, shham, sam*: शं षं सं. O los mantras vang, shang, shhang, cantaban: वँ शँ षँ सँ. Se dice que estas letras brillan con una luz dorada brillante.

Los pétalos de cada chakra están incrustados con cualidades específicas llamadas *vrittis*, que son formas de pensamiento o emociones contenidas en el chakra. Los cuatro vrittis en muladhara son cuatro tipos de dicha:

1. La felicidad más grande o más alta (*paramananda*).
2. Beneficio innato o natural (*sahajananda*).
3. Delicia heroica en el control de los deseos (*virananda*).
4. La dicha de la unión divina en la meditación (*yogananda*).

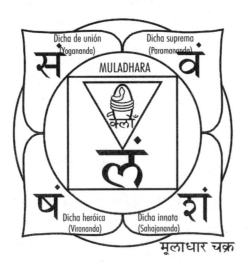

Figura 9a. Chakra muladhara

Bija mantra lam (Lang)

En el centro del cuadrado amarillo de muladhara está el *dhara bija* o *aindra bija* (semilla de tierra) mantra *lam*: लं o *lang*: लँ. Como cada sonido de mantra da lugar a una forma, Indra –el rey védico de los Dioses y la encarnación del elemento tierra– es la forma equivalente de este bija (semilla o germen) mantra lam.

La forma (*rupa*) del mantra se describe en la encarnación de Indra como amarillo brillante, deslumbrante como un rayo, con cuatro brazos y montado sobre el rey de los elefantes, un elefante blanco de siete colmillos llamado Airavata, el vehículo de Indra. Con mil ojos espirituales completamente despiertos, Indra tiene un rayo (*vajra*) y un loto azul.

Sus otras dos manos hacen gestos (*mudras*) para disipar el miedo (*abhaya mudra*) y otorgar bendiciones (*vara mudra*).

El rayo de Indra (*vajra*) da lugar al *vajroli*, el poder de la disciplina firme y el control sobre el intenso deseo de placer erótico. Vajroli transmuta la energía sexual en energía divina mediante el uso de la energía sexual mental para la meditación y los esfuerzos creativos superiores.

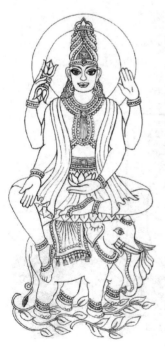

El poder del vajra (rayo), que se manifiesta a partir del *bija mantra lam*, transforma el nivel sutil del sonido (*madhyama)* en sonido audible (*vaikhari*). La luz espiritual del vajra representa la iluminación de la consciencia divina. El elefante blanco de Indra representa la fuerza física y el desarrollo espiritual.

El blanco refleja la pureza corporal, la claridad mental, la salud radiante, la espiritualidad, la inocencia, la vitalidad y el bienestar.

El SeñorBrahma en bindu

En el regazo de Lam está situado un niño: Brahma, el Dios creador espléndido, la deidad que preside (*adhidevata*) del chakra muladhara. Brahma, el primero de los seis Shivas que residen en los chakras, brilla rojo como el sol de la mañana,

Figura 9b. Indra

con cuatro cabezas, bellas como lotos, mirando en todas direcciones con tres hermosos ojos en cada cara y cuatro brazos.

Las cuatro caras de Brahma representan las cuatro formas de sonido, de lo sutil a lo material: *para* (no manifestado), *pashyanti* (radiante), *madhyama* (sutil) y *vaikhari* (audible). El tercer ojo en la frente de Brahma ve con una visión clarividente, supranormal y perspicaz.

Brahma lleva el hilo sagrado (*brahma sutra* o *aksha sutra*) sobre su hombro, en el que están colgadas las cincuenta letras mantra del alfabeto sánscrito, de *a*: अ hasta *ksha*: क्ष. Este hilo de kundalini, que une todas las palabras, es el «lazo de Brahman», que está dentro de todos los seres y despierta a Brahman. Dicho hilo sagrado se conoce como un cordón de tres hilos que usan los hindúes sobre el hombro izquierdo. Los niños de cinco a ocho años participan en una ceremonia de Hilo Sagrado (*upanayana*) donde se convierten en «dos veces nacidos» (*dvija*).

El SeñorBrahma tiene un bastón (*danda*) como indicativo del control sobre las impresiones latentes (*samskaras*).

Brahma también sostiene un rosario (*mala*) de rudraksha, una semilla sagrada para el Señor Shiva. El *rudraksha mala*, también llamado *aksha mala* (rosario de semillas), representa las cincuenta letras del mantra, de *a* hasta *ksha*.

La olla de agua sagrada (*kamandalu*) del Señor Brahma simboliza el control de la fuerza vital inherente en el agua, porque está confinada a un espacio cerrado. La olla de agua también contiene el néctar de la inmortalidad (*amrit*).

Con su cuarta mano, Brahma imparte fuerza espiritual para disipar el miedo en su gesto *abhaya mudra*. El Señor Brahma está situado sobre un cisne *(hamsah* o *hangsah)*, que va a todas partes y lo impregna todo. Hamsah, que simboliza el aliento interior/ exterior y también Shiva/Shakti, se describe como «uno sin un segundo»; por lo tanto, representa al Ser Supremo: Brahman.

Sobre la letra sánscrita *la*: ल está el punto o topo (bindu): लं. El Señor-Brahma reside dentro de ese punto

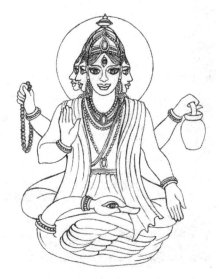

Figura 9c. Brahma

159

bindu. Mientras Brahma descansa en bindu, no es manifiesto. Cuando se despierta el mantra, Brahma emerge de bindu, se manifiesta y comienza a crear el universo.

Así, el creador como bindu descansa en *Prakriti no manifestado*, madre de todo el cosmos, donde las tres *gunas* de *sattva*, *rajas* y *tamas* están en equilibrio, hasta que se perturban y hacen que aparezca el universo.

La guardiana Dakini

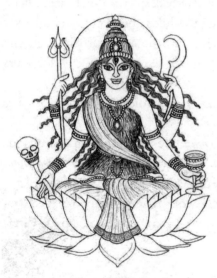

Figura 9d. Dakini

El poder o consorte del Señor Brahma (*shakti*) es Dakini, también llamada Brahmi o Brahmani. Su cuerpo se describe como rojo intenso, ágil, deslumbrante, radiante como muchos soles brillantes, con cuatro hermosos brazos, tres brillantes ojos rojos, una cara exquisita como la luna y dientes feroces. Lleva conocimiento divino y luz para impartir a los yoguis. Vestida con una piel de antílope y adornada con joyas, es la madre de la riqueza. En una de sus manos derechas, Dakini sostiene un bastón de muerte con forma de calavera, que puede ser conquistado con el néctar de la inmortalidad (*amrita*), que también sostiene en una copa con la mano izquierda. Corta lo mundano y la ignorancia con su espada de la verdad divina. Con su tridente, elimina tres formas de dolor: dolor corporal, dolor de influencias externas y dolor de fuentes invisibles.

Triángulo tripura

En la base de los *nadis vajra*, *sushumna* y *chitrini* hay un triángulo (*trikona*) llamado *tripura* (*véase* Figura 9a en la página 157), descrito como «brillante como un rayo» y «magnífico». Un aire vital (*vayu*) llamado *kandarpa* (un aspecto de *apana vayu*) es la energía asociada con el deseo sexual (*kama* o *madana*). El controlador de todos los seres encarnados, *kandarpa*, rojo intenso, que brilla como deu millones de soles, es la fuerza que preside el triángulo. Kandarpa, siempre en movimiento, también se denomina fuerza de fuego (*vahni vayu*) o lugar de fuego (*vahni kunda*). Cuando es estimulado, trae excitación sexual.

El triángulo, también llamado *yoni* (asiento del deseo sexual), consta de tres líneas que le proporcionan su morfología: *vama, jyeshtha* y *roudri*, que representan voluntad, conocimiento y acción. Dentro del triángulo reside la kundalini. Allí la fuerza del deseo radiante (*kama vayu*) vibra como el mantra semilla del deseo (*kama bija mantra)*: kling क्लीं. La forma de este mantra (*kama rupa*) tiene la propiedad de satisfacer el deseo y está asociada con la deidad Kamadeva, Dios del amor romántico, como nuestro Cupido.

Svayambhu Linga

Svayambhu linga está ubicado en el triángulo (*véase* Figura 1c en la página 28). *Svayambhu* (el que existe por sí mismo) es un epíteto del Señor Shiva, quien representa *Parameshvara* (el Ser Supremo). Él es autoexistente y no depende de nada más. El *Shiva linga* (falo de Shiva) es venerado en la India como una forma de Shiva, la fuente de todo. A medida que la forma linga se vuelve más sutil, eventualmente se convierte en un punto (bindu) en el que se absorbe todo el cosmos.

Se dice que Svayambhu linga, también llamado *mahalinga* (gran linga, epíteto de Shiva), es un vacío perfecto (*chidakasha*) con la Tierra en su base. Es la morada de las deidades (*devas*) y los poderes (*shaktis*). Todo se absorbe en él y lo soporta todo. Descrito como luminoso, imperecedero, perfecto y omnipresente, revelado por el verdadero conocimiento y la meditación profunda, otorga felicidad y todo bien. Hermoso como el oro fundido, brilla como diez millones de soles e irradia rayos fríos como la luna llena. Se dice que la cara del svayambhu linga se encuentra hacia abajo y su color se describe como negro, verde, rojo o dorado.

Svayambhu linga tiene la kundalini enrollada a su alrededor y deambula en constante movimiento, porque nació del *kama bija* (semilla mantra del deseo) *kling*, que es el deseo que busca continuamente la satisfacción.

Kundalini shakti

Kundalini shakti (poder acurrucado) se describe tan sutil como un filamento de loto, similar al fuego o a una llama inestable, esplendorosa como el brillo de un rayo nuevo.

Su rostro brilla como diez millones de soles y es brillante y frío como diez millones de lunas. Ha sido retratada como negra, roja o blanca.

Como una serpiente, da tres vueltas y media de derecha a izquierda alrededor de *svayambhu linga*. Tres de estas vueltas representan las tres gunas: *sattva, rajas y tamas,* y la media vuelta simboliza la consciencia trascendental, *turiya* (cuarto estado).

La boca de esta serpiente cubre y bloquea el *brahmadvara* (boca de brahma) en la entrada de *svayambu linga*, el extremo inferior de *brahma nadi*. Brahmadvara se llama «boca dulce» porque el néctar de la inmortalidad (*amrita*) fluye a través de él. La cabeza de la serpiente generalmente se gira hacia abajo, lo que sugiere que Kundalini está dormida. En la Figura 9a (página 157), se gira hacia arriba, mostrando que la kundalini comienza a elevarse con el despertar espiritual.

La entrada al vacío en *svayambhu linga* (el brahma nadi hueco) está vigilada por kundalini, que mantiene el flujo de ida y pingala en la respiración de todos los seres. Cuando la respiración se suspende en la meditación profunda, la entrada se abre y la kundalini se eleva a través del brahma nadi (*véase* Figura 5c en la página 73).

Kundalini está en flujo continuo, haciendo un zumbido constante e indistinto, como el zumbido de las abejas. Éste es el sonido OM, precursor de todos los sonidos en el cosmos. Por lo tanto, todos los mantras del alfabeto sánscrito, desde *a*: अ hasta *ksha*: क्ष están incrustados dentro de ella. Kundalini está dormida, en latencia, hasta que se despierta de alguna manera, generalmente a través de prácticas espirituales.

Como el poder en espiral de *maya* (ilusión), se la llama *mahashakti*, que causa olvido, ignorancia y desconcierto, la base subyacente de la creación cósmica y de la encarnación humana.

Logros del muladhara

«El hombre sabio que siempre contempla este Muladhara consigue
darduri-siddhi (poder de salto de rana) y poco a poco puede abandonar el suelo
por completo (es decir, levitar). El brillo del cuerpo aumenta,
el fuego gástrico se vuelve poderoso y se libera de la enfermedad,
la inteligencia y la omnisciencia».

SIVA SAMHITA[2]

---

2. Vasu, *The Siva Samhita*, 5:64-65, pg. 64.

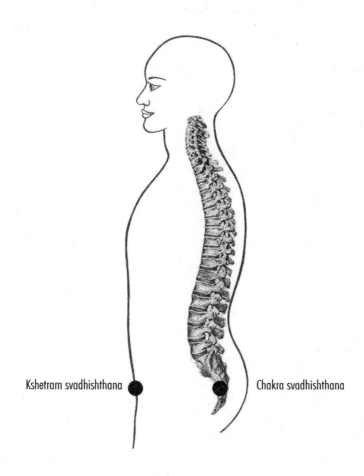

Kshetram svadhishthana

Chakra svadhishthana

Chakra pélvico

Capítulo diez

CHAKRA 2: SVADHISHTHANA

May Hari, que está dentro de él [el bindu de Vam], que se enorgullece de la primera juventud, cuyo cuerpo es de un azul luminoso, hermoso para la vista, que está vestido con ropa amarilla, tiene cuatro brazos y viste el Srivatsa y el Kaustubha, protégenos.

PURNANANDA I

La palabra *svadhishthana* (morada del yo) deriva de las raíces sánscritas *sva* (propia) y *adisthana* (lugar de residencia, residencia). Comúnmente llamado chakra pélvico o sexual, es la sede de la mente subconsciente, regido por la Luna, esfera de emoción y procreación. Su color esotérico es naranja y su día de la semana es lunes. Su casa astrológica es la cuarta casa de fecundidad, alimentación y maternidad, regida por el signo Cáncer.

Ubicación del svadhishthana

Svadhishthana, el segundo chakra, el punto sacro, se encuentra dentro del *chitrini nadi* en la columna vertebral, en el área de la vértebra sacra IV, dentro del filum terminal. El *chakra kshetram* (punto de activación frontal) de svadhishthana está cerca del hueso púbico en la raíz del pene en el hombre y en el clítoris en la mujer. Este chakra corresponde a la región genital y al plexo prostático. Por lo tanto, es la sede de la procreación.

Abrir el svadhishthana

Para localizar y despertar el *svadhishthana kshetram*, contrae y suelta repetidamente el músculo que usas al orinar. Para estimular el punto de chakra en

---

1. Sat Cakra Narupana, 16.

el sacro, practica *ashvini mudra* (página 272) con mucha fuerza pero sin una tensión excesiva. Además, las siguientes asanas de yoga en mi libro *Exploring Meditation* pueden abrir este chakra: *Ustrasana*, página 113; *Matsyasana*, página 116; *Bhujangasana,* página 117.

Después de estos ejercicios, cierra los ojos y siente el fuego de la kundalini muy concentrada en los genitales. Permite que esta sensación se vuelva cada vez más intensa. Siente tus genitales brillando con excitación sexual. Luego di la siguiente afirmación en voz alta:

«YO SOY el fuego de kundalini, que despierta mi energía sexual.
Esta energía se convierte en una llama que todo lo consume, llenando todo mi cuerpo con Shakti. Soy un ser vibrante de luz radiante, carisma y magnetismo.
Estoy en paz. Amén».

Elemento agua

Dentro de svadhishthana hay una región de elemento agua brillante en forma de luna creciente (*apas mahabhuta*). Esto se dice que es de color blanco. Este chakra está asociado a las gónadas y representa el objeto sensorial del sabor (*rasa tanmatra*), que es de color blanco.

Seis pétalos de loto

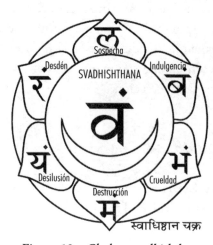

Figura 10a. Chakra svadhishthana

Seis pétalos forman el loto del svadhishthana chakra. Estos pétalos se describen como bermellón o rojo blanquecino. Las letras en sus pétalos son labiales: *bam, bham, mam:* बं भं मं, y semivocales: *yam, ram, lam:* यं रं लं. o mantras: *bang, bhang, mang, yang, rang, lang:* बँ भँ मँ यँ रँ लँ. Estas letras dicen ser blancas como el diamante. Los *vrittis* (cualidades especiales) de sus pétalos contienen afecto o indulgencia, crueldad, destrucción total, engaño, desdén y sospecha. Los pétalos de svadhishthana irradian energías desde el centro del chakra hacia ida y pingala nadis con seis radiaciones principales. Debido a que el color de estos pétalos se considera bermellón, las radiaciones rojas del aire vital *apana vayu* se mezclan con las vibraciones doradas de *vyana vayu*.

Bija mantra vam (Vang)

El *bija mantra* de svadhishthana es *vam*: वं o *vang*: वँ. Este mantra es de color blanco luna y monta un cocodrilo blanco (*makara*). El inmenso poder simbolizado por makara mantiene la circulación corporal mientras el cuerpo está activo, inactivo o relajado. Makara también representa la vitalidad sexual, porque desarrolla las gónadas y también induce la erección del pene. Makara regula todos los movimientos musculares corporales, incluida la relajación muscular voluntaria

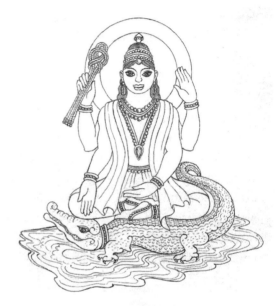

Figura 10b. Varuna

y la inactividad, la purificación de la sangre y el control mental de la erección.

Varuna, la deidad de cuatro brazos del agua, es la forma que surge de *bija manvavam o vanguard*. Irradia un rayo amarillo y lleva una soga (*pasha*). Los cinco pranas aportan salud y vitalidad a sus órganos corporales (*véase* la página 47). *Vyana* aumenta la circulación y *apana* mejora la función sexual. El agua es la clave de la energía física, porque es el medio a través del cual funcionan los cinco aires vitales (*vayus*). La forma más sutil de agua es la *amrita*, también conocida como *soma*, néctar de la inmortalidad. Las formas materiales son sangre, linfa, semen y otras sustancias corporales líquidas.

Las sustancias vivas con mayor poder creativo son los óvulos y los espermatozoides en las gónadas. Cuando estas sustancias se conservan, se transmutan en *ojas*, una sustancia de olor dulce que recubre la piel con carismático magnetismo personal. Quienes desperdician estas sustancias quedan atrapados en la red de la soga de Varuna, que les enloquece con cualidades de *pasha* (soga): asco, timidez, miedo, sueño, tristeza, ira, calumnias, traumas familiares y prejuicios. Se dice que meditar en Varuna supera estas emociones negativas.

El Señor Vishnu en bindu

Situado en el regazo del agua *bija mantra vam*: वं, en su punto bindu, encima de la letra *va*: व, está la deidad que preside el segundo chakra, el Señor Vishnu, también llamado *Hari*, con cuatro brazos y ojos brillantes. Su color de piel cambia en diferentes *yugas* (edades). En *satya yuga* es blanco. En *treta yuga* es rojo. En *dvapara yuga* es amarillo. Y en *kali yuga* es azul oscuro o negro (*shyama*).

El SeñorVishnu es guapo, juvenil, sereno, agradable, amable y libera a sus devotos del miedo. Está vestido de amarillo y lleva una marca rizada llamada *shrivatsa* en el lado izquierdo de su pecho. Esta marca simboliza a Prakriti (*véase* página 117). La famosa gema *kaustubha* adorna su cuello. Esta gema es *atman*, el yo superior. Vishnu lleva una gran guirnalda multicolor de flores de todas las estaciones (*vanamala*), que representa a *maya* (ilusión), progenitora del universo diversificado. Aunque maya controla a todos los seres, Vishnu controla a maya, que se sostiene alrededor de su cuello como una guirnalda.

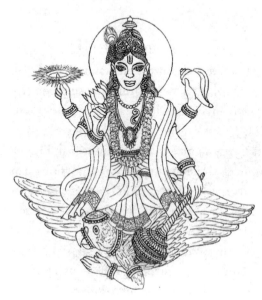

Figura 10c. Vishnu

Está adornado con una corona, brazaletes y pendientes con forma de cocodrilo. En sus pies están las marcas de la divina insignia y un parasol. Los adornos en sus manos significan que apoya el universo, a través de los elementos de la naturaleza: su caracola (*shankha*) representa el éter (*akasha*), la rueda (*chakra*) simboliza el aire (*vayu*), la maza (*gada*) connota fuego (*vahni o agni*), y loto (*padma*) indica agua. El elemento tierra (*bhumi*) está a sus pies. La concha (*shankha*) de Vishnu se llama *panchajanya* (cinco padres) porque expresa cinco elementos como sus *bija mantras*: *hang* por fuego, *yang* por aire, *rang* por fuego, *vang* por agua y *lang* por tierra. La caracola también simboliza la alegría.

La rueda de Vishnu (*chakra*), llamada *sudarshana* (visión suprema), simboliza la consciencia. Los radios, que irradian en todas las direcciones, representan la mente siempre fluctuante. El centro es la consciencia en un estado concentrado de un solo punto. Cuando la consciencia se centra durante la meditación profunda, surge la visión suprema de lo divino. Ésta es una visión digna de ser vista, por lo tanto *sudarshana*.

La maza (*gada*) de Vishnu, llamada *koumodi* o *koumodaki*, es la fuente de la felicidad. Esta arma destruye la ignorancia al impartir conocimiento espiritual inherente a los cincuenta mantras del alfabeto sánscrito que surgen de la kundalini.

El loto de Vishnu (*padma*) es el loto del corazón en plena floración, donde el Ser Supremo vive en forma divina. El loto también simboliza el cosmos, apoyado por Vishnu. Vishnu sostiene un arco (*sharnga dhanu*), que representa una meditación profunda, porque retraer el arco es similar a experimentar lo trascendente, donde los sentidos se retiran de sus objetos y el cuerpo se relaja profundamente. Cuando la flecha vuela, eres empujado de la meditación a la acción dinámica.

Vishnu está situado en Garuda, rey de los pájaros, vehículo habitual de Vishnu. Garuda es la forma más concentrada de prana que se puede desarrollar a través del método de respiración yóguica llamado *kumbhaka* (suspensión de la respiración, *véase* página 289). *Garuda pranayama* desarrolla *kumbhaka* hasta tal grado que puede ocurrir la levitación. El Señor Vishnu absorbe todo el universo durante *mahapralaya*, «la gran crisis» de disolución, un enorme período cíclico en el que el cosmos se derrumba en el punto bindu no manifestado antes de que el «big bang» vuelva.

Durante la fase manifiesta del universo, Vishnu es el conservador omnipresente del cosmos. De hecho, su nombre deriva de *visha* (ubicuo). Él es la fuente de todo poder, espiritual y de todo tipo.

La guardiana Rakini

El shakti (poder) del Señor Vishnu es la diosa Rakini de dos cabezas y cuatro brazos, de quien se dice que es un loto de color azul oscuro o rojo bermellón.

Situado sobre un loto rojo doble, está vestida con espléndidas vestiduras blancas, adornada con varias joyas, hermosa y encantadora. Tiene tres ojos rojos pintados con gracia y dientes prominentes. Sus ojos rojos simbolizan el sol, por el cual se conocen todos los objetos exteriores. Su hermoso rostro en forma de luna representa la meditación, donde se absorbe el conocimiento mundano.

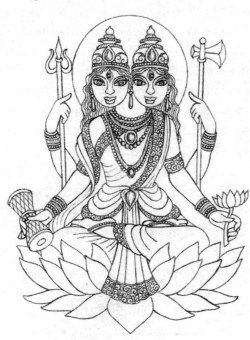

Figura 10d. Rakini

En una mano, Rakini sostiene un tridente (*trishula*). Las tres puntas del tridente representan tres disciplinas espirituales:

1. Disciplina del prana a través de ejercicios de respiración (*pranayama*).
2. Disciplina de los sentidos invirtiendo su dirección hacia fuera y girando hacia dentro (*pratyahara*).
3. Disciplina de la mente a través de la meditación en un solo punto (*dharana*).

Por otro lado, Rakini sostiene un loto, que es el chakra del corazón (*hrit padma*), abierto por meditación profunda. Su tercera mano sostiene un tambor (*damaru*), que representa el más alto sonido espiritual silencioso (para nada), a través del cual se manifiesta *shabdabrahman* (sonido trascendental). Su cuarta mano sostiene un cincel afilado (*tanka*), que elimina la ignorancia profundamente arraigada y las cualidades no espirituales.

Logros de Svadhishthana

«El que diariamente contempla este loto Swadhisthan se convierte en un objeto de amor y adoración para todas las hermosas diosas. Sin temor, recita los diversos Sastras [escrituras] y ciencias antes desconocidas para él; se libera de todas las enfermedades y se mueve por todo el universo sin miedo. Él se come la muerte, cuando nadie se la come; obtiene los poderes psíquicos más altos como anima [cuerpo que se convierte en tamaño de un átomo], laghima [levitando], etc. El vayu se mueve equitativamente por todo su cuerpo; los humores de su cuerpo también se incrementan; la ambrosía que emana del loto etéreo también aumenta en él».

SIVA SAMHITA[2]

---

2. Vasu, *The Siva Samhita*, 5:76-78, pg. 66.

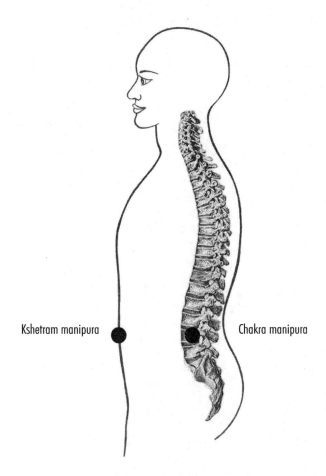

Kshetram manipura

Chakra manipura

Loto del plexo solar: centro de poder

Capítulo once

CHAKRA 3: MANIPURA

Adoro el azul, el de color nube que ha buscado refugio en tu Chakra manipura y adornado por un rayo a través de la refulgencia del poder destructor de la oscuridad; brilla con la proa del Indra, tachonado de varias gemas brillantes y lluvia de misericordia en los tres mundos quemados por el destructor en la gran disolución.

ADI SHANKARACHARYA[1]

Manipura es el loto del plexo solar: centro de poder. La palabra sánscrita *manipura* (ciudad de joyas brillantes) deriva de las raíces *mani* (gema, joya) y *pur* (ciudad). Este chakra tiene la mayor concentración de energía pránica intensa, porque muchos nadis (conductos de energía pránica) irradian de él.

A menudo comparado con el deslumbrante poder del Sol, que da vida a los planetas, manipura te da vida al distribuir energía pránica por todo el cuerpo. También es vital para dirigir el prana desde la base de la columna hacia arriba, a través del sushumna, hacia los chakras superiores. Se suele asociar con la transmutación de la energía pránica en la energía pránica más sutil llamada *ojas*, la sustancia que imparte brillo y carisma al cuerpo.

Éste es el tercer chakra, conocido como del ombligo o del plexo solar, centro de la fuerza de voluntad. Su color esotérico es rojo y su día de la semana es el domingo.

Su naturaleza es principalmente *rajásica* (*véase* página 117). Gobernado por el Sol, comandante del sistema solar, su casa astronómica es la quinta casa y su signo es Leo, asociado con la autoridad, la resolución, el dominio, la realeza, el liderazgo y las acciones meritorias.

---

1. Subramanian, Saundaryalahari of Sankaracarya, 40, pg. 22.

Ubicación de manipura

El chakra manipura está situado en la zona lumbar de la columna vertebral, cerca de la vértebra lumbar IV, dentro del *filum terminale internum*, en el *chitrini nadi,* en el mismo plano horizontal que el ombligo. Puedes localizar su punto exacto y los puntos de activación de kshetram presionando un dedo sobre el ombligo. Luego presiona con otro dedo sobre la columna vertebral al mismo nivel horizontal.

Abrir el manipura

Practica *uddiyana bandha,* página 271, y *kapalbhati,* página 286, para localizar y despertar los puntos del ombligo. Practica también las siguientes asanas de yoga del libro *Exploring Meditation: Paschimottanasana,* página 111; *Ustra-sana,* página 113; *Yoga Mudra,* página 116; *Bhujangasana,* página 117; *Sala-bhasana,* página 118; *Mayurasana,* página 119; *Padahastasana,* página 121; *Konasana,* página 122.

Cierra los ojos y siente un enorme sol brillante en el área del ombligo. Imagina este sol cada vez más brillante con más y más resplandor. Siente esta luz radiante que consume todo tu cuerpo con calor y brillo. Siente la energía vital vibrando en todo tu ser. Luego di la siguiente afirmación en voz alta:

«YO ESTOY lleno de la radiante luz del sol.
Todo mi cuerpo está lleno de energía vibrante y luz divina.
YO SOY un ser hermoso de resplandor, poder, salud y vitalidad.
Estoy en paz. Amén».

Elemento de fuego

La región del elemento fuego (*tejas mahabhuta*) dentro de manipura tiene forma triangular y su color es rojo sangre. Este chakra está asociado con el páncreas, los órganos abdominales y el objeto sensorial de la forma (*rupa tan-matra*), que es de color rojo. Éste es la sede de la fuerza de voluntad y el ego.

Diez pétalos de loto

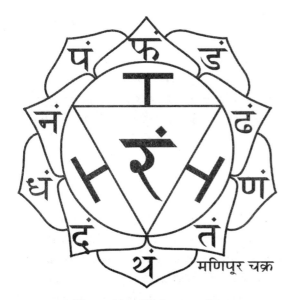

Figura 11a. Chakra manipura

El chakra manipura es como un loto con diez pétalos, descrito como el color de densas nubes de lluvia o negro. Este chakra tiene diez radiaciones de sus pétalos, designados por diez mantras.

Las letras negras en los pétalos son cerebrales: dam, dham, nam: ड ं द ं ण ं; dentales: tam, tham, dam, dham, nam: तं थं दं धं नं; y labiales: pam, pham: पं फं. O los mantras: dang, dhang, nang, tang, thang, dang, dhang, nang, pang, phang: ड ं द ं ण ं तं थं दं धं नं पं फं. Estas letras son como rayos. Las *vrittis* (cualidades especiales) en los pétalos de manipura son la ignorancia espiritual, la ansiedad, los celos, la traición, la vergüenza, el miedo, el asco, la necedad y la tristeza.

Bija mantra ram (Rang)

El bija mantra de manipura es el mantra de la semilla del fuego (*vahni-bija* o *agni-bija*): ram: रं o rang: रं. El mantra es rojo y como un rayo. *Vahni*, de cuatro brazos, rojo brillante, es la forma de la deidad en este bija mantra. Él encarna todas las formas de calor y energía luminosa concentradas como prana, aumentadas por la respiración yóguica (*pranayama*) y transformadas en *satchitananda* (consciencia de dicha absoluta). El color rojo simboliza rajas guna (modo de actividad) en gran concentración, en virtud de prana y apana. Vahni monta su vehículo, una oveja macho (*mesha*), que encarna varias energías:

1. La energía del plexo solar.
2. La energía divina del Señor Shiva.

3. La energía creativa de Brahma.
4. Vishnu consciencia de energía.
5. La energía del prana.
6. Vitalidad sexual y control de la eyaculación, que pueden aprovecharse para energizar el cuerpo y aumentar la concentración mental.

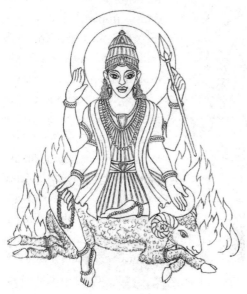

Figura 11b. Vahni

En una mano, Vahni sostiene un rosario *rudraksha* (*aksha sutra*), que representa el hilo (*sutra*) kundalini, del cual surge el primer mantra del alfabeto sankrito «a»: अ y en el que surge el último mantra del alfabeto «ksha»: क्ष, que absorbe todos los principios creativos. Rudraksha también simboliza a Rudra, la deidad que preside este chakra.

En su segunda mano, Vahni sostiene una lanza (*shakti*), que representa todas las formas de energía altamente concentradas y transformadas en integridad. También significa poderes espirituales que desarrollan la consciencia divina. Las otras dos manos de Vahni disipan el miedo y otorgan bendiciones.

El Señor Rudra en bindu

La deidad Rudra se sienta en el regazo del vahni bija, que es el punto bindu sobre la letra ram: रं. El nombre Rudra deriva de *ruda* (llorar), debido a su poder destructivo, que hace llorar a los humanos. También llamado *Shambu*, que es la forma feroz del Señor Shiva. Su color es bermellón, pero parece blanco porque su cuerpo está manchado de ceniza sagrada. Tiene tres ojos, dos brazos y está vestido con piel de tigre. En la frente tiene una luna en cuarto creciente.

Rudra está sentado en un toro (*vrisha*), que representa virilidad y vitalidad, emite poder y otorga conocimiento. El toro encarna *Veda* (conocimiento supremo) y *dharma* (el camino de la verdad). El Señor Shiva es el gurú del conocimiento, y el toro, símbolo del conocimiento, defiende a Shiva, actuando como su vehículo.

Como Brahman supremo, Rudra es la unidad absoluta del Ser. Como Ishvara (el dios), manifiesta su poder supremo como creador, conservador y destructor del cosmos. También provoca *laya* (absorción) de todos los *tattvas* (principios cósmicos) que te atan a lo mundano y a la ignorancia. Su poder destructivo absorbe todo lo que causa la diversidad de consciencia al fusionar todo en la consciencia de un so-lo punto del Brahman supremo.

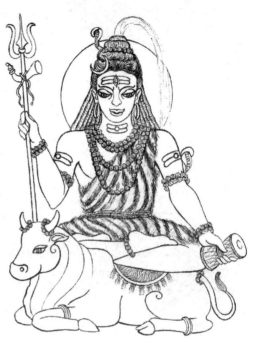

Rudra sostiene un tridente (*trishula*) y un tambor (*damaru*), los dos adornos tradicionales principales del Señor Shiva. Al comienzo de la creación, el tambor de Shiva reproducía el sonido de todas las letras del alfabeto sánscrito. Por lo tanto, su tambor connota *nada* (sonido primario) y *mantra*.

Según algunas escrituras antiguas, Rudra aparece en manipura como un shiva linga negro llamado *rudra linga*. Este linga tiene seis caras y está dotado de perfección y poderes supranormales.

Figura 11c. Rudra

La guardiana Lakini

El poder (shakti) de Rudra es Lakini, la guardiana de manipura, también llamada Bhadrikali. La poderosa Diosa Lakini de tres cabezas, hermosa como la luna, tiene tres ojos en cada cara, cuatro brazos y dientes grandes. Sus ojos brillantes están bellamente pintados con kohl.

Sus colores son negro, bermellón o rojo. Vestida de amarillo o blanco, está adornada con varios abalorios y una guirnalda de calaveras. Se sienta en meditación profunda sobre un loto rojo.

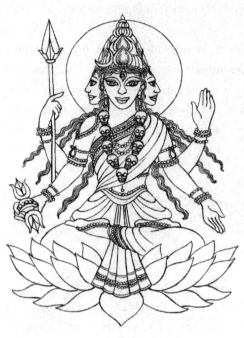

Lakini suele representarse en negro, el color de *tamas guna*, la fuerza destructiva. La raíz sánscrita *la* significa «lo que toma». Es decir, que elimina toda ignorancia, liberando a sus devotos de la unión. También provoca *laya* (absorción) de los tattvas (principios creativos).

Sus tres cabezas representan las tres gunas. *Tamas guna* hace que el cuerpo sea inerte y entorpezca los sentidos. *Rajas guna* desarrolla concentración en un punto. *Sattva guna* mantiene la consciencia divina. En una de sus manos derechas, Lakini sostiene un rayo (*vajra*), que simboliza la disciplina adamantina. En su otra mano derecha sostiene una lanza (*shakti*), que transforma

Figura 11d. Lakini

energía diversa en un solo punto concentrado. Sus manos izquierdas disipan el miedo y otorgan bendiciones.

Logros de manipura

«Cuando el yogui contempla el loto manipura, él… se convierte en señor de los deseos, destruye penas y enfermedades, engaña a la muerte y puede entrar en el cuerpo de otro. Puede hacer oro, etc., ver a los adeptos (clarividente), descubrir medicinas para enfermedades y ver tesoros escondidos».

SIVA SAMHITA[2]

2. Vasu, *The Siva Samhita*, 5:81-82, pg. 67.

Capítulo doce

CHAKRA 4: ANAHATA

La persona no más grande que un pulgar, el Ser Interior, siempre está sentado en el
corazón de los hombres. Deja que un hombre saque ese Yo de su cuerpo con firmeza,
como uno saca la médula de una caña. Hazle saber que el Ser es como el Brillante,
como el Inmortal sí, como el Brillante, como el Inmortal.

LOS UPANISHADS[1]

En los próximos dos capítulos, descubrirás el loto del corazón. Este centro único contiene dos partes: *chakra hrit* y *chakra anahata*. Consideremos primero el chakra anahata. El término *anahata* (sonido no bloqueado) es el sonido de la unidad, hecho sin contacto de dos objetos. El centro del corazón es el sonido del silencio, el sonido cósmico conocido como *shabda brahman*.

Anahata es el cuarto chakra, sede de la consciencia, sentido del «yo» y punto de contacto entre el alma y el cuerpo. Es el centro de revelación directa y quietud interior. En muchas escrituras, anahata se describe como el chakra del cual se originan los 72 000 nadis.

El color esotérico de anahata es violeta, y su día de la semana es el sábado. Está gobernado por Saturno, planeta de contracción, que gobierna la acción de bombeo del corazón y los pulmones. También es el planeta de la austeridad y la introversión, mediante el cual se obtiene *moksha* (liberación de la esclavitud). Su casa astrológica es la décima casa, y su signo, Capricornio, en el medio cielo, el punto más alto del zodíaco. Así anahata es la puerta de entrada al infinito.

---

1. Katha Upanishad, 1:6.17.

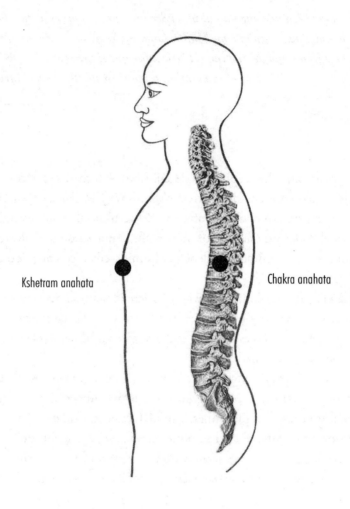

Kshetram anahata

Chakra anahata

Corazón de loto: centro de consciencia

Ubicación del anahata

Anahata, en el punto torácico, se encuentra en la columna vertebral dentro de *chitrini nadi*, cerca del corazón y el plexo cardíaco, en el área de la vértebra torácica IX, dentro del canal central de la columna vertebral. Para encontrar el punto de activación de tu *chakra anahata* y *kshetram anahata*, presiona el dedo izquierdo en el centro del pecho entre los pezones y presiona el dedo derecho en la columna vertebral directamente detrás de ese punto en el mismo plano horizontal.

Abrir el anahata

Para localizar y despertar estos puntos gatillo, practica el ejercicio de «respiración media» (véase la página 282) con conocimiento de los puntos gatillo. Además, las siguientes prácticas en mi libro *Exploring Meditation* te ayudarán a abrir este chakra: *Desarrollar los brazos* y *Desarrollar el tórax*, página 106; *Matsyasana*, página 116; *Chakrasanas*, páginas 118 y 119; *Mayurasana*, página 119; *Konasana*, página 122.

Cierra los ojos e imagina que tu corazón es una entrada con grandes puertas dobles. A medida que se abren las puertas, imagina el resplandor brillante del amor divino que se derrama sobre tu ser y te baña con la luz de la consciencia. Báñate en la luz dorada del amor divino. Luego di la siguiente afirmación en voz alta:

«YO SOY un ser radiante de amor divino.
La luz divina me llena y ahora me rodea de paz.
YO SOY bañado en un océano de gracia divina, alegría y belleza.
YO SOY el amor que es divino. Estoy en paz en el corazón divino. Amén».

Elemento aire

La forma de anahata es una estrella de seis puntas con doce pétalos. Esta forma hexagonal es la región del aire (*mandala vayu*) que se dice que es de color humo. Aquí yace *vayu mahabhuta* (elemento de aire) y el objeto sensorial del tacto (*sparsa tanmatra*), que es de color ceniza. Este chakra está asociado con el timo y los pulmones.

La región del aire está simbolizada por la estrella hexagonal, donde el triángulo que apunta hacia arriba representa una mayor comprensión y consciencia espiritual, Shiva (*Purusha*: consciencia no manifestada). El triángulo que apunta hacia abajo indica actividades terrenales, materiales, Shakti (*Prakriti*: creación manifiesta).

El camino ascendente del triángulo superior es *nivritti* (regreso a la fuente divina). El camino hacia abajo del triángulo inferior es *pavritti* (enredo en la ilusión mundana). Anahata es el equilibrio perfecto entre las regiones superior e inferior, puerta de entrada a los mundos espirituales y materiales.

Doce pétalos de loto

Doce pétalos rodean el loto del chakra anahata. Los pétalos brillan con un color rojo intenso. Doce energías irradian desde el centro de este chakra. El brillante color rojo intenso de las radiaciones en este chakra indica el predominio del aire vital prana junto con *udana*.

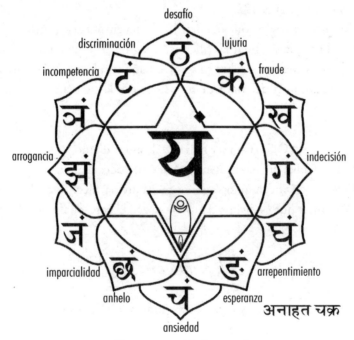

Figura 12a. Chakra anahata

Las letras en los pétalos son las guturales: kam, kham, gam, gham, nam: कं खं गं घं ङं; palatales cham, chcham, jam, jham, nam: चं छं जं झं अं; y cerebrales: tam, tham: टं ठं o kang, khang, pandilla, ghang, nang, chang, chchang, jang, jhang, nang, tang, thang: कँ खँ गँ घँ ङँ चँ छँ जँ झँ अँ टँ ठँ.

Estas letras son de varios tonos rojizos.

Los *vrittis* (cualidades especiales) en los pétalos de loto de anahata son lujuria, fraude, indecisión, arrepentimiento, esperanza, ansiedad, anhelo, imparcialidad, arrogancia, incompetencia, discriminación y desafío.

Bija mantra yam (Yang)

Dentro de la región aérea del chakra anahata está el *pavana akshara* (el mantra que incorpora el elemento aire): yam: यं o yang: यँ, la semilla del aire (bija mantra). Este mantra se describe como de color humo, con cuatro brazos, con una corona y situado sobre un antílope. Vayu, Señor del aire, es la forma de este bija mantra. Las antiguas escrituras lo describen como muy sutil, y como la vida misma.

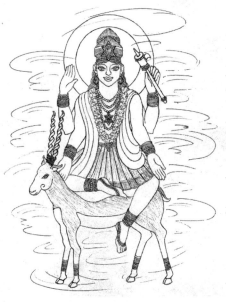

Figura 12b. Vayu

El vehículo de Vayu, el antílope (*krishnasara*), un venado veloz (*mriga*), simboliza la fuerza de la energía pránica que se acelera a través de los músculos, expresando la vida a través del cuerpo, causando todo movimiento, físico y mental.

Vayu es el campo de poder que opera con fuerzas pránicas. Los cinco vayus principales son *prana, apana, samana, udana y vyana*. (*Véanse* las páginas 47-49). Otro aspecto del prana es el *deva prana* (energía de fuerza vital supranormal), el poder pránico más eficiente y rarificado. Libre de todas las perturbaciones, es responsable de la quietud del cuerpo y la suspensión de la respiración (*samadhi*) durante la meditación profunda, así como del movimiento muscular sin disipación de energía. Por lo tanto, *deva prana* es compatible con el nivel más alto de consciencia: la mente supranormal (*deva manas*), en la cual el samadhi se mantiene como un funcionamiento cotidiano normal.

Vayu es la deidad que preside el deva prana y la respiración yóguica (pranayama), mediante la cual se refinan las fuerzas pránicas. Una práctica llamada «proceso *mriga* (venado)», que vigoriza y purifica el sistema cardiopulmonar, consiste en correr rápido, correr lento, largas caminatas y nadar. Además, se utilizan varios métodos de pranayama. (*Véase* el Capítulo 22 para aprender pranayama).

A través de la disciplina espiritual, el prana ordinario se refina en deva prana. Este proceso está simbolizado por el *ankusha* (aguijón) sostenido por la deidad Vayu. Debido a que Vayu es muy amable, con tres de sus manos otorga bendiciones a los tres mundos: el reino de la tierra (*bhu*), el mundo astral (*bhuvah*) y el reino sutil (*svah*).

Señor Isha en bindhu

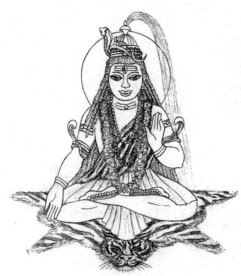

Figura 12c. Isha

Situado en el regazo del mantra yam, está el Señor Isha, uno de los seis Shivas. Reside en el punto bindu de yam: यं o yang: यँ. Se dice que es como un cisne, es todo misericordioso, brillante, magnífico, blanco como diez millones de lunas, puro e inmaculado: la encarnación de la *sattva guna*.

Sus manos hacen gestos para disipar el miedo (*abhaya mudra*) y otorgar bendiciones (*vara mudra*), derramando benevolencia en los tres mundos. Isha no tiene vehículo para viajar. Por lo tanto, habita en el aire en postura de loto, situado sobre una piel de tigre en estado de levitación.

Isha, también llamado Ishvara (Dios), es la forma de Brahman como la fuente del poder supremo del yoga. Según los antiguos Upanishads, Isha es omnisciente, omnipresente, infinito, más allá del universo, así como dentro de él, y oculto dentro de todos los seres. El poder que emana de Isha disipa todo miedo y fortalece la concentración y la absorción durante la meditación. Su tercer ojo es el ojo del conocimiento samadhi. Sus otros dos ojos miran a sus devotos durante la meditación y la actividad.

El Señor Isha, con una hermosa cara de loto, está adornado con una corona, pendientes, brazaletes, pulseras, cuentas de Rudraksha, collar de perlas, tobilleras, guirnaldas rojas, y está vestido con piel de tigre y ropas de seda. Su cabello está enmarañado y retorcido.

Pitha shakti

Dentro del loto de anahata, debajo del vayu bija mantra (*yam*), se encuentra el poder de Shakti en forma de *yoni* (genitales femeninos), un triángulo con su base hacia arriba y su vértice hacia abajo (*véase* Figura 12a en la página 182). Se dice que este triángulo tiene un cuerpo delicado, de color rojo, que brilla como diez millones de relámpagos y está adornado con variadas joyas.

El propósito del triángulo es sostener o apoyar a la deidad (*devata*) en su centro. Por su poder, Shakti mantiene a la deidad (*Shiva linga*) en su asiento.

Esto se denomina poder de retención (*pitha shakti*) o poder de concentración. Por lo tanto, este triángulo representa la consciencia que mantiene el enfoque interno en lugar de ser influido por estímulos sensoriales externos.

Bana linga

Situado dentro del triángulo, hay un *Shiva linga* (falo del Señor Shiva) llamado *bana linga*, brillante como mil soles, que irradia oro luminoso o luz roja brillante (*véase* Figura 12a en la página 182). En la cabeza del linga hay una sutil región vacía (*bindu*) como una gema. Este vacío está dentro de un punto bindu sobre media luna (*ardha chandra*). Por lo tanto, el Señor Shiva generalmente se representa con una media luna en la frente. En el vacío habita el poder yóguico supranormal y despierto, la Diosa Lakshmi, adornada con joyas doradas. El punto bindu representa la forma concentrada del Ser supremo (*Brahman*), la consciencia pura absoluta, sin nombre, forma ni cualidades.

Jivatman

En el loto de *anahata*, brilla la chispa de tu alma humana (*hangsahkala*). Aquí también está la región del sol, por la cual se iluminan los filamentos del loto.

El alma de tu yo superior (*jivatman*), situado en el chakra anahata, es dorada, resplandeciente, luminosa e inmóvil, en forma de una llama inmóvil de una lámpara o vela en un lugar sin viento, que se estrecha hacia arriba. Está situado debajo del *bana linga* dentro del triángulo de Shakti (*véase* Figura 12a en la página 182). Jivatman es tu Yo espiritualmente purificado, iluminado y encarnado.

La llama de jivatman (luz divina en la humanidad) está representada por *akhanda jyoti* (llama eterna), que se mantiene ardiendo día y noche en muchos *ashrams*, templos y también en todas las sinagogas judías. Esta luz de consciencia se extiende en todas las direcciones, por lo que es ilimitada y omnipresente.

La guardiana Kakini

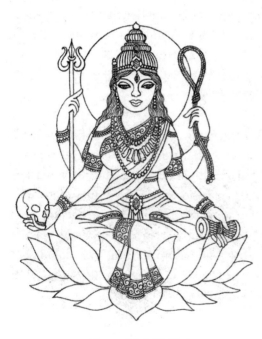

Figura 12d. Kakini

La guardiana del chakra anahata es conocida como Kakini, también llamada *Bhuvaneshvari*. Ella se describe de muchos colores. Su color amarillo representa la consciencia divina. Su brillante color rojo simboliza el poder que controla el *prana vayus* (aires vitales). Su color blanco es la consciencia de Isha.

Se dice que es como un nuevo rayo y va vestida con prendas blancas. Agraciada y pura, sus tres ojos están pintados espléndidamente con kohl. Con una cara hermosa como millones de lunas, tiene cuatro brazos y grandes mamas. lleva puesto un collar de huesos como los rayos del sol, junto con otros adornos con incrustaciones de oro y gemas.

Se dice que Kakini es auspiciosa, alegre, la benefactora de todos. Absorta en la meditación, en la felicidad suprema y en la unión de la muerte con Brahman, bebe el néctar de la inmortalidad. Su grandeza es como los árboles celestiales, y parece agitada por el poder. Kakini estabiliza la disciplina que permite que el prana vayus se mantenga inmóvil.

Sostiene una soga (*pasha*) en una de sus cuatro manos. Pasha (deseo de alcanzar el conocimiento de atman) se deriva de las raíces sánscritas *pang* (conocimiento de atman) y *asha* (deseo).

En otra mano, sostiene un cráneo humano (*kapala*), que preserva *kang* (excelente conocimiento) y *sukhang* (conocimiento espiritual).

En su tercera mano, Kakini sostiene un tridente (*trishula*), y su cuarta mano sostiene un tambor (*damaru*).

Logros de anahata

«El que siempre contempla este loto del corazón está ansioso por las doncellas celestiales. Obtiene un conocimiento inconmensurable, conoce el pasado, el presente y el tiempo futuro; tiene clariaudiencia, clarividencia y puede caminar en el aire cuando quiera. Quien contempla a diario el Banalinga oculto sin duda obtiene los poderes psíquicos llamados Khechari (moverse en el aire) y Bhuchari (ir a voluntad por todo el mundo)».

SIVA SAMHITA[2]

---

2. Vasu, *The Siva Samhita*, 5:85, 86, 88, pg. 67-68.

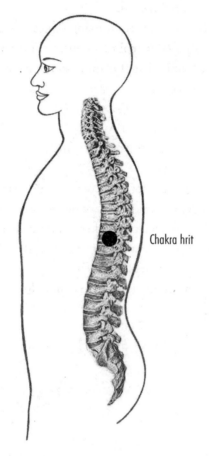

Chakra hrit

Loto del corazón: centro de devoción

Capítulo trece

CHAKRA HRIT

Él es la gema que yace incrustada en el cúbito del corazón. Hasta que no lo ven, no piensan en Él. Entre los que lo aprecian y reflexionan sobre él una y otra vez, como una joya engastada con gemas, Él brilla.

THIRUMOOLAR[1]

El chakra *hrit* (corazón) o *hridaya* (el que habita en el corazón) también se conoce como *ananda kanda* (raíz o bulbo de la dicha). En este chakra, los devotos visualizan una imagen de su *ishta devata* (deidad personal). Por lo tanto, todas las deidades están ubicadas en el chakra hrit, donde se intensifica la devoción y el amor incondicional. Hrit se representa como inmaculado, sutil e intacto de cualquier impureza física.

Ubicación del chakra Hrit

El chakra hrit se encuentra en la columna vertebral, en el nadi de *Chitrini* cerca del corazón y el plexo cardíaco, en el área de la vértebra torácica IX, dentro del canal central de la columna vertebral. El chakra hrit mira hacia abajo y está situado justo debajo del *chakra anahata* de doce pétalos, comentando en el capítulo anterior. De hecho, hrit es la parte inferior de anahata (el cuarto chakra).

Abrir el hrit

Cierra los ojos e imagina un ser divino azul del tamaño de un pulgar, como Vishnu, en la cueva de tu corazón. O visualiza cualquier otra deidad por la que

---

1. Thirumoolar, Thirumandiram, 1843.

sientas afecto. Mira o siente esta deidad dentro de ti mismo y date cuenta de que eres uno con ese ser de luz. Luego di en voz alta:

«La luz divina me rodea. El amor divino me envuelve.
El poder divino me protege. La presencia divina vela por mí.
Donde quiera que esté, la divinidad está y todo está bien. Amén».

Ocho pétalos de loto

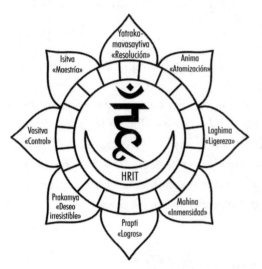

Figura 13a. Chakra hrit

El chakra hrit se describe como un loto hermoso y delicado, rojo como el sol de la mañana. Sus pétalos se caracterizan por ser dorados o blancos. Éstos irradian ocho superpotencias particulares usadas para comandar los cinco elementos de la naturaleza (*mahabhutas*). Los superpoderes en el chakra hrit están encarnados por deidades llamadas *Vasus* (literalmente habitantes), que son asistentes de *Indra* (rey de los Dioses). Todas las habilidades supranormales se llaman *siddhis* (perfecciones). Estos ocho siddhis (*ashta siddhi*) particulares, descritos por el antiguo sabio Patanjali en los *Yoga Sutras*,[2] y sus ocho deidades que presiden, se conocen con los siguientes nombres:

1. Anima (atomización): la capacidad de reducir el tamaño de tu cuerpo hasta el de un átomo. Deidad que preside: Agni o Anala (dios del fuego).

2. Laghima (ligereza): el poder de disminuir el peso físico o levitar. Deidad que preside: Vayu o Anila (dios del viento).

3. Mahima (inmensidad): el poder de aumentar el tamaño corporal o estatura o hacerse poderoso. Deidad que preside: Prthivi o Dhara (dios de la tierra).

---

2. Aranya, *Yoga Philosophy*, Yoga Sutras, 44-45.

4. Prapti (logro): la capacidad de cumplir los deseos e ir a cualquier parte a voluntad, descrito por los antiguos como «tocar la luna con la punta de los dedos». Deidad que preside: Nakshatrani o Dhruva (dios de las estrellas o estrella polar).

5. Prakamya (deseo irresistible): la capacidad de atravesar la tierra sólida, atravesar paredes o no hundirse en el agua y asumir la forma deseada. Deidad que preside: Antariksha o Aha (éter o dios del espacio).

6. Vashitva (control): el mayor poder y dominio sobre los cinco elementos (*mahabhutas*): tierra, agua, fuego, aire y éter, y los objetos sutiles de los sentidos (*tanmatras*), de los cuales están hechos estos elementos: olor, sabor, forma, tacto, sonido. Éste es también el poder de atraer y esclavizar a otros por encantamiento. Deidad que preside: Dyaus o Prabhasa (dios del cielo).

7. Isitva (maestría): dominio sobre la aparición, desaparición y agregación de los cinco elementos y objetos en el mundo material. Con este *siddhi* puedes trascender todos los límites humanos. Deidad que preside: Aditya o Pratyusha (dios del sol).

8. Yatrakamavasayitva (ninguno puede desafiar tus deseos; resolución): la capacidad de determinar los cinco elementos y su naturaleza y transformarlos a voluntad. También es el poder de conquistar o subordinar a otros. Deidad que preside: Chandrama o Soma (dios de la luna).

Región de Brahman

En el chakra hrit están situados Indra, rey de los dioses, y sus asistentes, los Vasus. Dentro del chakra hrit está la región del sol bermellón, que abarca la región de la luna blanca. Dentro de la región de la luna, hay una región de fuego rojo intenso. Dentro del fuego, hay un reino de luz radiante, llamado superligero (luz de Brahman).

«Harih, Om. Hay esta ciudad de Brahman (el cuerpo), y en ella el palacio, el pequeño loto (del corazón), y en él ese pequeño éter. Ahora, lo que existe dentro de ese pequeño éter, que debe buscarse, debe entenderse... Tan grande como es este éter (todo el espacio), tan grande es ese éter dentro del corazón. Tanto el cielo como la tierra están contenidos en él, tanto el fuego como el aire, tanto el sol como la luna, los rayos y las estrellas y todo lo que hay de él (el Ser) aquí

en el mundo, y lo que no es (es decir, lo que haya sido o sea),
todo lo que está contenido en él».

Los Upanishads3

Árbol que cumple los deseos

Dentro de esta región de fuego, crece el árbol que cumple los deseos (*kalpataru, kalpa vriksha* o *kalpaka*), que brilla con color rojo. En algunos textos tántricos, el árbol que cumple los deseos se llama *chintamani,* derivado de las raíces sánscritas *chinta* (pensamientos) y *mani* (joyas). Chintamani es un árbol que crece en el centro de un lago divino, en medio de un hermoso jardín. Este jardín es la morada de los seres divinos.

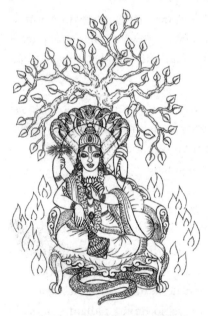

Figura 13b. Narayana situado bajo el árbol que satisface los deseos

Se dice que el árbol es el cielo de Indra, donde se conceden todos los deseos. Esto significa que aquellos que viven al nivel del chakra hrit tienen consciencia divina, con todos los deseos cumplidos.

En la base de este árbol, hay un asiento deslumbrante adornado con joyas. Aquí se sienta el Señor Narayana, la primera encarnación completa (*avatar*) de la deidad Vishnu en forma humana. También se le llama *Purusha* (persona), el Ser supremo como principio masculino, precursor y testigo silencioso de toda la creación.

Las escrituras dicen que *hridaya* (chakra hrit) con su cara hacia abajo debe elevarse hacia arriba mediante un método de respiración yóguica (*pranayama*) llamado *sitkara,* en el cual la punta de la lengua se coloca detrás de los dientes superiores y la respiración se realiza por la boca. Cuando se eleva el chakra hrit, se ve la llama de kundalini, que irradia la luz de Brahman (superligero). Finalmente, Purusha se revela dentro de este kundalini. También se ha dicho que atman (el «YO SOY») habita dentro del chakra hrit.

---

3. Khandogya Upanishad, 4:8.1.1, 3.

«Por compasión hacia ellos, yo, que habito dentro de sus corazones, destruyo
la oscuridad nacida de la ignorancia por la brillante lámpara del conocimiento.
Oh Arjuna, soy el Atma que permanece en el corazón de todos los seres.
También soy el principio, el medio y el fin de todos los seres».

SEÑOR KRISHNA[4]

En el límite del chakra hrit hay un agujero o abertura sutil (tubo de energía
sushumna) dentro del cual se encuentra todo el sistema de chakras. Los antiguos
yoguis dicen que esto es la «entrada solar» del cuerpo. De los innumerables rayos
en el corazón, un rayo de luz refulgente (rayo sushumna) atraviesa la región solar.
Después de pasar Brahma loka (reino divino), el alma difunta alcanza el punto
más alto a través de este rayo. Los tres nadis (ida, pingala y sushumna) se cruzan
en el chakra hrit. También se dice que los *prana vayus* están situados allí. El *astra
bija* (mantra de semillas de armas), ubicado en chakra hrit, es *hung*: ह्रूँ.

El chakra hrit es la morada del Espíritu Interior, atman (el «YO SOY»)
Brahman (absoluto) y deidades de todas las religiones. Por lo tanto, es el lugar
ideal para contactar con tu propia deidad personal (*ishtadevata*), el represen-
tante de fe, ya sea Jesús, Buda, Allah, Vishnu, Ganesh, Krishna, Kali, Durga,
Saraswati, Lakshmi, María, Hashem, o cualquier otra forma divina.

«El Ser brillante habita escondido en el corazón. Todo en el cosmos, grande y
pequeño, vive en uno mismo. Él es la fuente de la vida, la verdad más allá de la
fugacidad de este mundo. Él es el objetivo de la vida ¡Alcanza esta meta!».

LOS UPANISHADS[5]

Logros de hrit

«El santuario que consiste en el éter del corazón, la dicha, el retiro más elevado,
ése es nuestro, ése es nuestro objetivo, y ése es el calor y el brillo del fuego y el sol.[6]
El que conoce a Brahman, que es (causa, no efecto), que es consciente, que no
tiene fin, que está oculto en la profundidad (del corazón), en el éter más elevado,
disfruta de todas las bendiciones en armonía con el omnisciente Brahman».

LOS UPANISHADS[7]

---

4. Bhagavad Gita, 10:11, 20.
5. Mundaka Upanishad 2:2.2. *World Scripture*, pg. 142.
6. Maitrayana Brahmaya Upanishad, 6:27, *Yoga Philosophy*, pg. 348.
7. Taittiriya Upanishad, 1:2.1.

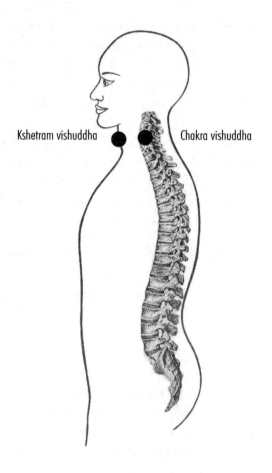

Kshetram vishuddha Chakra vishuddha

Loto de garganta: centro de purificación

Capítulo catorce

CHAKRA 5: VISHUDDHA

Adoro al Auspicioso que reside en tu Visuddhi-Cakra, brillando como un cristal puro,
el Creador del éter y tú, la Diosa de idéntica disposición. Por el resplandor, que se
asemeja a la luz de la luna, que emana de ellos, el mundo envuelto en la oscuridad
de la ignorancia se regocija, como el pájaro Cakori bañándose en los rayos de la luna.

ADI SHANKARACHARYA[1]

El *chakra vishuddha* (pureza), conocido como chakra de la garganta, es la sede de la purificación, que armoniza toda la diversidad. También llamado *bharati sthana* (lugar de Bharati, Diosa del habla), es responsable de la expresión creativa y la comunicación.

Este chakra está regido por el planeta Venus, el planeta de la creatividad, la riqueza y la expresión artística, y el signo Tauro y la segunda casa astrológica, que denota el habla, el arte y los bienes raíces. Su día de la semana es el viernes y su color esotérico es índigo.

Ubicación de vishuddha

El chakra vishuddha, en el área cervical, está situado en la zona de la vértebra cervical IV de la columna vertebral, en *chitrini nadi* dentro del canal central de la columna vertebral en la región del cuello. Se asocia con el plexo cervical y la glándula tiroides. *Kshetram vishuddha* se encuentra en la superficie frontal del cuello en la región de la nuez.

Para localizar los puntos de vishuddha, presiona la protuberancia en la garganta con el dedo izquierdo y toca la parte posterior del cuello en la columna con el dedo derecho en el mismo plano horizontal.

---

1. Subramanian, *Saundaryalahari of Sankaracarya*, 37, pg. 20-21.

Abrir vishuddha

Para despertar *vishuddha*, practica *ujjayi pranayama* (página 275) mientras presta atención a estos puntos gatillo. Además, realiza las siguientes prácticas del libro *Exploring Meditation*: «Limpieza de la faringe», página 103; «Fortalecimiento del cuello», página 104; «Fortalecimiento de los omóplatos y las articulaciones», página 105; *Urdhvasarvangasana*, página 112; *Halasana*, página 113; *Matsyasana*, página 116.

Cierra los ojos e imagina que tu garganta está llena de un vacío ubicuo. Siente ese vacío cada vez más grande, como el tamaño de una naranja, luego del tamaño de una sandía. Entonces nota que el vacío consume todo tu cuerpo. Todo tu ser está dentro del vacío, el huevo de oro de la creación (*hiranyagarbha*). Disfruta de la sensación de estar suspendido en el vacío. Luego di la siguiente afirmación en voz alta:

«YO SOY uno con unidad. YO SOY uno con paz. Estoy libre de todos los lazos que me atan a la existencia terrenal. SOY libre de ser completo, autosuficiente y contenido dentro de mí mismo. Tengo el control de mi vida ahora y siempre. Amén».

Elemento de éter

Dentro del centro de *vishuddha*, una región circular, blanca y vacía (*nabhomandala*) brilla como la luna llena. Este principio vacío (*shunyatattva*) encarna a la deidad Sadashiva (siempre benéfica), uno de los seis Shivas.

El vacío también se conoce como elemento éter (*akasha mahabhuta*), asociado con el objeto sensorial del sonido (*shabda tanmatra*), que es de color blanco.

Cinco aspectos de *akasha* son los siguientes: éter sin atributos (*gunarahita akasha*), éter más elevado (*parakasha*), éter brillante (*tattvakasha*), éter solar (*suryakasha*) y gran éter (*mahakasha*). Todos éstos son aspectos del vacío supremo; la realidad suprema; el absoluto sin nombre, sin forma; el vacío de la plenitud; y la plenitud del vacío.

Se dice que los filamentos de loto de vishuddha son rojos. Dentro del vacío circular de vishuddha se encuentra un triángulo de color humo donde se sienta Sadashiva.

Dieciséis pétalos de loto

Los pétalos de chakra vishuddha se describen como brillantes de color humo. Sus letras, que irradian luz roja profunda, son las dieciséis vocales del alfabeto sánscrito: a, aa, e, ee, u, uu, kr, kree, lre, lree, ye, yai, o, ow, am, ah:

अ आ इ ई उ ऊ ऋ ॠ ऌ ॡ ए ऐ ओ औ अं अः

O las formas del mantra ang, aang, ing, iing, ung, uung, ring, rring, lring, lrring, eng, aing, ong y oung:

अं आं इं ईं उं ऊं ऋं ॠं ऌं ॡं एं ऐं ओं औं.

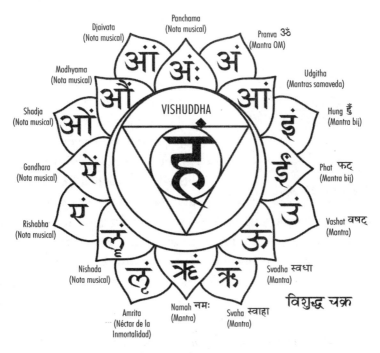

Figura 14a. Chakra vishuddha

Dieciséis cualidades especiales (*vrittis*) se asientan en los pétalos del chakra vishuddha. Dado que este chakra gobierna el habla y la expresión, los pétalos contienen varios mantras y notas musicales. Los primeros nueve *vrittis* son los mantras: *Pranava* (mantra OM: ॐ); *udgitha* (himnos de Sama Veda); mantras *hung, phat, vashat, svadha, svaha, namah*; y el néctar de la inmortalidad, *amrita*. Los vrittis restantes son siete notas musicales: *nishada, rishabha, gandhara, shadja, madhyaman, dhaivata y panchama*. Este chakra se considera el centro del aire vital de udana (*udana vayu*). Desde sus pétalos, dieciséis radiaciones hacen vibrar energía *akasha* (éter) y *udana vayu* hacia ida y pingala.

Bija mantra ham (Hang)

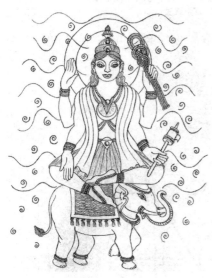

Figura 14b. Ambara

Dentro de la región circular, en el centro de *vishuddha lotus*, está el sánscrito *kha bija o akasha bija* (mantra de semillas de éter), *ham*: हं o *hang*: हँ. El *ham mantra* es blanco y se sienta en su vehículo, un elefante blanco como la nieve (*hasti*). El elefante representa proeza física, que surge de la pureza corporal. La deidad Ambara encarna este mantra y el elemento del éter, el vacío.

En su primera mano, el Ambara de cuatro brazos sostiene un aguijón (*ankusha*), que representa la fuerza física que surge de la disciplina mental y física. En otra sostiene una soga (*pasha*), que indica la libertad de la esclavitud, que también surge de la disciplina mental y física.

Sus manos tercera y cuarta muestran gestos de otorgar bendiciones (*vara mudra*), que imparte conocimiento espiritual y disipa el miedo (*abhaya mudra*), que elimina todos los obstáculos del camino espiritual.

Sadashiva como Ardhanarishvara en bindu

Sadashiva (siempre auspicioso) está situado en el regazo del *ham bija mantra*: हं en el punto bindu sobre el mantra *ha*: ह. Es de color blanco y tiene cinco caras, tres ojos en cada cara, diez brazos y una luna creciente en la frente. Sus cinco caras son gris, amarillo, bermellón, blanco y rojo intenso. Está vestido con una piel de tigre y su cuerpo está cubierto de cenizas y adornado con serpientes. El río Ganges fluye de sus esclusas enmarañadas.

La expresión quíntuple de la actividad divina en el cosmos está representada por las cinco caras de Shiva:

1. Mirando hacia arriba está Ishana (gobernante), el revelador, también conocido como Sadashiva. Aparece en templos en la forma *shiva linga* (falo de Shiva). Está sobre la cabeza de Shiva y es la encarnación de todas las formas de aprendizaje.

2. Mirando hacia el este está Tatpurusha (alma suprema), el corrector, el poder del oscurecimiento, también conocido como Maheshvara.

3. Mirando hacia el oeste está Sadyojata (nacido de repente), el creador, también llamado Brahma.

4. Frente al norte está Vamadeva (encantador, agradable), el sustentador, también llamado Vishnu.

5. Hacia el sur está Aghora (no aterrador) o Bhairava, el poder de absorción y destrucción, también conocido como Rudra.

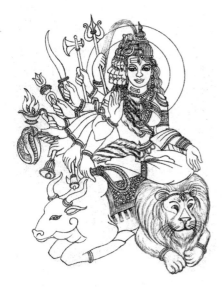

Figura 14c. Sadashiva como Ardhanarishvara

El color blanco del cuerpo de Sadashiva representa la pureza de *sattva guna*, que expresa el conocimiento divino. Sus cinco caras simbolizan el conocimiento de los cinco elementos (*bhutas*) y los objetos sutiles de los sentidos (*tanmatras*) que surgen de los mantras *lang, vanguard, rang, yang y hang.*

Aunque posee tres ojos en cada cara, Sadashiva sólo ve con su tercer ojo, porque sus otros dos ojos están cerrados en meditación profunda. Su tercer ojo sólo ve el verdadero conocimiento (*samadhi prajna*) de la consciencia de dicha absoluta (*satchitananda*). Su piel de tigre simboliza la disciplina y la espiritualidad con el propósito de alcanzar la liberación.

En chakra vishuddha, el cuerpo de Sadashiva se fusiona con su poder (shakti) o consorte, llamado *Girija, Gauri o Uma.* Esta forma se llama *Ardhanarishvara* o *Hara-Gauri*: la mitad derecha de su cuerpo es el dios blanco Sadashiva y la mitad izquierda es la diosa Shakti. Su color dorado indica el aire vital *vyana* multidireccional, que afecta la quietud del *prana vayus*.

El vehículo de Shiva es el toro (*vrisha*) y el vehículo de Shakti es el gran león (*mahasingha*). Por lo tanto, el vehículo de Ardhanarishvara es mitad toro y mitad león. El león representa el control total de Shakti, su poder.

Ardhanarishvara representa la unión completa de los dos aspectos de la divinidad: consciencia suprema (Shiva) y poder (Shakti). Cuando la unidad se convierte en dualidad, las fuerzas pránicas que crean vida se dividen en dos energías: bindu rojo (*rajas*), fluidos genitales femeninos que se unen con bindu blanco (*shukra*), fluidos genitales masculinos. La energía roja crea feminidad en la mujer, mientras que la energía blanca produce masculinidad en el hombre.

Gracias a la afinidad natural de las energías rojas y blancas, los hombres y las mujeres desean unirse, pero hay un límite físico para su capacidad de hacerlo. Es por eso por lo que las prácticas sexuales secretas llamadas *maithuna* ayudan a hombres y mujeres a absorber la esencia de los fluidos de su pareja. Estas prácticas incluyen contactos multinivel con retención de semen junto con movimientos magistrales durante la cópula. *Ardhanarishvara* es la forma en que las energías masculinas y femeninas están tan unificadas que manifiestan un poder total en la unión total de Shiva con Shakti. Sadashiva tiene nueve complementos en sus manos:

1. El tridente (*shula*) representa el poder de absorción de Prakriti, que consta de tres atributos básicos: *sattva, rajas* y *tamas gunas*.

2. El hacha (*tanka*) es la fuerza espiritual, que elimina todo lo que no es espiritual.

3. La espada (*kripana*) destruye todas las formas que parecen limitar al Ser infinito sin forma (Brahman).

4. El rayo (*vajra*) representa el control adamantino de la función *apana* (energía sexual).

5. El fuego (*dahana*) simboliza el fuego kundalini de todos los principios cósmicos.

6. La gran serpiente (*nagendra*) es kundalini en su estado despierto.

7. La campana (*ghanta*) representa el sonido silencioso del mantra.

8. El aguijón (*ankusha*) estimula el vacío silencioso para crear sonido.

9. La soga (*pasha*) mantiene el orgullo espiritual bajo control.

Su décima mano hace el gesto de disipar el miedo (*abhaya mudra*).

La guardiana Shakini

El esplendoroso poder (shakti) llamado Shakini, guardiana de *chakra vishuddha*, reside en una región lunar brillante dentro de vishuddha. Su forma luminosa tiene cinco caras exquisitas, con tres ojos en cada cara pintados con kohl y cuatro hermosos brazos. Blanca como el océano de néctar, está vestida con prendas amarillas y espléndidos adornos. Amable, encantadora y seductora, su dulce sonrisa muestra bonitos dientes. Tiene grandes mamas, cabello enmarañado y está adornada con joyas diversas. Shakini está más allá del Veda, así como la fuente del Veda. Encarna el conocimiento del mantra.

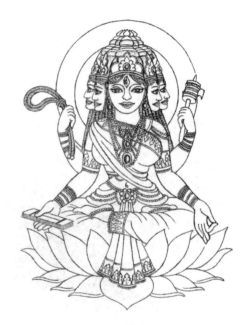

Figura 14d. Shakini

Su cuerpo está humedecido con corrientes de néctar puro (*amrita*). Sus prendas amarillas indican el control total de *vyana vayu*.

En una de sus manos de loto, Shakini sostiene el aguijón (*srini*). En otra, ella sostiene la soga (*pasha*). Su tercera mano sostiene un libro del Veda, del cual ella es la fuente. Su cuarta mano tiene el gesto de la sabiduría (*jnanamudra*), con la punta de su dedo índice tocando la punta de su pulgar.

Logros de Vishuddha

«Esta (región) es la puerta de entrada de la Gran Liberación para aquel que desea la riqueza del Yoga y cuyos sentidos son puros y controlados. El que ha alcanzado un conocimiento completo del Atma (Brahman) se convierte, al concentrar constantemente su mente (Citta) en este Lotus, en un gran sabio, elocuente y sabio, y disfruta de una paz mental ininterrumpida. Él ve los tres períodos [pasado, presente y futuro], y se convierte en el benefactor de todos, libre de enfermedades y penas, de larga vida y, como Hamsa, destructor de peligros sin fin».

PURNANANDA[2]

---

2. Sat Cakra Narupana, 30, 31.

Capítulo quince

CHAKRA TALU

Habiendo arreglado sucesivamente el aliento, después de haberlo restringido en el paladar, luego de haber cruzado el límite (la vida), permita que se una después al ilimitado (Brahman) en la coronilla.

LOS UPANISHADS[1]

El chakra talu (úvula), que no forma parte del sistema de siete chakras, también se llama *chalana lalana* o *taluka*. Se representa en las antiguas escrituras como un chakra secreto enseñado por los gurús a sus discípulos. Se cree que al usar el mantra *hangsah*, el discípulo del yoga hace que la kundalini pase por este chakra mientras atraviesa el *sushumna nadi*.

Ubicación del chakra talu

El chakra talu se encuentra cerca de la unión entre el extremo frontal del canal espinal central en el bulbo raquídeo y la parte inferior del cuarto ventrículo del cerebro, dentro de *Chitrini Nadi*, detrás de la úvula. Su punto *kshetram* está en la raíz del paladar en la parte posterior de la boca.

Abrir el talu

Para localizar y abrir este chakra, observa el punto de activación mientras practicas *khechari mudra* (*véase* la página 275). Después de esta práctica, di la siguiente afirmación:

---

1. Maitrayana Brahmaya Upanishad 6:21.

«Fluye, soma, en una corriente dulce y estimulante.

Fluye, amrita, en abundancia.

Fluye en mi ser con corrientes de vitalidad y energía.

Fluye, dulce néctar y llena mi ser con fluidez, paz y serenidad. Amén».

Loto del paladar: centro de néctar

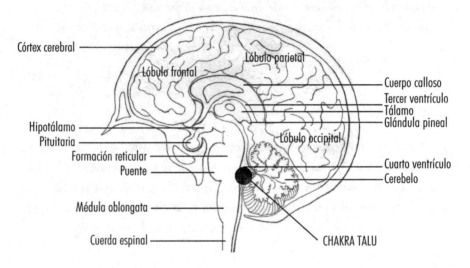

Las siguientes asanas de yoga del *Exploring Meditation* también te ayudarán a abrir este chakra: *Matsyasana*, página 116; *Bhujangasana,* página 117; *Chakrasanas*, páginas 118 y 119.

Doce pétalos de loto

Según las antiguas escrituras indias, se dice que el color de los pétalos del chakra talu es blanco o rojo brillante. Doce cualidades específicas (*vrittis*) se encuentran en los pétalos de este chakra. Son respeto, satisfacción, ofensa, autocontrol, orgullo, afecto, tristeza, depresión, pureza, insatisfacción, honor y ansiedad.

Región lunar

En el centro del loto talu hay una región circular roja asociada con la úvula. Dentro de este círculo hay una región donde reside el poder de exudación de néctar de la luna (*chandra kala*). Esta región lunar, que brilla como un millón de lunas, es el reservorio de néctar (*amrita o soma*). Cuando se estimula, la ambrosía de la inmortalidad surge copiosamente de ella.

La clave para alcanzar la inmortalidad física, el chakra talu, es la olla de néctar (*amrita kalash*), y el soma que rezuma gotea con poder rejuvenecedor. Este líquido de amrita se llama ambrosía, alimento de los dioses, elixir de la vida, néctar de la inmortalidad. Los tántricos lo llaman *madya* (vino), los poetas sufíes lo llaman «vino dulce» y los cristianos lo llaman «sangre de Cristo».

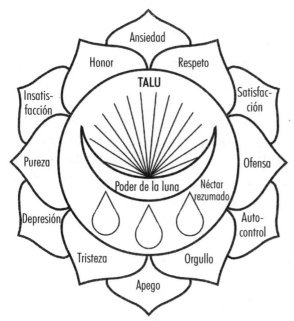

Figura 15a. Chakra talu

«Pero el que bebe del agua que yo le daré, nunca tendrá sed; porque el agua que le daré será en él un pozo de agua que brota en la vida eterna».

JESÚS DE NAZARET[2]

La fuente de este néctar es un fluido divino que cae en cascada desde el chakra más elevado, el *sahasrara*. Este fluido representa *satchitananda* (consciencia de dicha absoluta), que se origina en el sahasrara superior en bindu, la puerta de entrada entre lo infinito y lo finito. Un punto llamado «décimo», también llamado punto uvular (*ghantika lingamula randhra* o *ghantika linga vivara*), es el camino hacia el depósito de néctar en el chakra talu. El néctar se recupera mediante el «proceso del décimo punto» (*dashama dwara marga*),

---

2. San Juan 4:14.

que consiste en una práctica yóguica llamada bloqueo de la lengua (*khechari mudra*).

Esto se consigue alargando la lengua a través de un proceso que debe realizarse bajo la supervisión de un maestro completamente iluminado. Una vez que la lengua se ha alargado lo suficiente, se dobla hacia atrás y se presiona contra el «décimo punto» de la úvula. Esta práctica profundiza la meditación, fortalece el poder de concentración y brinda una tremenda energía y bienestar. (*Véase* la página 275 para practicar una versión modificada).

«Y Dios identificó un lugar hueco que estaba en la mandíbula, y salió agua por allí; y cuando bebió, su espíritu volvió otra vez y revivió».

LA BIBLIA[3]

El chakra talu o *lalana* a veces se llama *kalachakra* (centro de división) porque es el centro donde el sushumna nadi se bifurca en una rama anterior, que pasa a través de *ajna* en su camino hacia *brahmarandhra*, y una rama posterior, que viaja alrededor de la parte posterior del cráneo antes de llegar a *brahmarandhra*.

«La arteria, llamada Sushumna, que va hacia arriba (desde el corazón hasta el Brahmarandhra), que sirve como pasaje del Prana, se divide dentro del paladar. A través de esa arteria, cuando ha sido unida por la respiración (contenida), por la sílaba sagrada Om y por la mente (absorta en la contemplación de Brahman), avanza hacia arriba y, después de girar la punta de la lengua en el paladar, sin usar ninguno de los órganos de los sentidos, se percibe la grandeza. De allí pasa al desinterés, y con el desinterés dejas de ser un experimentador de placer y dolor, consiguiendo la soledad (kevalatva, liberación final)».

LOS UPANISHADS[4]

Talu está situado en el centro de cuatro vías de respiración. Dos son de aliento ordinario: la primera a los pulmones y la segunda a la tráquea. Las otras dos son formas de *pranakundalini: adhahkundalini* y *urdhvakundalini*.

---

3. Jueces 15:19.
4. Maitrayana Brahmaya Upanishad 6:21.

Cuando la respiración se suspende y se recoge en el chakra talu, la energía *adhahkundalini* (kundalini inferior) desciende en espiral a través de sushumna, haciendo vibrar todos los chakras.

Cuando las respiraciones inhaladas y exhaladas se vuelven más enrarecidas, se unen como *samana prana* (respiración uniforme), despertando la energía latente en el *muladhara* (chakra raíz). Luego, transformada en *udana prana* (respiración vertical) o *urdhvakundalini* (kundalini elevado o ascendente), esta energía perfora y dilata el *sushumna nadi* (canal mediano). A medida que se eleva al chakra de la corona, el *urdhvakundalini* se purifica y se convierte en *vyana prana* (energía que todo lo penetra).

Logros de talu

«Entre los dos paladares cuelga la úvula como un pezón; ése es el punto de partida de Indra (el señor)... Allí obtiene el señorío, llega al señor de la mente. Se convierte en señor del habla, señor de la vista, señor del oído, señor del conocimiento. Nada más que esto. Está el Brahman cuyo cuerpo es éter, cuya naturaleza es verdadera, regocijándose en los sentidos (prana), deleitado en la mente, perfecto en paz e inmortal. ¡Adora así, oh, Prakinayogya!».

LOS UPANISHADS[5]

---

5. Taittiriyaka Upanishad 1:6.1, 2.

Capítulo dieciséis

CHAKRA 6: AJNA

La luz del cuerpo es el ojo: si, por lo tanto, tu ojo es único,
todo tu cuerpo estará lleno de luz.

JESÚS DE NAZARET[1]

El *chakra ajna* (comando, orden) se llama así por varias razones: como centro de distribución para transmitir prana a varias áreas del cuerpo, ordena prana. Es la clave de la técnica del yoga *prana vidya* (control psíquico y curación). Cuando este chakra está despierto, el *sankalpa shakti* (fuerza de voluntad) se intensifica y los deseos se cumplen casi de inmediato. La transferencia del *ajna* (orden) del gurú ocurre en este chakra.

La palabra *ajna* se pronuncia fonéticamente así: «aaña». No se pronuncia «ajna».

Éste es el tercer ojo (*tisra til*) de la mente superior, el ojo que mira hacia dentro más que hacia fuera, el ojo de Shiva (consciencia superior), centro de la vista divina, clarividencia, sabiduría, experiencias divinas, perspicacia, discernimiento espiritual, revelación y voz más alta. Ajna es la sede de *sukshma prakriti* (poder primordial de todo) y *atman* (yo superior).

Mientras que los cinco chakras inferiores están asociados con los cinco elementos, el chakra ajna es la sede de la mente. El gobernante planetario del chakra ajna es Júpiter. El nombre sánscrito para este planeta es *Guru* (la luz que disipa la oscuridad). En los antiguos Vedas, ajna está simbolizado por Brihaspati, *guru* (preceptor) de los *devas* (deidades). Su día de la semana es el jueves y su color esotérico es azul. La casa astrológica gobernada por ajna es la novena, de la sabiduría, la educación superior, la enseñanza espiritual y el aprendizaje, gobernada por Sagitario.

---

1. Mateo 6:22.

Ubicación del ajna

El chakra ajna se encuentra en el centro del cráneo, dentro del *chitrini nadi*, en la región de la glándula pineal en la parte posterior del tercer ventrículo del cerebro. Directamente frente a ajna, en el mismo plano horizontal, se encuentra el punto gatillo *ajna kshetram*, entre las dos cejas en la frente en el centro llamado *bhrumadhya* (centro de las cejas). El chakra ajna está directamente conectado a *bhrumadhya* a través de un nadi llamado *mahanadi* (gran nadi). Al colocar una gota de bálsamo de tigre o alcanfor entre las dos cejas, puedes aumentar la sensibilidad e intensificar la percepción de *bhrumadhya*.

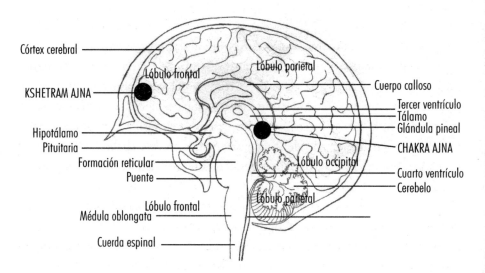

Despertar el ajna

Puedes despertar ajna practicando *shambhavi mudra* (*véase* página 276), así como las siguientes asanas de yoga en mi libro *Exploring Meditation*: *Urdvasarvangasana*, página 112; *Halasana*, página 113; *Siddhasana*, página 114; *Padmasana*, página 115. También puedes aprender y practicar muchos ejercicios poderosos para ayudarte a abrir el chakra ajna en mi libro *Awaken Your Third Eye*.

Además, practica pranayama (ejercicios de respiración, *véase* el Capítulo 22) de la siguiente manera: mientras practicas las fases de inhalación y retención, pon tu atención en el chakra *muladhara* en la base de la columna vertebral. Durante la fase de exhalación, pon tu atención en *bhrumadhya* en la frente.

Después de practicar estas técnicas, di la siguiente afirmación:

«Estoy lleno de la paz y la gracia divina.
YO SOY un ser radiante de belleza, poder y gloria.
YO SOY el filántropo de la divinidad, el mensajero de la divinidad
y el embajador de la divinidad en la tierra.
Mi poder ahora se usa para el servicio divino.
No se hará mi voluntad, sino la tuya. Amén».

Glándula pineal

El chakra ajna corresponde al plexo cavernoso y está asociado con la glándula pineal, una glándula endocrina en mitad del cerebro, responsable de recibir la luz, un reloj biológico que regula las actividades.

La luz que ingresa por los ojos se envía directamente al hipotálamo y la glándula pineal, regulando todo el sistema nervioso simpático. La glándula pineal produce melatonina y otras hormonas en respuesta a los ritmos y ciclos cósmicos. Estos controlan el comportamiento sexual, los ciclos menstruales, la energía nerviosa y otros ritmos biológicos.

Por ejemplo, en climas del norte, como Noruega y Finlandia, la disminución de la luz solar causa una mayor incidencia de irritabilidad, fatiga, enfermedad, insomnio, depresión, alcoholismo y suicidio.

La glándula pineal es una puerta de entrada entre los reinos físico y sutil, un portal que abre o restringe la consciencia psíquica. Así, la estimulación directa de la glándula pineal a través de prácticas yóguicas puede despertar el chakra ajna.

Región hexagonal

Se dice que un fluido «excelente», a saber, el néctar de soma (*amrita*), permanece en el interior de *kshetram ajna*. Allí, los nadis de ida, pingala y sushumna se encuentran en la unión de estos tres conductos de energía (*tripatha sthana o trikuti*), que forman una región hexagonal roja. De hecho, ida y pingala terminan en ajna, en el punto donde se unen con sushumna.

Por lo tanto, *bhrumadhya* se denomina *mukta triveni* (tres hilos donde se alcanza la liberación). También se llama *Prayag*, el antiguo nombre de la ciudad de Allahabad, India, donde se encuentran los tres ríos Ganges, Yamuna y el mítico río subterráneo Saraswati. El Ganges representa ida, Yamuna simboliza pingala y Saraswati indica sushumna. En Allahabad, un festival especial llamado Kumbh Mela (festival de la olla del néctar de la inmortalidad) celebra bañarse en el néctar de este chakra en la unión de estos tres ríos. En 2001, 2007 y 2013, llevé grupos de turistas a este evento, al que asistieron cien millones de personas (la reunión espiritual más grande de la historia).

Otro símbolo para el encuentro de estos tres nadis es la cruz cristiana, donde ida se equilibra con pingala. El lado izquierdo de la cruz es ida, el lado derecho es pingala y la línea vertical es sushumna, que continúa hacia arriba hasta sahasrara. Las tres líneas se encuentran en el chakra ajna, el estado sin ego, donde mueres (eres crucificado) a tu antiguo yo.

Región triangular

Dentro del hexágono hay un triángulo llamado *trirasra*, que es un *yoni* (genitales femeninos), la sede (*pada*) de la forma *linga* (falo) del Señor Shiva llamado *itara* (otro, diferente de) *linga*, llamado así porque es diferente, pero conduce directamente al *para linga* en sahasrara (*véase* Figura 16a).

Itara Shiva es el poder de Shiva, que representa el control total sobre los deseos durante la meditación. Este linga, descrito como rojo, dorado o blanco brillante, se denota más precisamente como un punto bindu en el centro del triángulo en lugar de un linga.

El *yoni* triangular, sede del Señor Shiva, es el supremo shakti kundalini (*paramakula*). Su energía, como rayos de relámpagos, se irradia del chakra guru al ajna como el mantra *aing*, lo que provoca que brahma nadi se despierte, manifestando el primer *bija* (sonido de semilla), fuente primaria de los Vedas, el *pranava* en el triángulo ajna, donde kundalini está en su forma *pashyanti* (sonido radiante) OM.

Dos pétalos de loto

Los dos pétalos del chakra ajna son descritos por los antiguos como vibrantes, con rayos fríos nectarosos y de color intensamente blanco (*sushubhra*) o de color similar al rayo. Los dos pétalos de ajna representan el *nadi sol* (pingala) y el *nadi luna* (ida), que se fusionan en ajna. Las letras sánscritas en estos pétalos son las brillantes letras blancas de *ham:* हं y *ksham:* क्षं. O los mantras de Shiva (*hang:* हँ) y Shakti (*kshang:* क्षँ).

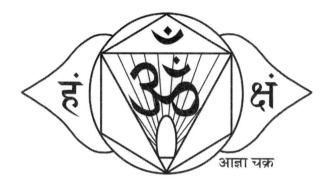

Figura 16a. Chakra ajna

Los dos pétalos de ajna son dos radiaciones de poder. Uno de ellos irradia hacia abajo a través de los cinco chakras inferiores. El otro se mueve hacia los chakras superiores.

Estas radiaciones de hang y kshang son blancas, puras (*sattvicas*) y poderosas. En las radiaciones están los cinco *vayus* (aires vitales), cinco poderes divinos y el poder kundalini.

El color blanco indica una preponderancia de *udana vayu*. Este vayu despierta los cinco *mahabhutas* (elementos) y cinco *tanmatras* (objetos sensoriales) en los cinco chakras inferiores y el *antakarana* (capacidad mental triple) en los chakras manas e indu.

Cuando hang y kshang se fusionan durante la meditación, la radiación inferior se detiene y el poder se concentra en la radiación superior. Entonces, la fuerte radiación superior no se detiene en manas o induce chakras, sino que pasa directamente al chakra nirvana, que causa *samadhi* (trascendencia).

Bija mantra OM (Ong)

Dentro del triángulo está el mantra de la semilla (*akshara bija*) blanca como la luna, brillante, esplendorosa e imperecedera OM: ॐ. Se cree que OM es la fuente principal del Veda, y Veda es el precursor del universo entero. Por lo tanto, la primera semilla (*adibija*) mantra es OM.

213

Ajna es la sede de kundalini como consciencia interior esplendorosa, pura y excitada. Emerge de su forma sutil a través de los primeros sonidos (*varna*) que forman el *pranava* (OM). Los giros de kundalini se describen como un círculo luminoso de luz.

El Señor Parashiva en bindu

El sexto Shiva, conocido como Parashiva, habita en el punto bindu sobre el mantra OM: ॐ. Representa la forma sutil de Brahman como *hiranyagarbha* (huevo de oro de la creación), caracterizado por el bija mantra OM, que es la semilla del universo entero.

«Venero al Creador Supremo de la felicidad situado en el Chakra Ajna, entre las cejas, resplandeciente como millones de soles y lunas, adornado al lado del Poder Supremo, meditando sobre los devotos, que vive en el mundo refulgente que no necesita luz y está fuera del alcance del sol, la luna y el fuego».

ADI SHANKARACHARYA[2]

La guardiana Hakini

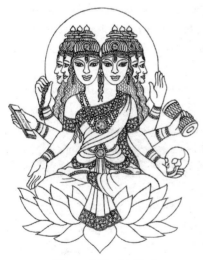

Figura 16b. Hakini

El poder (shakti) y la guardiana de ajna es la Diosa Hakini, que es blanca como la luna. Con seis hermosas caras parecidas a la luna, cabello rizado, seis brazos y tres ojos en cada cara, su consciencia está en la consciencia suprema.

Se dice que sus ojos, bellamente pintados con kohl, ruedan como una abeja negra en movimiento. Su prenda superior es blanca y su prenda inferior es roja. Se sienta en un loto blanco y su cuerpo blanco simboliza su forma diversa y pura (*sattva guna*).

---

2. Subramanian, *Saundaryalahari of Shankaracharya*, 36, pg. 20.

El tercer ojo de Hakini es la luz de la meditación profunda, mientras que los otros dos ojos representan el conocimiento obtenido a través de la información sensorial y el pensamiento. Las seis caras de Hakini representan los cinco elementos (*mahabhutas*) centrados en los cinco chakras inferiores y la mente (*manas*) ubicada en el chakra ajna.

En una de las manos de Hakini, hay un libro (*vidya*), que es la sabiduría suprema más alta traducida en palabras comprensibles. En otra mano, sostiene una calavera (*kapala*), que es la perpetuación de la consciencia espiritual (desarrollada a través de la meditación) incluso después de la muerte. En su tercera mano, sostiene un tambor (*damaru*), que simboliza los sonidos del mantra silencioso transformados en *vaikhari* (sonido audible). La cuarta mano de Hakini sostiene un rosario *rudraksha* (*japavati*), que indica la práctica espiritual (*sadhana*) de la repetición del mantra (*japa*), que despierta las vibraciones del mantra. Su quinta mano tiene el gesto de otorgar bendiciones (*vara mudra*), que imparte conocimiento espiritual. La sexta mano tiene el gesto de disipar el miedo (*abhaya mudra*), que elimina todos los obstáculos para la meditación.

Logros de ajna

«El que siempre contempla el loto escondido de Ajna, destruye de inmediato todos los karmas de su vida pasada, sin ninguna oposición. Todos los frutos que se han descrito anteriormente como resultado de la contemplación de los otros cinco lotos se obtienen a través del conocimiento de este único loto Ajna.

El sabio, que continuamente contempla este loto de Ajna, se libera de la poderosa cadena de los deseos y disfruta de la felicidad. Cuando, en el momento de la muerte, el yogui contempla este loto, dejando la vida, es absorbido en el Paramatma [alma suprema]».

SIVA SAMHITA[3]

---

3. Vasu, *The Siva Samhita*, 5:111, 115, 117. pg. 71-72.

Capítulo diecisiete

SUBCENTROS AJNA

Dibuja el aliento hasta el Brahmarandhra en la parte superior de la cabeza.
Enciende el fuego, purifica los canales sutiles, quema las impurezas.
Éste es el fuego de yoga de la deliberación... La pura energía del Supremo.

SWAMI NITYANANDA[1]

Además del chakra ajna de dos pétalos (rueda del tercer ojo), existen otros tres chakras dentro del cerebro: *chakra manas, chakra indu y chakra nirvana*, que explorarás en este capítulo. Según las antiguas escrituras de la India, hay tres asientos (*pithas*) en la región de la frente. Se llaman *bindu*, *nada* y *shakti*.

El loto bindu es el punto sobre el mantra OM: ॐ en ajna. El nada es chakra manas, y el shakti es chakra indu.

Chakra manas: mente sensorial

El chakra manas (mente), tu vehículo mental, consta de tres partes: mente consciente o mente inferior, mente instintiva (*manas chitta*); mente subconsciente, emocional o de impresión (*sanskara chitta*); y mente habitual y modelada (*vasana chitta*). Este chakra está regido por el planeta Mercurio, que gobierna la actividad mental, el signo Géminis, gobernante de la mente inferior, y la tercera casa de la carta astrológica.

También conocido como mente sensorial o inferior, *manas* es responsable de percibir las impresiones sensoriales. Más poderoso y enrarecido que los sentidos físicos, hace que éstos operen transportando sensaciones a los chakras superiores en el cerebro.

---

1. Nityananda, *Sky of the Heart*, Sutra 28.

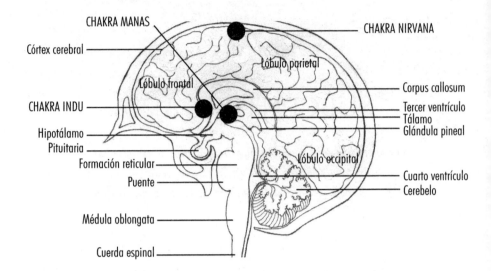

Operaciones sensoriales, como ver o escuchar, dependen de los ojos u oídos corporales, pero manas puede operar independientemente de estos órganos sensoriales, incluso después de la muerte. El manas sutil (*sukshmarupa manas*) no sólo es responsable de la percepción sensorial externa, sino también de la percepción sensorial sutil, como la visión clarividente, que no depende de los ojos físicos.

Ubicación de manas

La ubicación del chakra manas es un subcentro dentro de ajna. Se encuentra en chittrini nadi, sobre el chakra ajna, sobre el bindu de OM: ॐ en un segundo *nada* (forma de luna creciente). Esto corresponde a la parte frontal del tercer ventrículo del cerebro.

Seis pétalos de loto

El chakra manas, que se dice que es de color blanco, tiene seis pétalos, que están conectados a los cinco objetos sensoriales (*tanmatras*) de olor, sabor, forma, tacto y sonido. El sexto pétalo está conectado al sueño. Los colores de los pétalos están asociados con los sentidos: el olor es amarillo, el sabor es blanco, la forma es roja, el tacto es ceniza, el sonido es blanco y el sueño es negro.

Chitta: centro de impresiones sensoriales

La parte de tu mente llamada *chitta* (consciencia) se encuentra en el chakra manas. Hay dos aspectos de la consciencia: la naturaleza relativa, dualista, y la naturaleza absoluta. Tu individualidad (YO SOY) experimenta objetos sensoriales externos e internos: cosas, personas, pensamientos e impresiones. Esta consciencia del «yo» se llama *chitta*: consciencia sensorial.

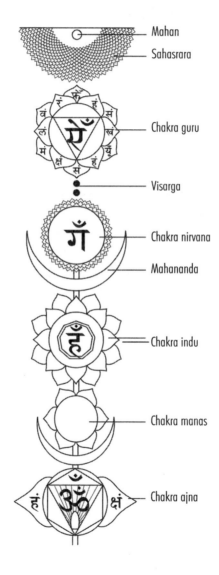

Figura 17a. Sistema ajna y sahasrara

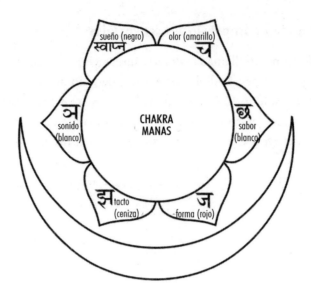

Figura 17b. Chakra manas

Cuando la mente se tranquiliza en la meditación profunda, los objetos de percepción se convierten en imágenes, ideas y sentimientos sutiles. Para percibir estos objetos sutiles, la *chitta* se transforma en superconsciencia (*dhi*), que utiliza sentidos sutiles, como clarividencia, clariaudiencia y clarisciencia.

Una vez que trasciende la naturaleza dual relativa de la mente y se unifica con lo absoluto, la consciencia del «yo» de chitta y dhi se absorbe. En esta etapa, la consciencia ya no es dual. Se entra en el estado de *samadhi*: uniformidad de intelecto.

En la vida de vigilia, se reciben continuamente impresiones a través de los órganos sensoriales: nariz, lengua, piel, ojos y oídos. Los impulsos sensoriales llegan al cerebro y luego se transforman en sutiles impulsos *vayu* (aire vital), que pasan a través de ida hacia los chakras.

La forma de olfato vayu se transmite a muladhara, el sabor se dirige a svadhishthana, la forma y el color se dirigen a manipura, el tacto pasa a anahata y el sonido se dirige a vishuddha. Después de que estos impulsos sensoriales se procesan en los chakras, irradian a través de los pétalos del chakra hacia ida y luego viajan al chakra manas a través de ida.

Manas luego envía estos impulsos a chitta, donde se transforman en sentidos de olfato, sabor, vista, sentimiento y oído. Cuando estos impulsos mentales/sensoriales son bloqueados por *tamas guna* (fuerza destructiva) en la chitta, te vuelves inconsciente y te quedas dormido.

Chitta almacena permanentemente cada impresión sensorial que pasa a través de ella, aunque la mayoría de las impresiones no se reconocen ni se recuerdan conscientemente. Estas impresiones indelebles se llaman *samskaras*.

Las percepciones y pensamientos que crean impresiones de placer viajan a chitta como noción (*bodha*), que se convierte en sentimiento (*bhava*). El sentimiento se convierte en amor (*raga*), mezclado con deseo (*kama*). El deseo, mezclado con la voluntad (*manasyana*), se convierte en volición (*chikirsha*) y luego en conación (*kriti*). La conación se convierte en el impulso conativo (*kratu*), que luego se transporta a uno de los cinco chakras inferiores, donde después emerge como un impulso premotor, llevado al cerebro por pingala.

Chakra indu: intelecto

El término sánscrito *indu* (gota, luna) se refiere a gotas de néctar (*soma*) que gotean de la región de la luna en el cuerpo sutil. El chakra indu también se llama *chakra brahma* (rueda de brahma), *chandra mandala* (círculo lunar) y *chakra soma* (rueda de néctar). Este chakra está gobernado por el planeta Urano, que gobierna el intelecto y la mente superior, el signo de Acuario y la casa número once en astrología.

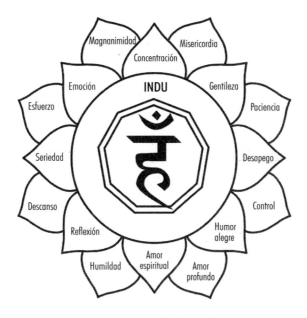

Figura 17c. Chakra indu

Ubicación de indu

El chakra indu se encuentra en el cerebro dentro del *chitrini nadi*, justo por encima del chakra ajna, en la parte frontal del tercer ventrículo del cerebro, en la región de la lámina terminal y la comisura anterior. *Véase* el diagrama de la página 218.

Abrir el indu

Las siguientes prácticas de mi libro *Exploring Meditation* te ayudarán a abrir este chakra: «Desarrollo del intelecto», página 104, y *Urdhvasarvangasana*, página 112. El chakra indu, de color blanco luna, tiene dieciséis pétalos de loto. En los pétalos de este chakra se encuentran las siguientes cualidades especiales (*vrittis*): misericordia, gentileza, paciencia, desapego, control, excelentes cualidades, humor alegre, profundo amor espiritual, humildad, reflexión, descanso, seriedad, esfuerzo, emoción controlada, magnanimidad y concentración.

Bija mantra hamsah (Hangsah)

En la luna, el loto o el chakra indu es una región de nueve esquinas dentro de la cual hay una isla de gemas (*manidvipa*). Dentro de esta isla de gemas está el mantra semilla de Shiva (*shambu bija*), *hang*: हं.

Dado que el mantra de Shiva es *hang* y el mantra de Shakti es *sah*, el mantra que denota Shiva-Shakti es *hangsah*: हँस, también conocido como *hamsah*: हंस. Este mantra, en su poder como consciencia, es el Ser supremo (Brahman). En su poder como sonido, es Shiva en forma divina. *Hangsah* tiene la forma de un cisne, que se sienta en un loto dorado.

El pico del cisne es el *pranava* (OM). Las alas son dos formas de tantra llamadas *agama* y *nigama*. Los pies son el poder de la consciencia. Los tres ojos del cisne son los tres bindus (*véanse* páginas 111, 112 y 140).

Paramashiva en bindu

En el regazo de *hangsah*, que es el bindu sobre la luna creciente de hangsah हँस, se encuentra la deidad *Paramashiva*, también llamada *Mahadeva*, situado a la derecha de su consorte (shakti), llamada *Siddhakali*. El cristal blanco Paramashiva es la dicha eterna, el ser inmutable y supremo *Bhagavan* (Dios), dotado con el poder supremo del yoga.

Con cabello trenzado y adornado con la luna creciente en su frente, Paramashiva está vestido con una piel de tigre. Su shakti Siddhakali es de cuatro brazos, de color amarillo, hermosa y decorada con varios adornos. Ella sostiene un tambor, un tridente y una soga, y hace el gesto de disipar el miedo.

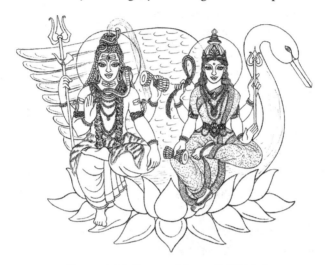

Figura 17d. Paramashiva y Siddhakali

Buddhi tattva

El chakra indu es la sede de *buddhi* (intelecto). Este aspecto de la mente adquiere un conocimiento más elevado que el de chitta: la mente sensorial ubicada en el chakra manas. Chitta, responsable de la percepción sensorial, sólo puede derivar conocimiento sensorial (*sangjnana*). En contraste, el conocimiento obtenido por buddhi es conocimiento intelectual (*vijnana*). Las funciones principales de buddhi son intelección superior (*manisha*), pensamiento (*mati*), intelección (*manana*), perspicacia (*drishti*) y retención (*medha*).

Chakra nirvana: mente concentrada

El chakra de nirvana (extinguir o apagar una llama) es donde el ego, junto con los caprichos y defectos, se aniquila cuando la kundalini lo atraviesa. Este chakra está regido por Neptuno, el planeta de la disolución del ego, el signo de

Piscis y la casa doce en astrología, que connota absorción y pérdida. El chakra nirvana también se conoce como *parabrahma chakra* (rueda de brahma más alta), *shatapatra* (loto de cien pétalos), *shantipada* (loto de la paz), *kalachakra* (rueda del tiempo) y *brahmarandhra* (hueco de brahma).

Ubicación de nirvana

El chakra nirvana es el centro más alto en *chitrini nadi*. Dentro de chitrini se encuentra *brahma nadi*, también conocido como *brahmarandhra*, tan sutil que no se manifiesta hasta que kundalini lo atraviesa.

Tres tubos de energía (nadis) llamados *sushumna, vajrini o vajra,* y *chitrini* surgen del centro de la raíz del bulbo (*kanda mula*), justo debajo del primer chakra (*muladhara*). Estos tres nadis luego ascienden por el centro de la columna vertebral hasta el cerebro. (*Véase* la Figura 5c en la página 73).

En el núcleo más interno de estos tres nadis, se encuentra *brahma nadi*. Sin embargo, brahma nadi no parte de *kanda mula*. Se origina en la boca de *svayambhu linga* en muladhara. Desde ese punto, los cuatro nadis viajan por la columna hasta la parte superior del cerebro, donde todos terminan en un punto llamado *brahmarandhra*, es decir, el punto donde termina brahma nadi (también conocido como brahmarandhra).

Brahma nadi se describe como hueco, un vacío sutil en lo profundo de sushumna. Normalmente está cerrado en el extremo inferior. Cuando se despierta kundalini, abre este cierre y viaja hasta el cerebro. Brahma nadi se llama sendero de brahma (*brahma marga*), porque la kundalini lo atraviesa para alcanzar el sahasrara y unirse con el Señor Shiva. Todos los principios cósmicos (*tattvas*) son absorbidos por kundalini en su camino hacia la columna vertebral. Por lo tanto, se dice que brahma nadi devora todos los tattvas.

Brahmarandhra, también llamado chakra de nirvana, se encuentra en la parte superior de la corteza cerebral, a unos cinco dedos de la línea del cabello, en el punto blando donde los huesos del cráneo se unen en la infancia: la fontanela anterior.

Abrir el nirvana

Las siguientes prácticas en mi libro *Exploring Meditation* pueden ayudarte a abrir este chakra: «Desarrollar la mente y la fuerza de voluntad» y «Desarrollar la memoria», en la página 103. Cierra los ojos e imagina que la sutil pero poderosa kundalini sube lentamente por tu columna vertebral, perforando cada chakra y absorbiendo cada uno de los tattvas dentro de los chakras. Finalmente, visualiza la kundalini llegando al chakra nirvana en la parte superior del cráneo. Luego di la siguiente afirmación en voz alta:

«YO ESTOY absorto en el poder de Kundalini que todo lo consume. Me entrego a la voluntad divina. Mi ser se expande para tocar el infinito a medida que desaparezco en la totalidad. YO ESTOY lleno de la dicha del nirvana, y YO ESTOY en paz. Amén».

Cien pétalos de loto

El chakra nirvana tiene cien pétalos blancos brillantes que rodean su centro. Dentro del chakra está el jalandhara pitha (sede de una gran red de nadis), que conduce a la liberación. Esto es consciencia, brillando con luz azul. El chakra es la sede del poder supremo de consciencia de kundalini. También se dice que Shiva habita en chakra nirvana en color humo brillante.

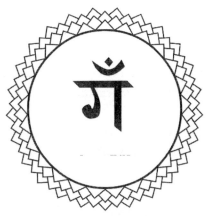

Figura 17e. Chakra nirvana

Bija mantra gam (Gang)

El mantra de *jalandhara* es el bija mantra gang: गं. Este mantra encarna el conocimiento espiritual desarrollado en la meditación (*prajnana*), que es superior al conocimiento adquirido a través de la mente sensorial (*sangjnana*), o conocimiento descubierto a través del intelecto (*vijnana*).

Dhi tattva

El chakra nirvana es la sede de la mente enfocada (*dhi*), así como el centro del ego (*aham*). Dhi es la parte de tu mente que examina los innumerables objetos sensoriales y se enfoca en un objeto en particular. Al concentrarse en un objeto, la mente desarrolla un pensamiento más claro, mayor intelección y un mejor poder de retención. Por lo tanto, dhi es responsable de despertar una intelección de pensamiento más profunda (*manisha*).

La función principal de dhi es la capacidad de concentración. El punto bindu es el símbolo de la forma más alta de concentración, en la cual la consciencia está centralizada en la unidad. La práctica del *samyama*, según los sabios *Yoga Sutras* de Patanjali, desarrolla la unidad en tres etapas:

Dharana (concentración) mantiene la atención de la mente (chitta) fija en un objeto particular o punto del espacio.

Dhyana (meditación) es el flujo continuo e ininterrumpido del mismo conocimiento. Aquí la mente suelta el objeto y permite que sea absorbido o desaparezca en su totalidad.

Samadhi (uniformidad del intelecto) es el estado trascendental de la consciencia pura, la experiencia de la unidad y la totalidad en *satchitananda*, la consciencia de la felicidad absoluta. Aquí incluso el «yo» se absorbe en la unidad.

«Cuando el objeto de meditación sólo brilla en la mente, como si careciera del pensamiento de sí mismo, entonces se llama samadhi o concentración».

PATANJALI[2]

Las perfecciones (*siddhis*) de los poderes supranormales descritos en los *Yoga Sutras*, como la levitación, la omnisciencia, la desaparición, el caminar a través de las paredes, etc., se logran a través de este proceso de samyama. El estado de *samaprajnata samadhi* se logra practicando samyama en objetos materiales, objetos sutiles, las formas de las deidades (*devatas*) y el absoluto sin forma.

Logros de la mente superior

«Igual que una lámpara no parpadea en un lugar sin viento, tampoco lo hace el yogui con el pensamiento sometido, absorto en la unión (yoga) con el Ser.

2. Aranya, *Yoga Philosophy*, Sutras, 3:3.

Ese estado en el que la mente encuentra descanso, silenciado por la práctica del yoga, en el que viendo el Ser sólo por el Ser, encuentra satisfacción en el Ser. Sabiendo que la alegría infinita obtenida sólo por el intelecto, más allá de los sentidos, establecido en eso, no se aleja de la realidad».

SEÑOR KRISHNA[3]

---

3. Bhagavad Gita 6:19-21.

Capítulo dieciocho

CHAKRA GURU

Allí en el loto dentro de la luna, en lo alto de la cabeza del hombre.
El Guru habita en el Sahasrar, encerrado por una figura cuyos lados son tres.
El Supremo Hamsa también está allí; recuerda al Guru con amor cada día.

SHREE GURU GITA[1]

El *chakra sahasrara*, también conocido como el loto de mil pétalos o chakra de la corona, consta de tres aspectos:

Chakra guru, la parte inferior de sahasrara.

Sahasrara, el loto de los mil pétalos.

El aspecto superior, que consiste en Shankhini y *bindu* supremo.

En los capítulos 18 y 19, descubrirás los tres aspectos de sahasrara.

El chakra guru

La parte inferior de Sahasrara es el loto llamado *chakra guru*, de las raíces sánscritas *gu* (oscuridad, ignorancia) y *ru* (eliminación). Así, el gurú disipa la oscuridad espiritual al restaurar la vista de los ciegos a su verdadera naturaleza.

La palabra sánscrita para el planeta Júpiter es *Guru*. Por lo tanto, Júpiter es el gobernante planetario de este chakra. La sede astrológica de Júpiter es la novena casa, que representa el preceptor espiritual.

---

1. Muktananda, *Shree Guru Gita*, 57, 58.

Ubicación de guru

Las antiguas escrituras dicen que guru está ubicado en una región lunar circular, lustrosa, blanca y nectarosa, justo debajo del loto de mil pétalos. El chakra guru es un loto de doce pétalos orientado hacia arriba, situado en la parte inferior del loto de mil pétalos orientado hacia abajo. Por lo tanto, la energía dentro de guru siempre se dirige hacia arriba.

El chakra guru se describe como un adorno principal del tronco (*chitrini nadi*) que soporta el paso de kundalini, que va desde el chakra muladhara hasta el chakra sahasrara. Por encima del punto final superior de chitrini nadi, el chakra guru está situado en la parte más profunda y hueca de sahasrara.

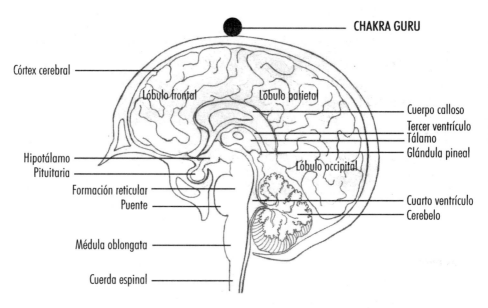

Abrir el chakra guru

Para despertar el chakra guru, lo primero que hay que hacer al levantarse por la mañana es sentarse en la cama e imaginar una forma divina blanca en el loto blanco de doce pétalos, justo encima de la cabeza. Luego imagina que amrita, el néctar de la inmortalidad, fluye de la forma divina. Después de haberte bañado completamente en amrita, di en voz alta:

«YO ESTOY energizado e inmortalizado por el néctar de la ambrosía, amrita.
YO ESTOY lleno de vitalidad, juventud, inmortalidad y felicidad. Amén».

Doce pétalos de loto

El chakra guru tiene doce pétalos. Los mantras en los pétalos del chakra guru son ham, sam, kham, freng, ham, sam, ksham, mam, lam, vam, ram, yung: हं सं खं क्षुं हं सं क्षं मं लं वं रं यूं. Estas doce letras comprenden el mantra guru: ha, sa, kha, freng, ha, sa, ksha, ma, la, va, ra, yung: ह स ख फ्रें ह स क्ष म ल व र य.

Triángulo A-ka-tha

En el centro de la región circular del chakra guru hay un diagrama de forma triangular llamado *yantra*, una palabra derivada de la raíz sánscrita *yam* (soportar la energía inherente a un objeto). Éste es el triángulo de kundalini (*abalalaya*), que representa los tres shakti: *iccha shakti* (poder de la voluntad), *kriya shakti* (poder de acción) y *jnana shakti* (poder de conocimiento), asociado con las tres gunas de Prakriti: *sattva*, *rajas* y *tamas*, en las regiones de luna, sol y fuego respectivamente.

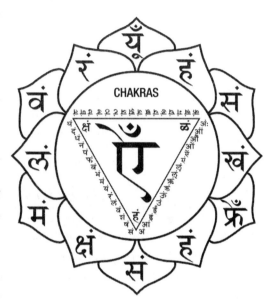

Figura 18a. Chakra guru

Las líneas de este triángulo están formadas por las letras del alfabeto sánscrito y su vértice apunta hacia abajo. Estas tres líneas comienzan con las letras *a*, *ka* y *tha*. En las esquinas del triángulo hay letras *ha*, *la* y *ksha*.

La línea de dieciséis vocales de *a* a *ah*, que comienza con la letra *a*, se inicia en el vértice del triángulo, apuntando hacia abajo. Esta línea de letras se mueve hacia arriba en el lado izquierdo del triángulo. Esta línea de letras «a» se llama *vama*, la línea rajas guna.

La línea de letras de *ka* a *ta*, que comienza con *ka*, empieza desde la parte superior del lado izquierdo y forma la base del triángulo. Esta línea de letras «ka» se llama *jyeshtha*, la línea sattva guna.

La línea de letras de *tha* a *sa*, que comienza con *tha*, se inicia desde el extremo derecho de la base y se mueve hacia abajo hacia el vértice. Esta línea de letras «tha» se llama *roudri*, la línea tamas guna.

Se dice que dentro de este triángulo está enroscada la espléndida kundalini, en forma de espiral de tres vueltas y media.

Bija mantra aim (aug)

Dentro del triángulo está el mantra conocido como *vagbhava bija* (semilla guru mantra) *aing*: este mantra encarna como aspecto de la consciencia suprema.

Entre la media luna blanca (*nada*) y el punto rojo (*bindu*) sobre el mantra sánscrito: *aing* ऐं, hay un altar con joyas (*mandala manipitha*), incrustado con gemas de brillo rosado. Se dice que este altar brilla con más intensidad que un relámpago brillante. También se llama un trono brillante (*singhasana*), entre nada y bindu del mantra aing: ऐं, en el que está situado el brillante guru blanco.

Hangsah en bindu

Los antiguos nos dicen que el primordial *Hangsah* se encuentra en el punto o puntos rojos (bindu) sobre el bija mantra *aing*: ऐं. El magnífico *hangsah* es El Señor Shiva y Shakti (kundalini) en unión. Hangsah se describe como creciendo en forma de llama como destructor del universo. Así, el poder de kundalini absorbe todos los principios cósmicos y, por lo tanto, los devora. La forma de hangsah es un cisne.

> «"Ham"y "Sah" son los símbolos de los ojos de Guru; Él es la fuente del universo. Por su voluntad, aparece en forma viva en la tierra, levantando los corazones de los hombres. Libre de ataduras, está eternamente en todas partes, Espíritu inmortal, Dios divino. En todas partes se está manifestando como el mundo».
>
> SHREE GURU GITA[2]

---

2. Muktananda, Shree Guru Gita, prefacio.

Guru en bindu

Dentro de la sede de hangsah, los pies de loto de Guru descansan sobre un taburete (*paduka*). Está sentado en un trono de joyas en el bindu rojo (topo o punto) sobre el mantra: aing: ऐं. Se describen los pies de Guru como rojo, brillando con hojas jóvenes, néctar, hermosos como lotos en un lago, con uñas brillantes como la luna. Desde los pies de loto de Guru, la sustancia de vida roja azafrán (*amrita*) fluye continuamente. El Guru es de color blanco luna, con un cuerpo inmóvil, tranquilo y quieto, ungido con pasta de sándalo blanca, que emana la fragancia de la pureza.

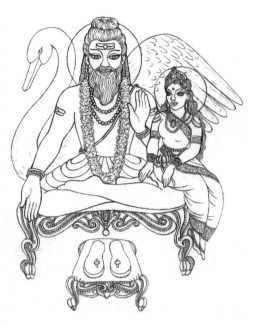

Figura 18b. Guru Shakti

Se le describe sentado en una de las siguientes posturas de yoga: postura de loto (*padmasana*), postura de héroe (*virasana*) o pose auspiciosa (*svastikasana*). Contento, encantado y tranquilo, es deslumbrante como la luna de otoño.

Con una guirnalda de flores blancas de olor dulce, vestido con ropa de seda blanca divina y decorada con adornos blancos, Guru tiene una cara sonriente, hermosa y parecida a la luna, dos brazos y dos ojos rubicundos que brillan llenos de felicidad suprema. Sostiene un loto y hace gestos de otorgar bendiciones (*vara mudra*) y disipar el miedo (*abhaya mudra*). Está sentado en un loto con forma de paraguas con mil pétalos mirando hacia abajo.

Su aspecto es amable, está lleno de conocimiento y felicidad y encarna a todas las deidades (*devatas*). Dado que es el Brahman supremo, es, por lo tanto, tratado con respeto. Guru es una manifestación de Paramashiva e Ishvara. Paramashiva es la forma más elevada y abstracta de Brahman, con una naturaleza sin forma y sin atributos, infinita y suprema, sin limitaciones de mente, tiempo o espacio. Éste es el estado de consciencia conocido como *asamprajnata samadhi*. Cuando Guru como consciencia aparece en una forma, se manifiesta como (*Ishvara*), la deidad omnipotente y omnisciente.

«Guru es Brahma, Él es Vishnu. No hay duda de que también es Shiva. Dios y Guru, de hecho, son uno. Saludos le ofrezco. Él es la causa del universo. Él es el puente para cruzar el cambio. Él es la fuente de donde proviene el conocimiento. Ante Shiva, el Guru, inclino mi cabeza».

SHREE GURU GITA[3]

Shakti en bindu

La consorte de Guru, su Shakti (poder), está situada sobre su muslo izquierdo. Ella sostiene el cuerpo de Guru con la mano derecha, y la mano izquierda sostiene un loto azul. Autoluminosa, brillante con una cara de loto divina, con labios rojos y el cuerpo rojo, está adornada con varias joyas rojas.

Ella es kundalini en forma y también *unmani*, el poder por el cual la consciencia se separa de todos los objetos y se establece en el estado más elevado de *samadhi*. Este poder surge de kundalini.

Cuando la forma de Guru y su Shakti son absorbidas por la kundalini, entonces ella aparece como una luz magnífica y esplendorosa.

Logros de guru

«El lodo del pecado será lavado y el conocimiento de la Verdad brillará. Con el agua de los pies de Guru, cruza el océano de la ignorancia. La ignorancia puede ser desarraigada, poner fin a la ronda de nacimientos. Desapego y ganancia de sabiduría; bebe el vino de los pies del Guru».

SHREE GURU GITA[4]

---

3. Muktananda, *Shree Guru Gita*, 32-33
4. Muktananda, *Shree Guru Gita*, 13-14

Capítulo diecinueve

CHAKRA 7: SAHASRARA

Los Saivas lo llaman [Sahasrara] la morada de Siva; los vaisnavas lo llaman Parama
Purusa; otros de nuevo lo llaman el lugar de Hari-Hara. Aquellos que sienten pasión
por los pies de loto del Devi lo llaman la excelente morada del Devi;
y otros grandes sabios (Munis) lo llaman el lugar puro de Prakrti-Purusa.

PURNANANDA[1]

A menudo denominado chakra de la corona, *sahasrara* (mil veces), el loto de mil pétalos, es el centro de la piedad, la iluminación y el despertar espiritual.

Sahasrara es una brillante formación hemisférica que se asemeja a un paraguas sobre el cráneo. En su centro está el espíritu supremo (*antaratman*).

El color esotérico de sahasrara es verde, su día de la semana es miércoles y su planeta es Mercurio, el planeta que representa una red de conexiones infinitas interrelacionadas. Sahasrara se rige por el signo astrológico Virgo y la sexta casa, que gobierna el sistema *nadi*. El punto *bindu* en el Sahasrara superior está asociado con la octava casa, que connota la aniquilación, y Plutón, el planeta de la muerte y la transmutación.

Ubicación de sahasrara

Sahasrara está situado sobre *brahmarandhra*, lo que significa más allá del punto donde los cuatro *nadis* anidados internamente (*sushumna*, *vajra*, *chitrini* y *brahma*) terminan en el chakra nirvana. Por lo tanto, se encuentra fuera del cuerpo físico, por encima de su cabeza.

---

1. Sat Cakra Narupana, 44.

Kundalini viaja del chakra nirvana al sahasrara perforando el cráneo, atravesando un sutil puente de poder llamado *visarga* y alcanzando el chakra guru y el sahasrara. (Consúltese la siguiente Figura y la 19b en la página 240).

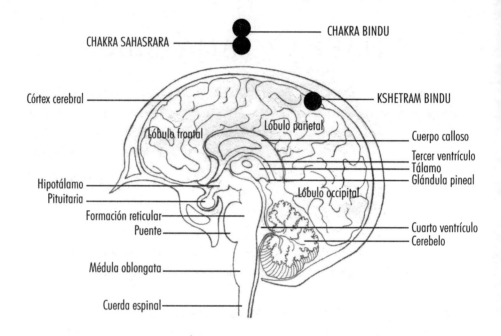

Abrir sahasrara

Para despertar el sahasrara, cierra los ojos e imagina un paraguas de mil radiaciones de luz sobre tu cabeza. Siente estas radiaciones (*rashmi*) vertiendo luz divina en tu ser. Imagina que están llenando cada poro de tu cuerpo con una hermosa luz blanca. Luego di la siguiente afirmación en voz alta:

«YO SOY un ser radiante de luz.
YO ESTOY lleno de la luz de Dios.
YO SOY la misma luz que Dios es.
YO SOY un hermoso ser de luz.
Mi ser está lleno de la luz de la divinidad.
Los infinitos rayos de luz de Dios están cayendo sobre mí
con bellas corrientes de néctar, éxtasis y dicha.
Estoy en paz. Amén».

Región lunar

En el centro de sahasrara hay una región circular como una luna llena, que brilla con innumerables rayos brillantes. Nectarosa y deliciosa, morada de la inmortalidad, su naturaleza es la consciencia. El centro del loto es dorado y está dotado de varios poderes. Dentro de la región de la luna, hay un triángulo brillante (*trikona* o *trikuta*), la morada de Shiva (Monte Kailasa).

Bindu supremo

Dentro del triángulo hay un vacío circular (*shunya*) llamado bindu supremo (*parabindu*), sede de Shiva-Shakti. En el centro de este círculo hay un vacío supremo (*paramashunya*), morada de Paramashiva, el séptimo Shiva, sutil, infinita, sin forma, inmutable, más allá de la mente y la materia. Paramashiva está más allá de *samprajnata samadhi* y sólo se puede realizar a través de *asamprajnata samadhi*.

Este vacío sutil, la fuente principal de la felicidad suprema interminable, que otorga la inmortalidad y la liberación, es mantenido en secreto y adorado por los yoguis. A través de la práctica larga y regular de la meditación, se realiza esta forma pura de bindu supremo.

Cuando kundalini alcanza el bindu supremo, entonces todos los principios (tattvas), así como su fuente, Prakriti, se absorben en el bindu supremo, más allá de maya, sin nombre, sin forma y absolutos. Lo que queda es Shiva en eterna unión con Shakti. Su poder infinito se condensa en bindu supremo, un punto altamente concentrado de contracción, potencial y energía creativa.

La realidad del bindu supremo es la iluminación suprema, donde la consciencia se convierte en superconsciencia, y no hay experimentador ni experiencia. Sólo existe la plenitud, la unidad y la consciencia de felicidad absoluta (*satchitananda*), permanentemente establecida en la vida cotidiana.

Mil pétalos de loto

Se dice que sahasrara mira hacia abajo, con una disposición de pétalos en forma de campana, como un paraguas. Los pétalos de este loto brillan como la luna.

Sus filamentos esplendorosos –parecidos a un rayo– son rojos. Se describe como una mezcla de blanco y rojo, porque el bindu de Shiva es blanco y el bindu de Shakti es rojo. Su combinación se llama *kamala*, de las raíces sánscritas *ka* (sol) y *mala* (que emite luz y sonido). Los pétalos de sahasrara son la morada de todos los poderes, todas las letras sánscritas y todos los mantras.

Según la leyenda, al alcanzar el chakra sahasrara y encontrarse con el Señor Shiva, la kundalini rodea al *Shiva linga* (bindu o vacío) como una guirnalda con las cincuenta letras del alfabeto sánscrito de *a* a *la*, con *ksha* en la boca, que significa la letra central. Ésta es la guirnalda de cincuenta letras (*panchashika mala*) en la cadena de Shiva-Shakti. Se dice que la espléndida y suprema kundalini rodea la circunferencia del vacío con tres vueltas y media, como una serpiente.

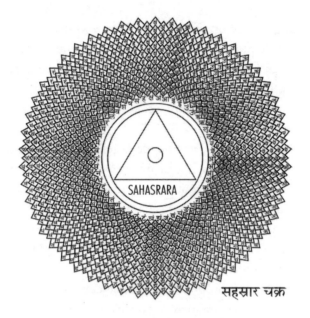

सहस्रार चक्र

Figura 19a. Chakra sahasrara

En los Upanishads, el Señor Shiva (como consciencia) se describe como *Surya* (Sol), que posee mil rayos de luz (*rashmi*). Él está en unión con la kundalini suprema en el bindu supremo, donde es *shabdabrahman*, la fuente de vibración sonora como sonido supremo (*para nada*).

Cuando el prana de la kundalini suprema se concentra intensamente en el bindu, se convierte en potencia de sonido: *para nada* en la forma triangular latente de A-U-M en equilibrio, Prakriti que incorpora las tres gunas en equilibrio (*véanse* páginas 118 y 119).

Cuando se infunde completamente con prana, *nada* se convierte en el principal del sonido (*para-shabda*), que emite como sonido radiante (*pashyanti*) en forma de *pranava*: *aum*: ॐ, el sonido semilla y la fuente de todos los mantras posibles. Ésta es la primera manifestación de la luz, con mil poderes de luz. Cuando el sonido radiante (*pashyanti*) se transforma en sonido sutil (*madhyama*), los mil poderes de luz se convierten en pétalos distintos (rayos), sonidos de mantra resonantes (*véanse* páginas 142-144).

Luego, *aum* se divide en 50 unidades de sonido de mantra distintas en 20 potencias diferentes: poder de kundalini, tres bindus, tres atributos de creación (gunas), tres poderes específicos, cinco deidades (devatas) y cinco aires vitales (pranas), con un total de 20. Así, los pétalos de Sahasrara están dispuestos en 20 capas, con 50 pétalos por capa. Cada una de las 20 capas tiene las 50 letras en sus pétalos.

Los 50 mantras en sahasrara irradian como rayos de luz (*rashmi*) a los pétalos en los primeros seis chakras (desde muladhara hasta ajna). Por lo tanto, las letras en los pétalos de estos seis chakras suman 50, todas las letras del alfabeto sánscrito.

La *japa* (recitado) de los 50 mantras se realiza de dos maneras: de *a* a *la*, que se llama *anuloma*, y de *la* a *a*, que se llama *viloma*. Cuando se toman juntos, los mantras de *anuloma* y *viloma* constituyen 100 mantras.

El dios del sol Surya, en forma de luz (*jyotirupa*), irradia 1 000 haces de luz (*sahasrarashmi*) en 100 formas. Así, del sahasrara surge el chakra nirvana de cien pétalos.

Los Kalas en bindu

Ahora comprendamos los *kalas* (de *kal*, cuenta, calculo) en el misterioso bindu explorando el *kalachakra* (rueda del tiempo) por un momento. Los *nityas* (eternidades) de la Madre Divina representan los 15 días lunares (*tithis*) de la luna creciente. El círculo completo de nityas equivale a 21 600 *shvasas*, el número promedio de respiraciones humanas tomadas en un día y una noche. Los brazos o rayos de las 15 nityas suman 108, y cada nitya tiene 1 440 respiraciones, 1/15 de 21 600 respiraciones.

La Diosa aparece en fases, igual que la luna. Sus 15 nityas son tres gunas en cinco elementos de éter, aire, fuego, agua y tierra. El 16º kala (día de luna llena) es la Diosa suprema misma.

Las 16 nityas equivalen a las 16 vocales en el alfabeto sánscrito. Los 36 tattvas equivalen a 36 consonantes en el alfabeto. Cuando estos 36 tattvas se multiplican por 16 nityas, el total es 576. Se pueden usar múltiples números de este número para calcular el número de años en varios yugas, ciclos de tiempo. (*Véanse* las páginas 102-108).

La vida humana tiene la misma estructura de 16 kalas que el cosmos. Las nityas se identifican con varias etapas de sueño profundo, sueño, vigilia y plena consciencia o *turiya* (cuarto estado). Los nityas son 16 partes del continuo de la consciencia, y el 17º kala es la consciencia trascendental.

El camino de kundalini al bindu supremo

Para expresar sus poderes de absorción, kundalini shakti manifiesta un triángulo dentro del sahasrara y se muestra en cuatro aspectos: *ama kala, nirvana kala, nirodhika vahni* y *nirvana shakti*. Finalmente es absorbida por el vacío dentro del triángulo.

En el triángulo, la kundalini aparece como la 16.ª fase (kala) de la luna, llamada *shashi* o *ama* (luna) *kala*, brillando roja como el sol de la mañana.

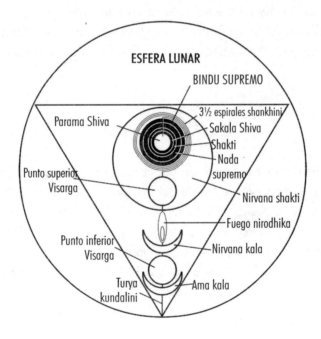

Figura 19b. Absorción de la kundalini en bindu supremo

Pura, lustrosa y suave como diez millones de relámpagos, su forma es tan sutil como la centésima parte de un delicado filamento de loto. Su cara está hacia abajo, en medio círculo (forma de luna creciente). *Amakala* siempre está excitada, inmutable e inmortal. Ella es la fuente de un flujo abundante de néctar de la maravillosa unión entre Shiva y Shakti en bindu.

Nirvana kala, que se encuentra dentro de *ama kala*, es el poder de absorción manifestado de kundalini, que se dice que es excelente y sutil, como la milésima parte del extremo de un cabello. La Diosa suprema (*Bhagavati*) permanece dentro del Dios (*ishtadevata*). En forma de luna creciente, brillante como diez millones de soles y fría como diez millones de lunas, es la 17.ª *niranjana kala* (luna creciente), de las raíces sánscritas *nir* (sin nil) y *anjana* (forma, manchada).

Dentro del nirvana kala, está el poder de control supremo (*nirodhika*) en forma de fuego (*vahni*), donde el sonido no se manifiesta (*para nada*). Ahí reside el supremo y primordial *nirvana shakti* (poder kundalini que todo lo absorbe). Es roja y lustrosa como diez millones de soles matutinos, madre de los tres mundos, fuente del universo misteriosa, sutil y oculta, como la parte diezmillonésima de la punta de un cabello. Es pura y siempre pendiente del Señor Shiva. Su amor y alegría fluyen en una corriente constante. Imparte gentilmente el conocimiento de Brahman a la mente de los sabios. Ella es la consciencia misma y no tiene apoyo, es decir, sólo es ella misma.

«Dentro de ella [Nirvana Shakti] está el lugar eterno llamado la morada de Shiva,
que está libre de mayas, alcanzable sólo por yoguis, y conocida por el nombre
de Nityananda Está repleta de toda forma de dicha y es puro conocimiento
en sí mismo. Algunos la llaman el Brahman; otros la llaman Hamsa.
Los sabios la describen como la morada de Vishnu y los justos hablan
de ella como el lugar inefable del conocimiento del Atma,
o el lugar de la Liberación».

PURNANANDA[2]

Puente de poder de visarga

Sobre la región circular de la luna en sahasrara, hay un puente de poder (*visarga*), que consiste en los dos puntos a la derecha en la letra sánscrita *ah*, escrita así: अ. Visarga se describe como kundalini, que brilla de color rojo, como un

---

2. Sat Cakra Narupana, 44.

rayo rojo. Dentro de visarga se encuentra la esencia de los cinco aires vitales (*pranas*), las cinco deidades (*devatas*) y todo el conocimiento. La letra *a*: अ, primera en la cadena de letras en la espiral kundalini, es el punto de partida del movimiento de empuje hacia arriba de la kundalini. El punto final, la naturaleza dual de *aham* e *idam,* es visarga.

En el chakra sahasrara, el primer punto de visarga se encuentra justo encima de *ama kala*, y el segundo punto está justo debajo del bindu supremo. Estos dos puntos forman un puente de dualidad a través del cual la kundalini viaja desde sahasrara a la unidad del bindu supremo.

Poder Shankhini

Después de pasar por el sahasrara, la kundalini se convierte en la kundalini suprema en forma de espiral, conocida como Shankhini. Se encuentra sobre sahasrara y sobre el segundo punto de visarga. Shankhini, como conocimiento supremo, se une con Sakalashiva, y finalmente se absorbe en el *mandala dhruva* (región de la estrella polar), el infinito de Paramashiva.

Shiva Shakti

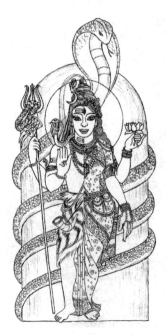

Figura 19c. Ardhanarishvara

En el centro de Sahasrara se encuentra un océano nectaroso. Dentro de él, en una isla de gemas, crece el árbol que cumple los deseos. En esa isla, dentro de un templo radiante con cuatro puertas, hay un altar con las cincuenta letras mantra del alfabeto sánscrito. En dicho altar hay un trono con joyas, donde Shakti (Mahakali) y Paramashiva (Maha Rudra) están sentados en unión. Como seres individualizados, están en unión sexual (llamada *rasa*). Sin embargo, debido a que son sin forma, no duales y no individualizados, son uno y lo mismo (*virasa*).

Aquí Shiva, como el sol, destruye la oscuridad de la no-espiritualidad, el engaño y la ignorancia. Al mismo tiempo, Shakti da lugar al espejismo de la dualidad, el origen de este mundo finito, fenomenal y efímero que vela el infinito absoluto imperecedero. Por lo tanto, ella se llama *maya* (lo que no existe: ilusión).

En el estado de asamprajnata samadhi, el poder supremo Shakti es el mismo que Paramashiva. Como están unificados en una unidad perfecta, sin distinción, la forma Ardhanarishvara es adecuada para representar esta totalidad. En esta forma de Shiva-Shakti fusionados, la mitad derecha del cuerpo es Shiva y la mitad izquierda es Shakti. Según los antiguos, Paramashiva es como cristal puro, alegre y sonriente, con tres ojos de loto, ocho hermosos brazos, una guirnalda de mil lotos, adornada con pendientes, un collar de perlas y hermosas tobilleras.

Formas y poderes de kundalini

Los antiguos dicen que cuando la kundalini viaja a la región vacía (sahasrara), ésta permanece sólo momentáneamente, luego regresa al muladhara (chakra raíz). Sólo mediante la práctica constante, la unión divina se vuelve permanente. Cuando Shakti se une con Paramashiva en sahasrara, el *siddha* (adepto) perfeccionado se convierte en *jivan mukti* (alma liberada), que habita en la dicha eterna y posee todos los poderes.

Mientras kundalini viaja a través de los chakras, exhibe varias formas:

1. En el chakra raíz (muladhara), es kula (raíz, linaje, dinastía) kundalini. Aquí descansa en *samadhi* (trascendencia) como *svayambhu linga*. No es una entidad, es como si estuviera dormida.

2. Cuando se despierta, se la llama vahni (fuego) kundalini, de color rojo intenso mientras se mueve desde el muladhara al chakra del corazón (anahata).

3. En anahata, ella se convierte en surya (Sol) kundalini de color bermellón brillante mientras se mueve hacia la parte inferior del chakra del tercer ojo (ajna).

4. En ajna, se llama chandra (Luna) kundalini, blanca y nerviosa mientras viaja al chakra nirvana.

5. En sahasrara, se convierte en turya (cuarto estado) kundalini, samadhi, más allá de los tres estados de vigilia, sueño y ensoñación. Aquí es la naturaleza de la consciencia pura, experimentada en samprajnata samadhi.

A medida que kundalini atraviesa cada uno de los chakras, absorbe el principio (*tattva*), el elemento (*mahabhuta*) y el objeto sensorial (*tanmatra*) asociado con cada chakra. En la raíz muladhara, absorbe el elemento tierra y el olor. En svadhishthana o chakra pélvico, absorbe agua y sabor. En el plexo solar manipura, absorbe fuego y forma. En anahata del corazón, absorbe aire y toca. En la garganta vishuddha, absorbe éter y sonido. En el tercer ojo ajna, absorbe manas (mente inferior). En el manas chakra, absorbe *chitta* (mente sensorial). En indu absorbe *buddhi* (intelecto). En el chakra nirvana, absorbe *dhi* (mente superior) y *ahamkara* (ego). Después del chakra nirvana, chandra (luna) kundalini pasa a través del puente de poder de visarga hasta el triángulo que se encuentra en la región de la luna del chakra guru. Desde allí, viaja al triángulo luminoso dentro de la región de la luna en el centro del chakra sahasrara. Aquí chandra kundalini se convierte en turya kundalini, sólo realizable en samadhi.

Mientras está en el triángulo luminoso de sahasrara, kundalini exhibe tres aspectos:

1. Forma *ama kala,* la experiencia de s*amprajnata samadhi.*

2. Forma de *nirvana kala,* más allá de samprajnata samadhi, en la que absorbe incluso la consciencia de samadhi en virtud de su poder de control supremo (*nirodhika vahni*).

3. Su forma *nirvana shakti,* el poder kundalini que todo lo absorbe. Aquí ella absorbe prakriti, purusha y maya, y pasa al vacío supremo, la región circular dentro del triángulo luminoso. El centro del vacío es Shiva. Kundalini, se enrolla alrededor del vacío circular, formando la espiral. El vacío, experimentado sólo en *asamprajnata samadhi,* contiene cuatro aspectos: bindu supremo, nada supremo, Shakti y Shiva.

   - Kundalini primero se enrolla alrededor del bindu supremo, absorbiéndolo.
   - Luego se enrolla alrededor de nada supremo, absorbiéndolo.
   - La tercera espiral de kundalini está alrededor de Shakti, que luego absorbe.
   - Kundalini se enrolla alrededor de Shiva, con quien se une y lo absorbe.
   - Kundalini, entonces, ya sin espirales, se absorbe en Paramashiva. Ésta es la etapa final de *asamprajnata samadhi*: la absorción suprema.

Logros de Sahasrara

«Los hombres, tan pronto como descubren este lugar tan secreto, se liberan de los renacimientos en este universo. Mediante la práctica de este yoga, obtiene el poder de crear o destruir la creación, este conjunto de elementos.
Cuando la mente está constantemente fija en este lugar, que es la residencia del Gran Cisne y se llama Kailas, entonces ese yogui, desprovisto de enfermedades y sometiendo todos los accidentes, vive por una gran edad, libre de muerte».

SIVA SAMHITA[3]

---

3. Vasu, *The Siva Samhita,* 5:153-154. pg. 78.

Tercera parte

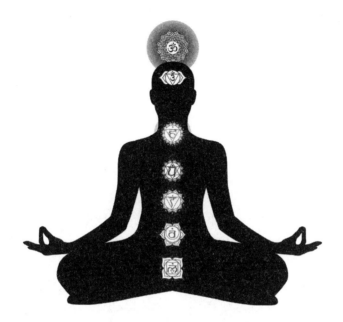

DESPERTAR
LA KUNDALINI

Capítulo veinte

EL PODER DE LA CURACIÓN

Después del despertar, el devoto vive siempre a merced de kundalini;
flotó a un nuevo estado de existencia y se introdujo en un mundo tan alejado
de este de rápido cambio y decadencia como la realidad es de un sueño.

GOPI KRISHNA[1]

Muchos libros sobre kundalini y los chakras describen sus maravillas y beneficios. Pocos advierten de los peligros de abrir estos canales de energía cuando no están preparados. Si la kundalini se despierta prematuramente, antes de que el sistema nadi se haya desarrollado lo suficiente como para recibir la poderosa explosión de la corriente, pueden tener lugar resultados peligrosos, que acaban en psicosis o suicidio. Cuando se trata de drogas recreativas, el resultado es particularmente devastador. Es por eso por lo que los yoguis reniegan de tales «experimentos». Además, sin una vida equilibrada y sana, que incluya trabajo, juego, amor, compasión e interés en el bienestar de los demás, el despertar de la kundalini podría resultar desastroso.

Un gurú anónimo dijo una vez: «Todo el mundo quiere experiencias espirituales, hasta que las consiguen». En estas palabras hay mucha sabiduría. Antes de embarcarse en cualquier camino espiritual, es aconsejable examinar el motivo para meterse en tal aventura. ¿Es para desarrollar poderes «supranormales»? ¿Es para ser más «evolucionado» que los demás? ¿Para sentirse superior y «especial»? ¿O es para conocer a la divinidad, amarla y servirla? En mi opinión, si tu objetivo sincero es espiritual por encima de todo lo demás, y si buscas la guía de un maestro cualificado, entonces no caerás en la zona oscura de kundalini que algunas personas comentan.

---

1. Krishna, *Kundalini*.

Experiencias extrañas con la kundalini

Éstas son sólo algunas de las muchas experiencias extrañas que han percibido personas que han despertado la kundalini:

- Viajes astrales involuntarios y experiencias extracorporeas.
- Inconsciencia involuntaria o estados de trance.
- Contracciones, espasmos musculares o calambres.
- Movimientos involuntarios, como sacudidas o temblores.
- El cuerpo se ve obligado a adoptar posturas extrañas.
- Picores, vibraciones, pinchazos u hormigueos extraños.
- Hipersensibilidad y nervios sensibles.
- Dolor intenso en las regiones del chakra.
- Sensaciones de energía o corrientes eléctricas atravesando el cuerpo.
- Sensaciones de hormigueo, especialmente en las cervicales.
- Frío intensos o sofocos.
- Interrupción del sueño o patrones de sueño alterados.
- Hiperactividad crónica o fatiga crónica.
- El deseo sexual disminuido o muy aumentado.
- Disminución de la sensibilidad física o entumecimiento.
- Dolores de cabeza y otras presiones en el cráneo.
- Latidos acelerados y dolores en el pecho.
- Náuseas, problemas digestivos, pérdida de apetito o estreñimiento.
- Pérdida o aumento repentino de peso.
- Entumecimiento en las extremidades, especialmente en el pie y la pierna izquierdos.
- Dolor de espalda y cuello.
- Disminución de la sudoración, secreciones mucosas y producción de semen.
- Bostezos frecuentes.
- Arrebatos emocionales, cambios rápidos de humor, pérdida de control emocional.
- Vocalizaciones espontáneas que incluyen reír o llorar.
- Confusión mental y falta de concentración.
- Ataques de pánico.
- Disociación y pérdida de conexión con el mundo.

- Miedo intenso a volverse loco.
- Psicosis.

Los médicos suelen diagnosticar mal estos síntomas. Sus desafortunados pacientes reciben medicamentos y son enviados a casa, pero como no existe una cura para la consciencia superior, los pacientes no mejoran. Por lo tanto, el conocimiento de estos síntomas de kundalini y cómo manejarlos puede ser un excelente complemento para el conocimiento médico actual.

En este capítulo, leerás algunos informes de experiencias de kundalini y aprenderás a lidiar con encuentros extraños durante tu propia exploración. Sin embargo, recuerda que los experimentos de kundalini deben llevarse a cabo sólo bajo el cuidado personal de un maestro espiritual iluminado y con el permiso de un médico calificado.

Debido a que todo el sistema de chakra y kundalini está hecho de luz y sonido, la mejor manera de efectuar cambios en este sistema es a través de estos dos medios. Así, los yoguis usan mantras, visualización, intención de pensamiento y otras técnicas sutiles para elevar la kundalini a través de los chakras.

Aquí emplearás el poder de la Palabra, el sonido (nada) en el habla, para despertar kundalini, sanar tu aura y chakras, y superar experiencias inusuales. El chakra vishuddha es el centro del habla y la purificación. Por lo tanto, el habla puede usarse poderosamente para purificar su consciencia y elevar su consciencia.

Este capítulo está dividido en dos secciones. La primera sección trata sobre la purificación de tu campo áurico, y la segunda te ayuda a sanar tus chakras y, por lo tanto, elevar la kundalini.

Comencemos nuestra exploración de la curación espiritual ahora.

Parte 1: curar tu aura

El aura, también conocida como *sukshma sharira* (cuerpo sutil), es un depósito de pensamientos, creencias, hábitos y patrones profundos e inconscientes acumulados de todas tus experiencias. Un compendio de traumas emocionales pasados, así como recuerdos ordinarios; estas viejas formas de pensamiento construyen una armadura sutil y costosa alrededor de tu cuerpo.

Cuando la kundalini se eleva a través de tus chakras, esta armadura comienza a desmoronarse. Los recuerdos profundos pueden subir a la superficie, junto con experiencias confusas, inquietantes e incluso aterradoras.

Además de estos recuerdos internos, las influencias ambientales pueden afectar el campo áurico, lo que se suma a una nube sucia que oscurece la verdadera naturaleza de la luz radiante. Estas influencias pueden nublar el aura, causando problemas físicos, mentales y espirituales. No se le echa la culpa a nada ni a nadie, ni interna ni externamente. Lo que se necesita es curación.

Por lo tanto, aprenderás algunas afirmaciones de curación poderosas para limpiar y curar tu campo áurico. Todas estas afirmaciones tienen un efecto más poderoso cuando se pronuncian en voz alta con una voz clara y autoritaria. No es necesario usar las palabras exactas impresas aquí, siempre que transmitas la misma idea general.

Cerrar tu aura

Probablemente la dificultad más común de quienes transitan por una vía espiritual es la hipersensibilidad. Abrir nuevos niveles de consciencia puede ser confuso sin comprender los reinos espirituales ni los planos inferiores de la existencia. Con el aura completamente abierta, puedes estar expuesto inadvertidamente a energías más bajas. Incluso podrías dejar tu cuerpo físico sin querer, como lo hizo este hombre de Omaha, Nebraska:

«Estaba perdiendo el control. La gente y las cosas a mi alrededor se me acercaban. Odiaba los lugares llenos de gente. Todo parecía penetrarme: sonidos, luz, vibraciones, visiones. Podía sentirlo todo, especialmente el dolor o las emociones negativas de otras personas. Los encuentros cotidianos se volvieron agotadores, como si las personas fueran vampiros psíquicos absorbiendo mi energía. A menudo se volvieron hostiles hacia mí, atacándome verbalmente y a veces incluso físicamente, sin causa aparente. Cuando estaba en público, me asustaba mucho. Todo lo que quería hacer era correr a casa y cerrar la puerta… La experiencia más aterradora fue cuando realmente abandoné mi cuerpo y me resultó difícil volver a entrar».

Esta primera afirmación mantendrá tu campo de energía abierto al reino espiritual pero cerrado a los planos inferiores de la existencia. Repetir esta afirmación puede prevenir en efecto que influencias externas entren en el campo áurico. También proporciona un mayor autocontrol, por lo que no quedas sujeto a experiencias no invitadas. Repite esta afirmación varias veces al día. Es un excelente precursor de las prácticas espirituales, la meditación o la oración. Es esencial para las personas demasiado sensibles o «esponjas psíquicas» que absorben las vibraciones a su alrededor como una esponja absorbe agua, y que encuentran influencias externas drenantes, invasivas o coercitivas. Esta afirmación borra inmediatamente tu campo áurico de influencias negativas. Se puede usar cada vez que te sientas intimidado, bajo presión, asustado o fuera de control. Digamos en voz alta ahora:

«Tengo el control. YO SOY la única autoridad en mi vida.
YO ESTOY divinamente protegido por la luz de mi ser.
Cierro mi aura y mi cuerpo de luz a los niveles astrales inferiores de la mente, y me abro al mundo espiritual, ahora y para siempre. Amén».

Columna de luz

Después de repetir la afirmación anterior, también puedes visualizar una luz blanca o dorada y brillante sobre tu cabeza, en el sahasrara (chakra de la corona), transmitiendo un hermoso rayo de luz a través de la línea media del cuerpo. Luego imagina que este rayo de luz y los centros de chakra en el núcleo de tu cuerpo se hacen más grandes hasta que la luz llena y rodea todo tu cuerpo con una hermosa columna de luz. La Figura 20a en la página 254 puede ayudarte a visualizar esta columna de luz.

Autoridad espiritual

A veces, la kundalini parece tomar el control en lugar de ser controlada por las personas. Muchos aspirantes sinceros sucumben a experiencias extrañas que parecen completamente fuera de control, como la experiencia de esta mujer de Austin, Texas:

«Normalmente, la kundalini me despertaba en medio de la noche con calor y sentimientos intensos en la base de mi columna vertebral. Entonces pequeñas bolas de energía aparecían alrededor de mi cuerpo, al azar, como *pinballs*. Todo sentido de la realidad desaparecía cuando entraba en un mundo de extrañas visiones y ruidos fuertes. Seres horribles demoníacos me rodeaban. A veces sentía dolores feroces en mis chakras. Una vez, la energía empujaba con fuerza contra algo dentro de mi cabeza, causándome mucho dolor. Finalmente se abrió paso violentamente y explotó en mi cerebro.

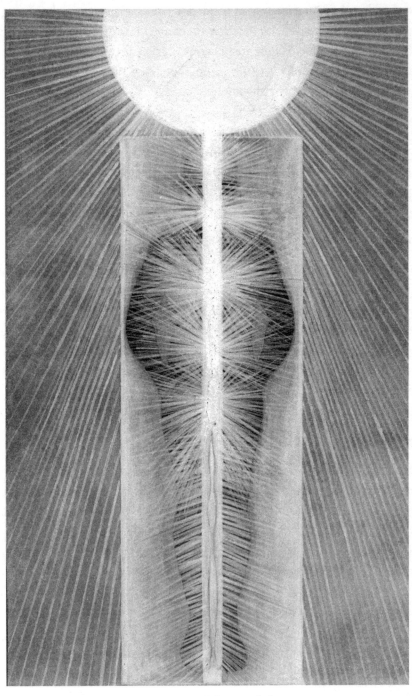

Figura 20a. Columna de luz

Luego, la energía se apresuró alrededor de mi cuerpo y explotó en mi cerebro varias veces más. Mis fosas nasales se abrieron y permanecieron tan dilatadas que me sangró la nariz durante varios días. Después de esto, el mundo se convirtió en un lugar extraño, raro, surrealista y onírico. Ya no habitaba mi cuerpo, sino que parecía vivir por encima de él. Mi cuerpo se adormeció. Cada vez que alguien me tocaba, sentía extrañas sensaciones eléctricas en lugar de sensaciones normales o percepciones corporales. El apetito sexual desapareció. Mi mente pensaba con ansiedad y tenía mucho miedo de que mi cerebro y mi sistema nervioso sufrieran daños permanentes».

Como la energía kundalini de esta mujer se movía al azar —en lugar de elevarse a través del sushumna— su experiencia fue quizás el equivalente a las convulsiones (actividad eléctrica caótica en el cerebro). Gopi Krishna, en su libro *Viviendo con kundalini*, dijo: «Si por error la kundalini se despierta a través de cualquier otro nadi (nervio) excepto el sushumna, hay peligro de trastornos psíquicos y físicos graves, que terminarán en discapacidad permanente, locura o muerte».

Ninguna experiencia espiritual debe ser tan incontrolable y disruptiva. Con la orientación adecuada, puedes ser el capitán de tu barco en lugar de ser arrojado a mares tempestuosos con peligro de ahogamiento. Tus experiencias espirituales pueden ser suaves y fáciles. Cada vez que sientas que la kundalini se está descontrolando, la siguiente afirmación puede ayudarte a tomar el mando de tu despertar espiritual:

«Invoco a Dios [o Espíritu Santo, Diosa o cualquier deidad que quieras invocar] para intervenir en mi vida ahora. Me entrego a Dios, sabiendo que mi vida está en sus manos. Humildemente pido la gentil mano divina para traer bálsamo curativo, consuelo y paz a mi ser interior. Mis nadis están equilibrados, armonizados y en paz. Mi cuerpo se está preparando lenta y gradualmente para el despertar de mi kundalini, que se llevará a cabo de manera suave, cómoda, gradual y lenta. Mi divinidad tiene control. Es la única autoridad en mi vida. Cierro mi aura y mi cuerpo de luz a todos menos a la divina gracia amorosa y al poder infinito, que está trabajando en mi vida ahora y siempre. Amén».

Integrar nuevas experiencias

Cuando has pasado toda la vida aturdido y luego, a través de las prácticas espirituales, la niebla comienza a levantarse, la radiante luz puede ser abrumadora.

De repente, eres consciente de las dimensiones sutiles que hasta ahora estaban ocultas a la vista. Imagina encontrarse con seres no físicos, de otras dimensiones, con energías extrañas que corren desenfrenadas por tu cuerpo, como esta experiencia de un hombre de Lancaster, Massachusetts:

«Bien entrada la noche, estaba sin dormir en la cama, con una energía feroz barriendo todo mi cuerpo. Me preguntaba si podría sobrevivir al dolor agonizante. Una sensación de ardor y agitación se apoderó de mis genitales, ano y glúteos con tanta violencia que pensé que mis vasos sanguíneos se reventarían o que sufriría una combustión espontánea. Luego, un tornado giró por mi ombligo y mi corazón, haciendo un ruido explosivo. De repente, una fuerte corriente de luz líquida se disparó por mi columna vertebral y me explotó en el cerebro. Rugió como una cascada. La luz se intensificó y se convirtió en un halo de luz solar brillante. Mi consciencia se expandió, ya no se limitaba a mi cuerpo. Me volví uno con esa inmensa luz, mientras las ondas de luz llenaban mi ser. Mi cuerpo se quedó completamente entumecido, como si nunca hubiera existido. Luego floté libremente en un mar de magnífico resplandor, una luz cristalina de todos los matices y texturas. La exaltación de esta experiencia está más allá de las palabras».

A medida que tu vieja realidad se disuelve, se despiertan nuevas percepciones. Los estados más altos de consciencia pueden hacerte creer que tu antigua vida ha muerto, como sucedió con esta mujer de Cincinnati, Ohio:

«Mis experiencias espirituales han culminado en una experiencia parecida a estar en tierra de nadie. No quiero nada, excepto ayudar a otras personas. Pasado, presente y futuro se han fusionado en la nada. No me interesa nada de lo que sucede. Me siento como un zombie, muerta para el mundo físico, como si todo esto sucediera como un espectáculo de marionetas y yo fuera el público».

Pueden ocurrir espontáneamente experiencias extrañas de tradiciones religiosas distintas a la tuya, como sucedió con esta mujer de Arlington, Virginia:

«Un zumbido en mi frente me despertó. De repente, recibí lo que me pareció como un disparo de luz que me atravesó el cráneo y me entró por la frente. Sorprendentemente, todavía tengo un bulto en la frente. En mi visión interna, vi a una mujer con la cara negra, vestida con un sari blanco, de pie frente a una puerta alta. Me dijo: "Mi marido siempre viene con campanas". Acto seguido escuché las campanas reverberar como truenos dentro de mi cabeza. Entonces, de repente, la felicidad suprema barrió mi cuerpo, que se llenó de luz. Escuché las palabras "YO SOY Shiva"».

Pueden ocurrir experiencias sexuales extrañas, como descubrió este hombre de Spokane, Washington:

«Durante la meditación, repentinamente tuve una erección extraña, palpitante y dolorosa. Mi pene se puso duro y grande como un tótem. Una intensa sensación sexual se apoderó de mi glande, y subió por todo el pene. Sentí como si, repentinamente, el pene se volviese hacia dentro y de dentro hacia fuera, con sensaciones de bombeo viajando hacia dentro en lugar de hacia fuera… Todo mi cuerpo vibraba. Mi ser se expandió mientras la energía y la luz empujaban lentamente mi columna hacia la parte posterior del cuello. Un rayo de luz blanca azulada me atravesó la cabeza desde arriba, con un sonido ensordecedor. Luego, un orgasmo explotó en mi cabeza mientras me sacaban por un agujero en la parte superior de la cabeza. Me convertí en uno con la divinidad cuando mi hombre y mi mujer internos se fusionaron en unidad. Permanecí en ese estado de inconmensurable e indescriptible dicha de asombro y sorpresa durante semanas».

Esta afirmación te ayudará a integrar tus nuevas experiencias espirituales. Úsala repetidamente cada vez que te sientas preocupado o asustado de que tus nuevas percepciones y experiencias sean abrumadoras. Dila en voz alta y con voz clara.

«YO ESTOY lleno de la luz divina. La divina gracia se derrama sobre mí con alegría, sabiduría y verdad. YO ESTOY lleno del amor, poder y energía de Dios. Estoy libre de miedo y abierto a recibir mi bien. Dios es mi protector y salvador. YO ESTOY sostenido en los brazos de Dios y no hay nada que temer. La luz divina me protege de todo daño. SOY libre de experimentar mi verdadera naturaleza de ser, sin miedo. Estoy a salvo y seguro en la comodidad del amor divino y todo va bien. Amén».

Cortar lazos psíquicos

Los lazos psíquicos son apegos indebidos o repulsiones a influencias internas o externas. Mediante la clarividencia puedes ver cuerdas, lazos o nudos entre los chakras y ciertas personas, lugares, cosas, organizaciones, situaciones, circunstancias, recuerdos, experiencias o adicciones. Estas influencias parecen controlarte cuando un vínculo psíquico te une a ellas. Los lazos psíquicos están hechos de materia sutil: material de pensamiento cristalizado con forma.

Los lazos psíquicos surgen de patrones repetitivos, encuentros emocionales o negativos, o recuerdos vergonzosos. Casi todo el mundo tiene muchos lazos psíquicos con sus compañeros de trabajo o con sus seres queridos. Los lazos psíquicos nunca son beneficiosos. Necesitan ser curados y liberados. Repite esta afirmación en voz alta para cortar los lazos psíquicos entre tú y las personas de tu entorno. Te garantizo que si haces esto diariamente tendrás mejores relaciones, más íntimas, a partir de ahora. Lee mi libro *The Power of Auras* para tener más información.

«Ahora le pido al Espíritu Santo que corte, suelte, afloje y elimine todos los lazos psíquicos y kármicos entre yo y _____. Estos lazos psíquicos ahora se cortan con amor, se bendicen, se aman, se levantan, se curan, se disuelven, se liberan y se sueltan completamente, capa a capa, grupo a grupo. Amén».

Sanación de entidad astral

Durante tus exploraciones del espacio interior, si no mantienes el aura cerrada a los reinos inferiores, puedes encontrarte con algunos seres astrales por el camino. Son espíritus terrestres que pasaron pero no entraron en la luz divina después de la muerte, o bien seres que habitan los mundos inferiores.

Estas entidades pueden aparecer con guisa diversa. Por eso es esencial aprender a distinguir entre tales seres astrales inferiores y seres divinos de luz, como los ángeles y las deidades.

De las muchas experiencias de kundalini sobre las que he leído, casi todas las psicosis resultantes se debieron a la influencia directa de la posesión u opresión astral, como esta experiencia de un hombre de Rochester, Nueva York:

«Mi despertar de kundalini fue horrible. Comenzó sin querer, poco después de leer el libro [de un famoso gurú indio]. Empecé a escuchar voces crueles y horripilantes en mi cabeza, tan fuertes que me distraían constantemente. No podía concentrarme en una conversación o seguir una película. Creí erróneamente que mi gurú interno me estaba hablando. Sin embargo, las voces me volvían loco. Traté de cometer suicidio una vez y aterricé en un hospital psiquiátrico tres veces. Los medicamentos no me hacían nada. Cuando presenté mi dilema a los funcionarios del ashram, básicamente me dijeron que me perdiera. Sólo querían escuchar experiencias «edificantes». Mi mente se rompió en pedazos y parecía que tuviese dentro muchos espíritus. Tuve visiones de demonios y terribles atrocidades. Esto me causó estragos, tanto física como mentalmente. Tras diez años, sigo tratando de reconstruir mi vida».

Recomiendo leer algunos de mis otros libros para tener más información sobre entidades astrales, así como afirmaciones curativas que no están incluidas en este libro: *Divine Revelation, Exploring Meditation, Instant Healing, Miracle Prayer* y *The Power of Auras*. Mientras tanto, aprendamos una oración de sanación simple para limpiar el aura de cualquier influencia, posesión u opresión astral. Repite esta afirmación en voz alta cada vez que sientas una influencia espeluznante, aterradora, agotadora o altamente negativa que afecte tu campo áurico. Esta oración de curación está dirigida directamente a las entidades que necesitan curación:

«Amados, estáis unificados con la verdad del ser.
Estás elevado en el amor divino. Estás perdonado de toda culpa y vergüenza.
Estás curado y liberado de la pérdida, el dolor, la confusión y el miedo.
El amor divino y la luz te llenan y te rodean ahora.
El apego a la tierra ya no te ata.
Ahora eres libre de entrar en la luz divina.
Ve ahora en paz y amor».

Sanación de forma de pensamiento

La kundalini despierta es la sanadora suprema de los traumas psicológicos profundamente arraigados y otras energías almacenadas en el cuerpo mental. Desafortunadamente, en ocasiones su método para liberar estas obsesiones es una especie de cirugía psíquica, mediante la cual las energías subterráneas e incrustadas se desentierran y se llevan a la superficie. Cuando esto sucede, la mente podría romperse durante un tiempo, como le pasó a esta mujer de Australia:

«Gran depresión, dolor y miseria se apoderaron de mí. Sentí que había caído en un pozo oscuro, sin forma de escapar. Ya no había ningún propósito o significado para la vida. A veces, los ataques de agonía duraban meses seguidos y eran tan difíciles de soportar que todo lo que anhelaba era escapar. Pensamientos terroríficos de suicidio me atormentaban. Estaba sola, perdida y completamente abandonada. No podía contarle a nadie sobre mis extrañas experiencias. Sabía que si le contaba eso a mi médico, me daría medicamentos. Por eso sufrí en silencio».

Tales experiencias desalentadoras pueden prevenirse o curarse. La siguiente afirmación puede despejar el campo áurico de pensamientos y emociones negativas. En cualquier momento, el aura irradia vibraciones armoniosas, serenas, positivas o energías negativas, discordantes y disonantes.

Todos tus pensamientos, palabras y acciones afectan no sólo a tu propia salud mental y física, sino también a las personas que te rodean; de hecho, a todo el cosmos. Tus vibraciones y emanaciones personales pueden cultivar o contrarrestar la paz y la armonía mundial. Las Figuras 20b y 20c son ilustraciones de esto.

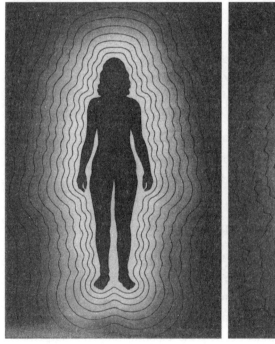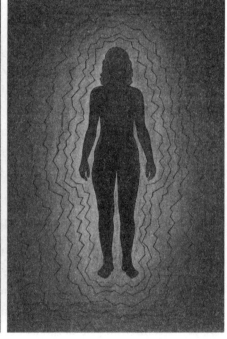

Izquierda: Figura 20b. Armonía mental   Derecha: Figura 20c. Discordia mental

Aprendamos ahora cómo transformar la falta de armonía en armonía al transmutar las emociones y energías negativas en positivas. Esta afirmación puede sanar cualquier cosa que necesite curación. Por lo tanto, tiene una amplia aplicación para su uso en la autocuración y en la curación de otros.

Cuando llegues al primer espacio en blanco a continuación, cierra los ojos y di cualquier pensamiento o sentimiento negativo que te surja en este momento. En el segundo espacio en blanco, coloca tus sentimientos positivos. Por ejemplo, si dices «duda» en el primer espacio, di «fe» en el segundo. Si dices «confusión» en el primer espacio, inserta «claridad» en el segundo espacio.

«Invoco la presencia divina para eliminar todas las negaciones y limitaciones que ya no me sirven. Ahora disipo todas las negaciones _____ y cualquier otro pensamiento y emoción que no refleje la verdad de mi ser.
Son amorosamente elevados, transmutados y transformados a través del poder del Espíritu Santo.
Estoy abierto y libre para abrazar pensamientos y emociones positivas, de soporte vital y energizantes. Doy la bienvenida a pensamientos sobre _____
Estoy en equilibrio. Tengo control. Amén».

Parte 2: Sanar tus chakras

En esta sección, aprenderás siete afirmaciones especiales de curación. Estas siete poderosas oraciones pueden limpiar y despertar tus chakras. Al decirlas en voz alta y en secuencia, puedes transformar tu consciencia, aumentar la energía pránica que fluye a través del cuerpo sutil y despertar una consciencia superior. A medida que uses cada una de estas afirmaciones, pon tu atención en el punto de activación del chakra correspondiente. ¡Digamos ahora estas poderosas afirmaciones!

Limpieza del muladhara: chakra raíz

«Ya no estoy encadenado al mundo material. Llamo al Espíritu Santo para que me libere y deje de lado todos los patrones limitantes que me atan a la vibración terrenal. Todos los pensamientos de miedo, duda, indignidad, culpa, temor, confusión y vergüenza se disuelven de mi cuerpo mental ahora mismo. Son elevados a la luz del amor divino. SOY libre y estoy abierto a recibir mi bien. La generosidad divina fluye en mi vida. Dios es mi proveedor y protector, y mi vida está en sus manos. Estoy a salvo y seguro en los brazos del amor divino. Amén».

Limpieza del svadhishthana: chakra pélvico

«Soy libre para ser yo mismo. Llamo al Espíritu Santo para que me libere y deje de lado todos los patrones y creencias limitantes que me atan a la adicción sexual, la vergüenza, el miedo y la inhibición. Estos pensamientos se elevan a la luz sanadora del amor divino. Soy libre de expresar y disfrutar mi sexualidad por canales saludables de amor con una pareja adulta que consienta. El amor divino se expresa a través de mí. YO SOY el amor divino. Amén».

Limpieza del manipura: chakra del ombligo

«YO SOY un ser brillante de luz, energía de fuerza vital ardiente fluye a mi alrededor. Llamo al Espíritu Santo para que libere de mi mente todas las creencias, patrones e ideas de miedo, enfado, frustración y resentimiento. Me libero de la necesidad de controlar y manipular mi entorno. Acepto y acojo la paz, el amor, la satisfacción, la fuerza interior y el perdón. SOY libre para irradiar el poder que es mi verdadera naturaleza de ser. El poder divino, la energía cósmica y la gloria radiante se expresan a través de mí. YO SOY la fuerza y el poder divino. Amén».

Limpieza del anahata: chakra del corazón

«Mi corazón está lleno de amor y paz. YO SOY el amor divino. La gracia y la serenidad de Dios irradian y vibran a través de mi corazón ahora. YO SOY la gracia de Dios. YO SOY la bendición divina. YO SOY perfecta paz. YO SOY el divino instrumento de paz. YO SOY la serenidad divina. YO SOY la perfección. YO SOY el vehículo de perfección de Dios. Amén».

Limpieza del vishuddha: chakra de la garganta

«YO SOY un recipiente perfecto de la expresión divina. La pureza y la belleza de Dios fluyen a través de mí. YO SOY el mensajero de la pureza divina. SOY perfecta creatividad. La sabiduría divina fluye a través de todas mis expresiones creativas. Mi voz es un instrumento de la santa presencia de Dios. Vivo en la luz de Dios. Expreso el amor de Dios. Amén».

Limpieza del ajna: chakra del tercer ojo

«La gracia y la sabiduría de Dios irradian y vibran a través de mí. YO SOY el ojo de la sabiduría que todo lo ve y todo lo sabe. YO SOY la sabiduría divina. La presencia amorosa de Dios llena mi ser de luz. Ahora ESTOY libre de la esclavitud del apego del ego. Dejo ir toda necesidad de poderes psíquicos y superioridad espiritual. Me entrego a la gracia divina, y YO SOY el instrumento de luz divina. Que se haga la voluntad de Dios en todos los asuntos, ahora y siempre. Amén».

Despertar el sahasrara: chakra de la corona

«YO SOY la fuente de la luz. La luz divina se derrama a través de mí con mil radiaciones de gloria. La gracia divina se derrama a través de mí con alegría suprema. El néctar ambrosial de Dios fluye a través de mi ser, bañando cada poro de mi ser con vitalidad y energía ilimitadas. YO ESTOY lleno de la radiante gloria divina. Estoy inmerso en el océano del amor divino. ESTOY bendecido con la paz infinita de Dios. Amén».

Capítulo veintiuno

EL SECRETO DE LAS PRÁCTICAS YÓGUICAS SECRETAS

Quienes deseen nadar a través del océano de samsara (mundo del engaño) deberían practicar este bandha en un lugar solitario. La práctica produce el control del prana que reside en el cuerpo. Hazlo en silencio, con cuidado y determinación. Todo letargo desaparecerá.

GERAND SAMHITA[1]

En este capítulo, aprenderás prácticas secretas de yoga que, hasta hace poco, estaban ocultas en cuevas y bosques de la India. La palabra sánscrita *yoga* (integración) deriva de la raíz *yuj* (yugo). Desde el punto de vista de kundalini, yoga significa unificar la individualidad con la universalidad, lo que ocurre cuando el Shakti interno se une con el Shiva interno en el chakra sahasrara (chakra de la corona).

Caminos del yoga

Todos los caminos del yoga buscan lograr la integración por varios medios:

1. *Raja* (real) *yoga* utiliza la meditación y la repetición de mantras para desarrollar la estabilidad mental en un solo punto.

2. *Karma* (acción) *yoga* logra la unión a través de la meditación alterna con la actividad diaria dinámica, mientras se vive de acuerdo con la ley natural.

---

1. Gheranda Samhita 3:16.

3. *Jynana* (conocimiento) *yoga* utiliza el intelecto para discernir la realidad de la ilusión, eliminando así el velo de la ignorancia y alcanzando el conocimiento supremo.

4. *Bhakti* (devoción) *yoga* abre el corazón del buscador, trayendo contacto divino directo a través de la rendición a la divinidad.

5. El yoga integrado busca unir el corazón, la mente y la voluntad de una manera ecuménica y universal, mientras honra todos los caminos y tradiciones.

6. *Tantra* (expansión, liberación) *yoga* busca ver, sentir y conocer lo infinito en y a través de lo finito. Su objetivo es lograr una mayor consciencia al experimentar la vida cotidiana al máximo. La energía de la Diosa, también conocida como kundalini o Shakti, es adorada por los tántricos.

7. *Kundalini yoga, laya yoga* o *kriya yoga* despierta energía pránica en el cuerpo al elevar el poder de la kundalini hacia arriba, a través de los chakras.

8. *Hatha* (sol-luna) *yoga* se ocupa de la cultura fisiológica y de la crianza de la kundalini a través de *asanas* (posturas corporales), *pranayama* (ejercicios de respiración), estilo de vida disciplinado, dieta especial y programa de eliminación vigorosa.

Dado que este libro se ocupa principalmente de aumentar la energía pránica y elevar la kundalini, sus enseñanzas y técnicas provienen de antiguas tradiciones de sabiduría de la India: *tantra, kriya, kundalini* y *hatha yoga*. Las *asanas* de yoga (posturas) no se tratarán en este libro. Sin embargo, las asanas son esenciales para despertar la kundalini. Por lo tanto, recomiendo leer mi libro *Exploring Meditation*, donde puedes aprender a practicar asanas.

Los antiguos yoguis de la India mantuvieron en secreto sus misteriosas prácticas. Sin embargo, muchas de estas técnicas están disponibles para cualquiera hoy en día. En este capítulo, aprenderás algunos de estos métodos arcanos, llamados *bandhas* (para sostener, bloquear o apretar) y *mudras* (gestos), así como métodos de limpieza diseñados específicamente para armonizar los flujos de *ida* y *pingala* prana. Estas prácticas afectan profundamente al cuerpo sutil. Aumentan notablemente el flujo de energía pránica, despiertan la energía kundalini y proporcionan una experiencia directa de los chakras.

¡Aprendamos algunos de estos poderosos métodos ahora!

Jala neti

Si se obstruyen los conductos nasales o los senos paranasales, se modifica la alternancia natural de la respiración a través de ida y pingala. *Jala* (agua) *neti* (nariz) es un método yóguico para limpiar estos pasajes con agua salada.

Tienes un poderoso sistema de purificación interna que acondiciona el aire antes de que ingrese a los pulmones: las fosas nasales. Si tienes la nariz tapada, te ves obligado a respirar por la boca. Ésta es una alternativa peligrosa, porque la boca y la garganta no cuentan con un sistema de filtración como la nariz. Por eso jala neti es esencial. (La única excepción serían las prácticas de pranayama especializadas en respiración bucal, como el *sitkara*).

Practicar jala neti elimina las impurezas, estimula varias terminaciones nerviosas y limpia el cerebro y otros órganos. Jala neti también estimula el chakra ajna (tercer ojo).

Aprendamos a practicarlo.

Practicar jala neti

Coge una *neti lota* (olla especialmente diseñada para jala neti) o una tetera pequeña con una boquilla que se ajuste cómodamente a tu nariz. Mezcla aproximadamente dos tazas de agua mineral hervida, o agua destilada con una cucharadita de sal marina pura, o bien media cucharadita de sal marina con media cucharadita de bicarbonato de sodio. Disuelve la solución por completo. Llena la olla neti con la solución salina.

Inclínate sobre un lavabo e inclina la cabeza hacia la derecha. Inserta suavemente el extremo de la boquilla en la fosa nasal izquierda procurando que quede apretada. Continúa inclinando la cabeza hacia la derecha mientras levantas la olla neti hasta que la solución salina fluya hacia la fosa nasal izquierda, hacia arriba a través de las fosas nasales, y pase hacia la fosa nasal derecha. Mientras lo haces, abre la boca para respirar. ¡Recuerda consultar al médico antes de practicarlo!

Si inclinas demasiado la cabeza, entrará agua en la garganta en lugar de la otra fosa nasal. Si inclinas demasiado la olla, el agua se desbordará de ésta. Ajusta la posición de la cabeza y de la olla hasta que el agua fluya correctamente. Si la jala neti se hace bien, el agua no te entrará en la boca ni en la garganta. Sin embargo, si te pasara, escupe y ya está. Deja que la solución fluya a través de las fosas nasales de 10 a 20 segundos. Retira la olla neti y mócate.

Luego repite todo el proceso, colocando la boquilla de la olla neti en la fosa nasal derecha, inclinando la cabeza hacia la izquierda y permitiendo que la solución fluya por la fosa nasal izquierda. Después de completar el jala neti, sécate las fosas nasales mocándote otra vez para expulsar todo el agua.

Este procedimiento completo lleva menos de cinco minutos. Una vez al día es suficiente, a menos que tengas un resfriado o la nariz tapada por otras razones.

Método alternativo sin olla neti

Haz una solución salina como hemos descrito precedentemente. Coloca la palma izquierda en forma de cuenco y vierte un poco de solución en ella. Cierre la fosa nasal derecha con el pulgar derecho, coloca la fosa nasal izquierda cerca de la palma izquierda y aspira el agua a través del conducto nasa. Luego escúpela. Haz lo mismo con la otra fosa.

No intentes ninguno de estos métodos sin la sal o con agua demasiado fría o demasiado caliente. ¡De lo contrario lo lamentarás! Con la temperatura adecuada y la cantidad correcta de sal, hay poca o ninguna molestia. Si sufres hemorragias nasales crónicas, no practicas jala neti. Sea cuál sea tu estado de salud, pide el consentimiento del médico antes de practicar jala neti.

Esta práctica es excelente para prevenir o curar resfriados, sinusitis, dolencias de los ojos, nariz o garganta, amigdalitis, cataratas, asma, neumonía, bronquitis, tuberculosis e inflamación de las adenoides y las membranas mucosas. Puedes eliminar dolores de cabeza, insomnio, migraña, epilepsia, tensión, depresión y cansancio. Tiene un efecto sutil en varios nervios que terminan en los conductos nasales, como el bulbo olfativo y los nervios asociados con los ojos y los oídos.

Padadirasana

Una asana de yoga (postura) llamada *padadirasana* (postura de equilibrio de la respiración) controla o equilibra el flujo de ida y pingala. Al aplicar presión bajo las axilas, puedes influir directamente en el flujo de la respiración. La presión constante debajo de la axila derecha tiende a hacer fluir la fosa nasal izquierda, y la presión bajo la axila izquierda hace que la fosa nasal derecha fluya. En padadirasana, se presiona bajo ambas axilas de la siguiente manera:

Siéntate en una postura cómoda, como *vajra asana* (consulta la Figura 21c). Cruza los brazos sobre el pecho. Coloca la mano derecha bajo la axila izquierda con el pulgar hacia arriba frente al hombro derecho. Del mismo modo, coloca la mano izquierda bajo la axila derecha. Cierra los ojos y respira lenta y profundamente. Continúa presionando hasta que tu respiración se iguale. Esto lleva al menos un minuto.

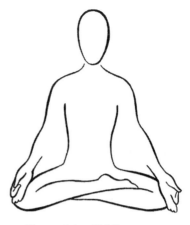

Figura 21a. Siddha asana

Cierres musculares yóguicos

Los *granthis* (nudos psíquicos) se encuentran en el centro de la pelvis (svadhishthana), el centro del corazón (anahata) y entre las cejas (chakra ajna). Estos tres nudos impiden que el prana fluya libremente a través de *sushumna nadi,* su principal canal pránico, a través del cual fluye la kundalini. Por lo tanto, para experimentar el despertar completo de la kundalini, se deben eliminar los granthis.

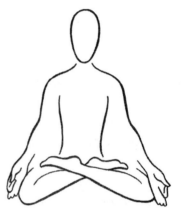

Figura 21b. Padma asana

La práctica de bandhas puede abrir efectivamente estos cierres. El prana puede fluir a través de sushumna nadi, lo que conduce a una mayor receptividad mental y una mayor consciencia. Por lo tanto, los bandhas se encuentran entre las prácticas más poderosas para despertar la kundalini a través de los chakras.

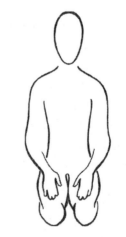

Figura 21c. Vajra asana

Ahora practiquémoslos. (Asegúrate de preguntarle al médico antes de intentar cualquiera de los ejercicios de este libro).

Jalandhara bandha: cierre de garganta

La palabra sánscrita *jalandhara* deriva de las raíces *jalan* (red) y *dhara* (corriente, fluido que fluye). La palabra *adhara* (base) se refiere a dieciséis centros corporales específicos: dedos de los pies, tobillos, rodillas, muslos, perineo, coxis, ombligo, corazón, cuello, amígdalas, lengua, nariz, cejas, ojos, parte posterior de la cabeza y coronilla.

Jalandhara bandha es un cierre físico que enlaza la red de nadis del cuello. Con él se detiene el flujo pránico a los dieciséis centros y, por lo tanto, dirige el prana hacia el sushumna nadi. Además, el néctar o *amrit* que fluye del chakra talu (*véase* la página 205) está bloqueado para que no fluya por la garganta y se queme con los ácidos digestivos del estómago.

Además, este bandha reduce la frecuencia cardíaca debido a la compresión de los senos carotídeos. También aumenta la capacidad pulmonar, cura las dolencias de la garganta, masajea beneficiosamente la tiroides y brinda equilibrio mental, tranquilidad e introversión. Las antiguas escrituras afirman que este bandha puede prevenir la vejez y la muerte.

Aprendamos este simple bandha ahora.

Siéntate en una posición cómoda. Las mejores posiciones son *padma asana* (postura de loto), *siddha asana* o *siddha yoni asana* (postura perfecta). También se puede hacer en *vajra asana*, sentado en una silla o de pie, con los pies muy juntos. Si estás sentado, coloca las palmas sobre las rodillas.

Cierra los ojos y relaja todo el cuerpo. Inhala profundamente por la nariz y aguanta la respiración. Inclina la cabeza hacia delante y presiona la barbilla con fuerza contra el esternón. Coloca las palmas sobre las rodillas. Si estás sentado, estira los brazos y bloquea los codos mientras sujetas las rodillas. El bloqueo de los codos intensifica la presión aplicada al cuello. Simultáneamente, encorva los hombros hacia arriba y hacia delante. Esto mantiene los brazos rectos y los codos bloqueados. Mantente en esta posición mientras aguantas la respiración todo el tiempo que te sea posible.

Mientras tanto, mantén la concentración en el área del cuello. Luego, relaja los hombros, dobla los brazos, levanta lentamente la cabeza y exhala despacio. Respira con normalidad.

Repite tantas veces como te sea cómodo.

Practica jalandhara bandha después de las asanas y antes de la meditación. Si tienes la presión arterial alta o dolencias cardíacas, no lo hagas.

Uddiyana bandha: cierre abdominal

Uddiyana (levantarse, volar hacia arriba) *bandha* hace que el diafragma se eleve hacia el pecho. Esta práctica dirige el prana hacia el sushumna nadi y mueve la energía kundalini hacia arriba a través de los chakras hasta el sahasrara. Las antiguas escrituras afirman que uddiyana bandha es útil para expandir la consciencia, revertir el envejecimiento y alcanzar la inmortalidad. Despierta la actividad intestinal, alivia el estreñimiento, estimula el páncreas, alivia la diabetes, equilibra la mente, calma y alivia la depresión. Este bandha actúa directamente sobre el chakra del ombligo (manipura), depósito de prana. Por lo tanto, estimula y redistribuye el prana por todo el cuerpo y fortalece el sistema inmunológico.

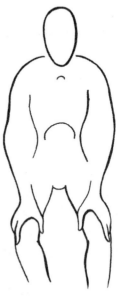

Figura 21d. Uddiyana bandha

Uddiyana bandha se puede practicar en *padmasana, siddhasana, siddha yoni asana, vajra asana* o de pie. Hagámoslo de pie, que es el método más fácil.

Ponte de pie con los pies separados aproximadamente treinta centímetros. Inclínate hacia delante ligeramente y dobla las piernas un poco. Coloca las palmas sobre los muslos, cerca de las rodillas, y ejerce presión sobre ellos. Exhala por completo y vacía los pulmones tanto como sea posible, soplando repetidamente. Dobla la cabeza hacia abajo y presiona la barbilla contra el pecho (jalandhara bandha).

Luego haz una falsa inhalación. Eso significa expandir el pecho como si respirara, pero sin dejar que el aire entre en los pulmones. Estira las piernas ligeramente. Esto eleva automáticamente el diafragma y el abdomen toma una forma cóncava, hacia dentro y hacia arriba. Mantén esta posición durante el tiempo que puedas contener la respiración.

Relaja el pecho lentamente y dobla las piernas, permitiendo automáticamente que el abdomen recupere su forma normal. Suelta jalandhara bandha, suelta los brazos y gradualmente ponte derecho. Ésta ha sido una ronda. Practica varias rondas y aumenta gradualmente la cantidad de rondas durante varias semanas. Después de practicar esto de pie durante varios meses, practícalo en una postura meditativa sentada.

Practica uddiyana bandha por la mañana temprano, antes del desayuno, después de asanas y pranayama, y antes de la meditación. Debes tener el estómago vacío, así que espera cuatro horas después de cualquier ingesta. Además, conviene evacuar los intestinos primero.

Las mujeres embarazadas y aquéllas con problemas cardíacos, úlceras, colitis u otros problemas abdominales graves no deben practicar uddiyana bandha. Después del parto, esta práctica ayuda a las nuevas madres a remodelar y fortalecer el abdomen. Éste es un excelente ejercicio para cualquier persona cuyo abdomen inferior tiende a ser flácido.

Ashvini mudra: actitud del caballo

Para practicar con éxito la próxima bandha, llamada *mula bandha*, la práctica de *ashvini mudra* (actitud del caballo) resulta una preparación incalculable. En el sistema taoísta, esto se llama «ejercicio del venado».

Método 1

Ashvini mudra se puede hacer en cualquier postura cómoda, sentado o incluso de pie. Relaja todo el cuerpo y cierra los ojos. Respira normalmente mientras contraes y relajas rápidamente el ano de manera rítmica. Aunque esta práctica se limita a los músculos anales, otros músculos pélvicos también se contraerán. Repite la práctica al menos veinte veces sin esforzarte.

Método 2

En una práctica alternativa, contrae el ano mientras inhalas. Después de inhalar, contén la respiración mientras mantienes la contracción. Contrae los músculos lo más fuerte posible, pero sin forzar. Libera la contracción mientras exhalas. Ésta es una ronda. Repite tantas rondas como te sea cómodo.

Este mudra previene el estreñimiento y las hemorroides, estimula la peristalsis intestinal, cura el prolapso de ano o de recto, cura la incontinencia, previene la enfermedad de próstata y mantiene la potencia masculina.

Mula bandha: cierre de raíz

La palabra sánscrita *mula bandha* (bloqueo de contracción del perineo) deriva del término *mula* (base o raíz). Aquí se refiere al chakra muladhara, sede de kundalini, y también al perineo. Aprendamos a practicarlo.

En este bandha, el área que contraeremos es el punto de activación física del chakra mudulahara. En el hombre, se encuentra en el perineo entre el ano y los genitales. En la mujer, es el punto G o Gräfenberg cerca del cuello uterino, donde la vagina se encuentra con el útero. La mayoría de las personas practican mula bandha incorrectamente al contraer solamente el ano. Las mejores posiciones para practicar este bandha son *siddhasana* para hombres y *siddha yoni asana* para mujeres. O siéntate cómodamente o practícalo de pie.

Siddhasana para hombres: siéntate con las piernas estiradas. Coloca la planta del pie derecho contra la parte interna del muslo izquierdo. Presiona el talón derecho firmemente contra el perineo, entre el ano y los genitales. Coloca el pie izquierdo sobre la pantorrilla derecha. Si es posible, presiona el talón izquierdo en la pelvis inmediatamente por encima de los genitales. Empuja los dedos del pie izquierdo entre la pantorrilla derecha y el muslo. Si es posible, coge los dedos del pie derecho y tíralos hacia arriba para ponerlos entre el muslo izquierdo y la pantorrilla. Pon los talones uno encima del otro.

Siddha yoni asana para mujeres: la misma postura que los hombres, pero presionando el talón derecho firmemente contra los labios en la entrada de la vagina.

Coloca las palmas sobre las rodillas. Cierra los ojos y relaja todo el cuerpo. Inhala profundamente. Contén la respiración y practica jalandhara bandha (cierre de garganta: *véase* la página 270). Aplica presión firme en la región del perineo con un talón. Esto fortalece la contracción de los músculos en el punto de activación del chakra muladhara, pero sin tensión excesiva. Centra tu atención en el punto de contracción. Permanece en bandha el mayor tiempo posible mientras aguantas la respiración. Luego suelta la contracción, suelta jalandhara bandha, levanta la cabeza y exhala. Ésta sería una ronda. Practica varias rondas más mientras estés cómodo. Si te resulta difícil esta bandha, practica ashvini mudra en su lugar (consulta la página 272) hasta que consigas el control sobre los músculos pélvicos.

Mula bandha mejora el suministro de sangre a la región pélvica, estimula los nervios y revitaliza los órganos genitales. Este supremo bandha, que invierte la edad, es esencial para mantener la potencia masculina, la salud de la próstata y la normalidad de la vejiga y el colon. También previene la incontinencia sexual, vesical y anal. Además despierta el chakra muladhara, despierta a la kundalini para entrar en brahma nadi en sushumna y transmuta la energía sexual. Los antiguos describen esta práctica como dibujar una apana hacia arriba para unirse con el prana. Apana es el aire vital descendente: la función del cuerpo que exhala y expulsa los materiales de desecho del organismo. Prana es el movimiento ascendente que se inhala y suministra energía y mantenimiento corporal. Mula bandha equilibra el prana y el apana, proporcionando equilibrio a las energías entrantes y salientes. Con este bandha, apana se mueve hacia arriba desde muladhara y alcanza el centro del ombligo (chakra manipura), lo cual aumenta el fuego digestivo. La llama se alarga y alcanza el centro del corazón (chakra anahata).

«Debido a que se enciende el fuego, apana y prana, se despierta la kundalini dormida, se pone recta como cuando se golpea una serpiente con un palo».

HATHA YOGA PRADIPIKA[2]

Maha Bandha: gran cierre

Maha bandha (gran bloqueo) es un poderoso bandha que combina los tres cierres principales. Aquí veremos cómo practicarlo.

Exhala lentamente con la atención en el muladhara (chakra raíz), imaginando la forma luminosa de kundalini en la consciencia. Al mismo tiempo, practica uddiyana bandha (bloqueo abdominal) y contrae el perineo en mula bandha (bloqueo de raíz). Una vez que hayas exhalado por completo, suspende la respiración con jalandhara bandha (cierre de garganta).

Mantén estas contracciones musculares mientras sigues imaginando la kundalini subiendo por la columna hasta la parte superior de la cabeza. Aguanta la respiración todo el tiempo que te sea cómodo. Luego suelta mula bandha, uddiyana bandha y, finalmente, suelta jalandhara bandha.

Esta poderosa práctica es fundamental para despertar la kundalini. (Pide consentimiento al médico antes de practicar cualquier método de este capítulo).

---

2. Hatha Yoga Pradipika, 4:68.

Khechari mudra con ujjayi

Muchas técnicas de yoga tántrico utilizan una práctica de respiración yóguica llamada *ujjayi* junto con un bloqueo de lengua llamado *khechari mudra* o *nabho mudra*. Éstas son prácticas simples que producen resultados profundos.

Khechari mudra

El khechari mudra se puede lograr a través de una práctica larga y complicada que involucra varias operaciones quirúrgicas en la parte inferior de la lengua. Este procedimiento de corte gradual y minucioso del frenillo lingual (membrana bajo la lengua) se describe en las antiguas escrituras de la India, y nunca debe llevarse a cabo sin la guía de un maestro iluminado. Sin embargo, la práctica simple aquí expuesta no requiere preparación y es para todo el mundo. Aprendamos cómo practicarlo ahora. (Pide primero consentimiento al médico).

Gira la lengua hacia arriba y hacia atrás, de modo que la parte inferior de la lengua entre en contacto con el paladar. Estira la punta de la lengua hacia atrás tanto como sea posible, llegando a la campanilla, sin forzar. Con la práctica regular, el frenillo lingual se volverá más flexible y te permitirá tocar la campanilla e incluso entrar en la cavidad nasal por encima del paladar.

Ujjayi pranayama

Siéntate en cualquier posición que te resulte cómoda. Esto incluso se puede practicar en *savasana* (Figura 23a en la página 314) para promover una mayor relajación. Sube la lengua de nuevo como en khechari mudra. Cierra los ojos, relájate y respira por la nariz lenta y profundamente. Cierra parcialmente la glotis contrayendo ligeramente los músculos de la garganta. Al mismo tiempo, los músculos abdominales se contraerán un poco de forma automática. Mantén los músculos faciales relajados. Al respirar en esta posición, notarás un sonido ronco saliendo de la garganta. Este sonido está causado por el aire que pasa a través de la glotis medio cerrada y se parece al sonido de un bebé dormido.

Dado que esta técnica de respiración, combinada con el retroceso de la lengua, ejerce una ligera presión sobre los senos carotídeos, reduce los latidos cardíacos y la presión arterial. Así se logra calma mental y física, serenidad y armonización en todo el cuerpo, el cerebro y el cuerpo sutil.

Shambhavi mudra

Shambhavi (Shakti) es uno de los nombres de la pareja de Shambhu (Shiva). Supuestamente enseñado a Shakti por el Señor Shiva, este mudra, también llamado *bhrumadhya* (centro de la frente) *drishti* (mirar), se menciona a menudo en las antiguas escrituras. Estimula y abre el chakra ajna y el kshetram.

La experiencia fundamental del shambhavi mudra es que los ojos rueden hacia arriba y hacia atrás, como mirando dentro de la cabeza. Cuando el tercer ojo se abre a la visión espiritual genuina de la luz divina, esto sucede automáticamente.

Aquí veremos cómo practicar shambhavi mudra.

Versión 1

Cierra los ojos y relaja todo el cuerpo. Luego abre los ojos y concéntrate en el espacio que hay entre las cejas. Dirige los ojos hacia dentro y hacia arriba tanto como te sea posible. Si la práctica se realiza correctamente, verás dos imágenes curvas que son las cejas fusionándose entre sí, formando una V. No fuerces los ojos. Si sientes alguna tensión o mareo, para de inmediato y recuéstate. Empieza otra vez pasado un ratito.

Si te resulta difícil, pon un dedo en la punta de la nariz y mira el dedo con atención. Luego, lentamente, mueve el dedo hacia arriba por el puente de la nariz hacia el centro de las cejas mientras mantienes los ojos firmemente enfocados en la punta del dedo.

Versión 2

Mantén los ojos entreabiertos y concentra toda la atención en el mismo lugar, pero sin girar los ojos hacia arriba. En este caso, el enfoque es completamente mental.

Versión 3

Una vez que hayas dominado esta técnica, puedes practicarla con los ojos cerrados. La luz interior amanecerá y se producirán visiones de seres celestiales y luces divinas en tu ojo interior.

Yoni mudra

Aprendamos ahora un método de nada yoga para escuchar el *nada* interno, el sonido de los sonidos. El mejor momento para practicar esto es por la noche bien tarde o por la mañana temprano, cuando menos ruidos externos interfieren con la percepción sensorial sutil. Esto se suele llamar *yoni mudra* (invocación de la fuente), que indica la fusión con la fuente de nada. También se llama *shanmukhi mudra* (actitud de las siete puertas), donde las siete puertas de la percepción externa están cerradas para que la consciencia se vuelva hacia dentro. Otro nombre es *baddha yoni asana* (postura de fuente bloqueada), que indica cerrar los orificios de percepción.

Esta práctica profunda se puede hacer en cualquier posición cómoda o incluso de pie. Relaja todo el cuerpo y mantén la espalda y la cabeza erguidas. Levanta las manos por delante de la cara, con los codos apuntando hacia los lados. Luego tapa las orejas con los pulgares. Pon los índices ligeramente apoyados sobre los párpados. No presiones los párpados, sólo tócalos. Cierra las fosas nasales firmemente con los dedos corazón. Rodea la boca, presionando el labio superior con los dedos anulares y debajo del labio inferior con los dedos meñiques.

Después haz *kaki mudra* (gesto de pico de cuervo) de la siguiente manera: primero exhala completamente el aire de los pulmones. Frunce los labios formando un pequeño círculo, como si fueras a silbar. Relaja la lengua. Aspira el aire vigorosamente por la boca con un silbido y sopla para que las mejillas se hinchen. Aguanta la respiración.

Ahora mantén las fosas nasales bien cerradas y, al mismo tiempo, fuerza la presión en la nariz como si te fueras a mocar, tal como lo harías en un avión para igualar la presión del aire en los oídos. Esto forzará el aire hacia las trompas de Eustaquio.

Luego realiza jalandhara bandha, bajando la cabeza hasta el esternón (*véase* la página 270). Aguanta la respiración todo el tiempo que te sea cómodo, sin esfuerzo.

Mientras tanto, observa cualquier sonido que percibas en la parte superior de la cabeza, en mitad de la cabeza, en la oreja derecha o en el chakra del corazón. Concentra la atención en el nada interior. Si percibes un sonido con otro sonido más sutil en el fondo, fíjate sólo en el sonido más débil. Continúa moviéndote a regiones más sutiles de sonido a medida que viajas más profundamente por tu ser interior. No te detengas en ningún sonido, continúa moviéndote por dentro.

Cuando ya no puedas contener la respiración sin esforzarte, levanta la cabeza, libera los dedos de la nariz y exhala lentamente por la nariz.

Ésta es una ronda. Practica varias rondas, mientras te resulte cómodo.

Estos son algunos ejemplos de sonidos que puedes escuchar internamente, enumerados en *Hamsa Upanishad*: *ghanta nada* (campanas sonando), *shankha nada* (soplo de caracola), *tantri nada* (laúd indio llamado *vina*), *tala nada* (platillos), *bansuri nada* (flauta), *bheri nada* (tambor resonante), *mridanga nada* (tambor doble), *megha nada* (trueno).

Lo que tú escuches personalmente puede ser distinto a estos sonidos. Por lo tanto, no busques escuchar específicamente los sonidos antes expuestos. Tus propios sonidos vendrán naturalmente. Tendrás que practicar yoni mudra varias veces antes de notar cualquier sonido. Este mudra revela profundos misterios de tu ser interior. Conseguirlo incluso una sola vez es una experiencia inolvidable.

Después de practicar yoni mudra durante al menos un mes, añade mula bandha, elevando la energía pránica del chakra raíz durante la práctica. Tras otro mes, añade uddiyana bandha para aumentar la energía pránica del chakra del ombligo.

Aprender estos poderosos bandhas (técnicas de contracción muscular) y mudras (gestos) no sólo aumenta la energía pránica, sino que estos métodos son requisitos previos para las prácticas más avanzadas de kriya yoga, kundalini yoga y laya yoga. Tales prácticas avanzadas se pueden aprender con un maestro espiritual cualificado.

Capítulo veintidós

EL SECRETO
DE LA RESPIRACIÓN YÓGUICA

La vida es el período que va entre una respiración y la siguiente;
una persona que respira a medias, sólo vive a medias. El que respira
correctamente adquiere el control de todo su ser.

HATHA YOGA PRADIPIKA[1]

En este capítulo, aprenderás métodos poderosos de *pranayama* (respiración yóguica) para despertar la kundalini y purificar los chakras. La definición de pranayama se entiende ampliamente como «control de la respiración». Sin embargo, este concepto es demasiado limitado. Aunque el oxígeno es una forma de prana, la respiración yóguica engendra formas más sutiles de prana al limpiar los *nadis* (vías del prana) en todo el sistema, aumentar el flujo pránico y despertar la kundalini.

La palabra sánscrita *pranayama* deriva de las raíces *prana* (moverse o respirar) y *ayama* (estiramiento, extensión, expansión en el tiempo y el espacio). Así, el pranayama supera las limitaciones, expande la energía y aumenta la sensibilidad a las vibraciones y dimensiones superiores. Al eliminar las distracciones mentales y los conflictos internos, el pranayama permite que la consciencia brille con una pureza impecable, sin distorsiones.

«Cuando el prana fluctúa, la chitta (mente) también fluctúa; cuando el prana se estabiliza, la chitta también se estabiliza».

HATHA YOGA PRADIPIKA[2]

---

1. Hatha Yoga Pradipika, Saraswati, pg. 18.
2. Hatha Yoga Pradipika, 2:2.

Si tu cuerpo pránico está agitado y desequilibrado, entonces tu mente se perturba. Cuando tu cuerpo pránico está armonizado, tu mente alcanza la ecuanimidad. La práctica del pranayama calma la mente al limpiar el cuerpo de energía sutil, permitiendo que el prana fluya libre y armoniosamente a través de los nadis (canales pránicos).

> «Si el pranayama se practica correctamente, todo el cuerpo pránico estará bien integrado y el prana fluirá fácilmente a través del sushumna (el nadi más importante en todo el cuerpo), ya que el pranayama eliminará todos los bloqueos que tienden a impedir el flujo libre de prana. Esto dará lugar a la estabilidad de la mente».
>
> HATHA YOGA PRADIPIKA[3]

En contraste con la afirmación anterior, si el pranayama se realiza incorrectamente, el mismo texto dice que puede causar enfermedad. Por esta razón el pranayama se debe practicar bajo la supervisión cercana de un maestro iluminado, y no se debe practicar pranayama sin consultar a un médico cualificado.

En este capítulo, aprenderás varias técnicas simples de pranayama. Mientras practicas estas técnicas, si en cualquier momento sientes dolor de cabeza, mareos u otra molestia corporal, interrumpe la práctica de inmediato y descansa un ratito.

¿Cómo respiras?

El poder de la respiración es la clave para despertar la kundalini y experimentar los chakras. También es fundamental para mantener la salud y el bienestar. La respiración es una función corporal automática e inconsciente. Por lo tanto, rara vez la notamos, a menos que estemos corriendo o nadando. La mayoría de la gente no aprovecha al máximo el poder de la respiración y los músculos respiratorios no están acostumbrados a utilizar su capacidad total.

La vida depende de la energía pránica recibida a través de diversos medios, especialmente la respiración. Puedes sobrevivir unos días sin beber agua o unos meses sin comer. Sin embargo, sobrevivirás pocos minutos sin respirar.

Los antiguos yoguis dicen que cada persona nace con una cantidad determinada de respiraciones. Cuando esas respiraciones se acaban, llega la muerte.

---

3. Hatha Yoga Pradipika, 2:41-42.

Por lo tanto, los yoguis creen que la respiración lenta prolonga la vida y la respiración rápida la acorta. La tensión, el miedo, la ansiedad y la preocupación aceleran el ritmo respiratorio. Ésta conduce a la mala salud, la infelicidad y acorta vida. La calma, la relajación y la paz interior disminuyen la frecuencia de la respiración, prolongando la vida.

La respiración rápida y superficial permite que sólo un pequeño volumen de aire ingrese a los pulmones. La respiración superficial genera gérmenes en la parte inferior de los pulmones y proporciona un suministro de oxígeno inadecuado al torrente sanguíneo. La respiración rápida bloquea el intercambio óptimo de oxígeno y dióxido de carbono, y conduce a una serie de enfermedades causadas por la sangre poco oxigenada.

Con el estrés de la vida moderna, muchas personas han adoptado estilos de vida poco saludables, completamente alejados del contacto con su verdadera naturaleza y alienados de su entorno. Tal falta de armonía hace que el cuerpo funcione a una capacidad mucho menor de la que debería. También detiene las experiencias espirituales y la consciencia superior.

Actualmente necesitamos volver a aprender cómo respirar adecuadamente, reactivar los reflejos respiratorios normales y maximizar la ingesta de oxígeno. La mayoría de las personas relajadas inhalan aproximadamente medio litro de aire por respiración. Sin embargo, esto es menos de un octavo de su capacidad total. A través de la respiración yóguica, puede aumentar enormemente el potencial para alimentarse con la sustancia de la vida: el prana.

Este capítulo revelará varias técnicas de pranayama, formas poderosas de despertar la energía kundalini mediante la purificación de los canales pránicos.

La carrera se gana lentamente y con constancia

Los pulmones son como dos globos flexibles, fuertes, elásticos e inflables, capaces de una inmensa expansión y contracción. Están rodeados en la parte superior y lateral por el tórax o caja torácica y en la parte inferior por el diafragma, un músculo plano que separa los pulmones del abdomen.

Cuando las costillas se expanden y el diafragma se mueve hacia abajo, aparece un vacío en el espacio que rodea los pulmones. Este vacío hace que los pulmones se puedan expandir inmediatamente y llenar el vacío. Así es como ocurre la inhalación. Por el contrario, cuando las costillas se contraen y el diafragma se mueve hacia arriba, los pulmones se comprimen y expulsan el aire al exhalar.

Cuanto más se expanden y contraen los pulmones, más profundo se respira. Los antiguos yoguis de la India reconocen cuatro estilos básicos de respiración:

1. Respiración abdominal o diafragmática.
2. Respiración media o intercostal.
3. Respiración clavicular o superior.
4. Respiración yóguica, que incluye los tres anteriores.

Dado que el despertar de la kundalini depende del flujo libre de prana a través de los nadis, el pranayama es esencial. Y como la respiración yóguica es la base del pranayama, empezaremos practicando los cuatro estilos de respiración.

Practicar los cuatro estilos de respiración

Con ropa holgada y cómoda, recuéstate en una manta o colchoneta de ejercicios en el suelo de una habitación limpia, bien ventilada y sin corrientes. Las siguientes prácticas de respiración se realizan por la nariz, no por la boca.

Respiración abdominal

La respiración abdominal diafragmática atrae la máxima cantidad de aire con un esfuerzo mínimo. Durante la inhalación, el diafragma se aplana y se mueve hacia abajo. Esto comprime los músculos abdominales y expande el vientre. A medida que la cavidad abdominal se agranda, el aire entra más rápidamente. Cuando el diafragma se relaja, se mueve hacia arriba, reduciendo el volumen en la cavidad abdominal, haciendo que los pulmones se contraigan y exhalen. Recostado boca arriba, relájate y coloca una mano sobre el ombligo. Respira lenta y profundamente. Mientras exhalas, siente que tu vientre se aplana. El diafragma se relajará totalmente y se inclinará hacia arriba, hacia la cavidad torácica. Aguanta la respiración unos segundos. Acto seguido inhala lenta y profundamente. No hinches el pecho ni muevas los hombros. Siente que el abdomen se expande cuando el diafragma se mueve hacia abajo, hacia el abdomen. Aguanta la respiración unos segundos. Luego exhala lenta y completamente mientras sientes el colapso en el ombligo. Después aguanta la respiración unos segundos y repite de 10 a 20 veces.

Respiración media

La respiración media usa movimientos del pecho. Durante la inhalación, los músculos intercostales (caja torácica) se contraen, moviendo las costillas hacia fuera y hacia arriba. Los pulmones se llenan de aire y se expanden automáti-camente para llenar el vacío. Cuando los músculos intercostales se relajan, las costillas se mueven hacia abajo y hacia dentro. Esto comprime los pulmones, causando exhalación. Acuéstate boca arriba y relájate por completo. Coloca las manos a los lados del tórax. Ahora intenta respirar utilizando sólo los múscu-los de la caja torácica, no el abdomen. Logra esto contrayendo ligeramente los músculos abdominales. Siente la expansión y contracción de las costillas con las manos.

Inhala lentamente expandiendo la caja torácica hacia fuera y hacia arriba. De este modo se evita la respiración profunda, porque el pecho tiene una ca-pacidad limitada para expandirse. Después de inhalar, contén la respiración unos segundos.

Luego exhala lentamente contrayendo el pecho hacia abajo y hacia dentro sin mover el abdomen. Después de exhalar, aguanta la respiración unos segun-dos. Vuelve a inhalar lentamente y repite el proceso 10 o 20 veces.

Respiración superior

La respiración superior se logra moviendo los hombros y las clavículas. Es-to requiere un gran esfuerzo para obtener pocos resultados, porque sólo un pequeño volumen de aire ingresa a los pulmones. Desafortunadamente, este método de respiración superior forzada es común en nuestro mundo tenso y agitado. Sujetadores ajustados, cinturones y otras prendas restrictivas la pro-vocan. Recuéstate sobre la espalda y relájate por completo. Ahora, respira sin expandir o contraer ni el abdomen ni el pecho. No es fácil. Coloca una mano sobre el pecho y la otra sobre el ombligo para asegurarte de que no se muevan. Contrae ligeramente los músculos abdominales e intenta inhalar estirando la clavícula y los hombros hacia arriba. Para lograrlo, puedes inhalar como si es-tuvieras olfateando, induciendo automáticamente la respiración superior. Ex-hala dejando caer los hombros y la clavícula. No alargues esta práctica mucho tiempo. Puedes ver fácilmente el esfuerzo que requiere y la poca cantidad de aire que ingresa a los pulmones.

Ahora que has practicado tres estilos de respiración, aprendamos la respira-ción yóguica completa.

Respiración yóguica

La respiración yóguica combina los tres métodos de respiración: abdominal, media y superior. Realizada en un movimiento armonioso, la respiración yóguica resulta en inhalación y exhalación máximas. Recuéstate cómodamente sobre la espalda y relájate. Coloca una mano sobre el ombligo y otra sobre el pecho. Inhala tan despacio que no puedas escuchar ningún sonido prácticamente. Permite que el abdomen se expanda. Después de que el abdomen se haya distendido por completo, empieza a expandir el tórax hacia fuera y hacia arriba. Una vez que el tórax esté completamente expandido, sube la clavícula y los hombros. Este proceso se completa con un movimiento suave, como el oleaje del mar, sin transiciones entre los tres estilos de respiración y sin sacudidas ni esfuerzos. Después de inhalar, aguanta la respiración unos segundos. Ahora, exhala lentamente relajando primero la clavícula y los hombros. Luego, deja que el tórax se mueva hacia abajo y hacia dentro. Finalmente permite que el abdomen se contraiga sin esfuerzo. Para lograrlo, mete la tripa hacia dentro tanto como sea posible. Toda la exhalación tiene lugar con un movimiento suave y armonioso.

Tras exhalar, aguanta la respiración unos segundos. Luego inhala de nuevo, como antes. Repite el proceso cinco rondas. Aumenta el número en dos rondas al día. Finalmente, practica diez minutos diarios. Con suficiente práctica, la respiración yóguica se vuelve completamente natural y sin esfuerzo.

Practicar este poderoso método puede obrar milagros. Meter más energía pránica vital en los pulmones puede aumentar la fuerza interna, el poder, la salud y la felicidad. La respiración yóguica otorga mayor inmunidad a las enfermedades, claridad de pensamiento, energía, calma y paz interior. Cada vez que te sientas cansado, débil, enfadado o malhumorado, pasa unos minutos practicando la respiración yóguica para revitalizar completamente tu sistema.

Práctica de pranayama

Se practican varios tipos de actividad durante los ejercicios de respiración de pranayama:

1. *Puraka*, que significa inhalación.

2. *Rechaka*, que significa exhalación.

3. *Antar* o *antaranga kumbhaka*, que significa retención de la respiración tras la inhalación, con los pulmones llenos de aire.

4. *Bahir* o *bahiranga kumbhaka*, que significa retención de la respiración después de la exhalación, con los pulmones vacíos de aire.

5. *Kevala kumbhaka*, que significa suspensión de la respiración durante la meditación profunda, cuando la presión en los pulmones corresponde a la presión atmosférica.

El objetivo de los primeros cuatro modos de pranayama es lograr la quinta suspensión de la respiración. Cuando se suspende la respiración, se logra el propósito de la meditación: samadhi (quietud del cuerpo y la mente).

«Aquellos que se dedican a la práctica yóguica, alcanzan el estado sin aliento al ofrecer inhalación a exhalación y exhalación a inhalación como sacrificio».

SEÑOR KRISHNA[4]

El poder de la respiración yóguica

Pranayama es indispensable para una meditación exitosa. Es la sobrealimentación que hace posible una meditación profunda exitosa para las personas corrientes. Aquí veremos algunos consejos para practicar pranayama con éxito:

- Practica pranayama en cualquier posición cómoda con la espalda erguida.

- Vístete con ropa cómoda y suelta. Sin cinturones ni sujetador.

- Practica en una habitación limpia, tranquila, bien ventilada, libre de insectos y sin corrientes de aire.

- Si es posible, practica por la mañana temprano, antes del desayuno, después de las sesiones de yoga (posturas) y antes de la meditación.

- Después de practicar pranayama, espera al menos media hora antes de comer y espera al menos cuatro horas después de haber comido, antes de practicarlo.

- Practica pranayama después de vaciar la vejiga y los intestinos.

---

4. Bhagavad Gita 4:29.

- Si es posible, haz jala neti antes del pranayama (*véanse* las páginas 267-268 para ver instrucciones).

- Mantén la atención en la práctica tanto como sea posible, sin esfuerzo.

- No se recomienda la fuerza ni la respiración violenta. Tómatelo con calma y no te esfuerces.

- Si surge alguna molestia, interrumpe la práctica de inmediato, recuéstate y descansa un ratito.

Nota importante: Nunca intentes las prácticas de pranayama de este capítulo sin el permiso del médico, especialmente si tienes presión arterial alta o problemas de neurosis. No intentes ninguna práctica de pranayama sin la instrucción personal directa de un maestro de yoga cualificado.

Kapalbhati

Después de practicar la respiración yóguica durante algunas semanas, puedes empezar la *kapalbhati* (respiración de fuelle), un método poderoso para purificar los nadis y limpiar los pulmones. Aquí está cómo practicarlo.

Respira profunda y rápidamente por la nariz, exhalando e inhalando por completo. Mientras inhalas, hincha el abdomen. Mientras exhalas, contráelo. Pon la mano sobre el abdomen para asegurarte de que lo estás haciendo correctamente. Una pista: presta atención a la exhalación para que la inhalación ocurra por sí sola. Contrae los músculos abdominales empujando hacia atrás mientras exhalas rápidamente y con fuerza. Entonces, el abdomen se dilatará naturalmente durante la inhalación. Repite al menos diez veces.

Purificar los nadis

Continúa practicando kapalbhati diariamente mientras empiezas otra práctica, *nadi shodhana*, derivada de las raíces sánscritas *nadi* (circuito, canal o vía) y *shodhana* (purificación). Practicar nadi shodhana purifica y descongestiona los nadis (circuitos pránicos sutiles), aumentando así el flujo pránico. Con ello calmarás tu mente y la prepararás para la meditación profunda.

Aquí aprenderás varias etapas de nadi shodhana. Cada etapa debe ser dominada antes de avanzar a la siguiente. Procede gradualmente, paso a paso, para desarrollar progresivamente el control respiratorio con el tiempo. Intentar formas más avanzadas de nadi shodhana sin una preparación adecuada puede forzar, dañar o destruir permanentemente el sistema respiratorio y nervioso. (Asegúrate de consultar con el médico antes de iniciar cualquier práctica de pranayama).

Etapa 1: Nadi shodhana

Para practicar la etapa 1 de nadi shodhana, siéntate en una posición meditativa cómoda con las piernas cruzadas o en *vajra asana* (*véase* la página 269). O usa una silla con respaldo recto. O siéntate en el suelo o la cama con las piernas extendidas y la espalda apoyada contra la pared o el cabecero. Ponte cómodo, porque no te vas a mover durante diez minutos.

Cierra los ojos y relájate. Mantén la columna en posición vertical sin arquearla ni echarla hacia atrás. Coloca la mano izquierda sobre la rodilla izquierda o en el regazo. Levanta la mano derecha delante de la cara, pon el codo derecho frente al pecho y descansa la parte inferior derecha del brazo apoyado contra el pecho. Sostén el antebrazo derecho en posición vertical.

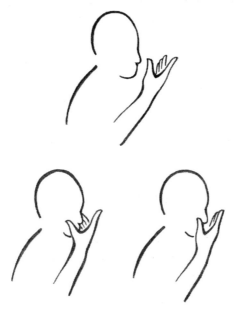

Figura 22a. Posición básica de nadi shodhana

287

Nadi shodhana, Etapa 1, Parte 1

Cierra la fosa nasal derecha con el pulgar derecho. Practica lentamente la respiración yóguica (consulta las instrucciones de las páginas 283-284) a través de la fosa nasal izquierda, inhalando y exhalando silenciosa y completamente. Continúa cinco minutos mientras eres completamente consciente de la respiración. Luego retira el pulgar de la fosa nasal derecha y cierra la fosa nasal izquierda con los dedos medio y anular de la mano derecha. Practica lentamente la respiración yóguica por la fosa nasal derecha con plena consciencia de la respiración durante cinco minutos. Practica esta primera parte de nadi shodhana, etapa 1, durante una semana. Luego pasa a la parte 2.

Nadi shodhana, Etapa 1, Parte 2

Cierra la fosa nasal derecha con el pulgar derecho y practica la respiración yóguica a través de la fosa nasal izquierda. Mientras inhalas, cuenta mentalmente los segundos: uno, dos, tres, cuatro...

Durante la exhalación, cuenta mentalmente los segundos nuevamente: uno, dos, tres, cuatro, cinco, seis, siete, ocho... En otras palabras, exhala el doble de tiempo que hayas inhalado. Si inhalas durante tres recuentos, exhala seis recuentos. Si inhalas durante cinco recuentos, exhala durante diez. No te esfuerces ni hagas que la duración sea más larga que cómoda. Continúa diez rondas a través de la fosa nasal izquierda; ten en cuenta que una ronda consta de una respiración interna y otra externa.

Luego retira el pulgar de la fosa nasal derecha y cierra la fosa nasal izquierda con los dedos corazón y anular. Respira como se indica arriba diez rondas a través de la fosa nasal derecha. Si tienes tiempo, repite otras diez rondas a través de cada fosa nasal. Practica esta segunda parte de nadi shodhana, etapa 1, parte 2, durante dos semanas. Luego empieza la siguiente etapa, llamada *sukha purvaka*.

Etapa 2: sukha purvaka

Continúa practicando nadi shodhana, etapa 1, y añade el siguiente proceso en la misma sesión, justo después de completarlo. *Sukha poorvaka* (práctica preliminar simple) también se llama *bhal bhati* (fuelle frontal) o pranayama alternativo de la nariz. Esta práctica iguala el flujo de aire a través de las fosas nasales. Al desarrollar la armonía y el equilibrio entre los polos pránicos solares (pingala) y lunares (ida), brinda relajación profunda, una preparación perfecta para la meditación.

Siéntate cómodamente, con la cabeza y la espalda erguidas, sin esfuerzo. Cierra los ojos y toma consciencia de la respiración. Intenta involucrarte totalmente en la práctica. Levanta la mano derecha frente a la cara y coloca el codo derecho frente al pecho, descansando la parte inferior del brazo contra el pecho. Sostén el antebrazo derecho verticalmente.

Sukha poorvaka, Parte 1

Cierra la fosa nasal derecha con el pulgar derecho. Inhala por la fosa nasal izquierda, lenta y silenciosamente, utilizando respiración yóguica. Llena los pulmones por completo, sin forzar. Después de inhalar, cierra la fosa nasal izquierda con los dedos corazón y anular de la mano derecha. Abre la fosa nasal derecha y exhala lentamente. Vacía los pulmones tanto como sea posible. Después de exhalar, mantén la fosa nasal derecha abierta y luego inhala lentamente. Tras inhalar, cierra la fosa nasal derecha. Abre la fosa nasal izquierda y exhala. Esto completa una ronda. Repite las rondas durante unos diez minutos. Practica este pranayama durante una semana y luego empieza la parte 2.

Sukha purvaka, Parte 2

Practica el mismo pranayama que en la parte 1, pero ahora mide el tiempo de inhalación y exhalación. Empieza a contar cada intervalo, que dura aproximadamente un segundo. Al principio, haz que el tiempo de inhalación y exhalación sea igual. Por ejemplo, si cuentas uno, dos, tres, cuatro, cinco para inhalar, cuenta otros cinco para exhalar. Comienza de una forma cómoda, sin esfuerzo. Practica unos diez minutos durante un período de varias semanas y aumenta lentamente la duración de la exhalación hasta que la exhalación sea el doble del tiempo de inhalación. Practica este sukha purvaka pranayama al menos un mes antes de avanzar a la siguiente etapa.

Para obtener los máximos beneficios del pranayama, centra toda la atención en la respiración y el recuento. Cuando tu mente divague, no importa. Regresa al proceso cada vez que notes pensamientos errantes.

Etapa 3: Antar kumbhaka

Practicar por lo menos dos meses las dos primeras etapas del nadi shodhana son esenciales para preparar los pulmones de cara a la siguiente etapa: *kumbhaka* (retención de la respiración). Sin desarrollar primero una respiración lenta y controlada, el pranayama con retención de la respiración es imposible.

Es fácil contener la respiración una vez, pero contener la respiración tras cada inhalación requiere una aclimatación previa a la respiración profunda, que se desarrolla en las dos primeras etapas.

«Un maestro de ceremonias domestica a un animal salvaje lenta y sistemáticamente. De la misma manera, uno debe domesticar progresivamente el prana en el cuerpo a través de la práctica de kumbhaka. Si uno intenta entrar y dominar un tigre o un elefante salvaje demasiado rápido, sin la atención suficiente, es fácil acabar herido. Del mismo modo, si intentas controlar el prana en el cuerpo demasiado rápido y con fuerza, entonces te causará daño».

HATHA YOGA PRADIPIKA[5]

Antar (interior) *kumbhaka* (retención de la respiración) influye profundamente en el flujo pránico a través del cuerpo sutil y, en consecuencia, influye tremendamente en la mente. Esta práctica ralentiza, armoniza, trae paz y una concentración mental inquebrantable.

«Durante el kumbhaka, la mente se estabiliza y se experimenta la atemporalidad. Uno puede concentrarse intensamente en el trikuti (el chakra de la frente)».

HATHA YOGA PRADIPIKA[6]

Ahora aprendamos cómo.

Primero practica sukha poorvaka pranayama, parte 2, durante unos minutos. Una vez que logres una frecuencia respiratoria cómoda y relajada, con una exhalación el doble de larga que la inhalación, entonces empieza con antar kumbhaka de la siguiente manera.

Antar kumbhaka, Parte 1

Cierra la fosa nasal derecha con el pulgar e inhala por la fosa nasal izquierda lenta, silenciosa y profundamente, utilizando respiración yóguica. Cuenta la duración de la inhalación: idéntica a la duración que hayas usado para sukha poorvaka (Parte 2). Después de inhalar, mantén la fosa nasal derecha cerrada y cierra también la fosa nasal izquierda con los dedos corazón y anular. Al

---

5. Hatha Yoga Pradipika, 2:15-16.
6. Hatha Yoga Pradipika, Saraswati, pg. 189.

mismo tiempo, contrae ligeramente la glotis (músculos de la garganta) para evitar que el aire escape de los pulmones. Aguanta la respiración por un corto espacio de tiempo, sin esfuerzo ni molestias. Luego abre la fosa nasal derecha e inhala mediante un breve olfateo. Después exhala por la fosa derecha, lenta y completamente. Cuenta la duración de la exhalación: debe ser el doble que la inhalación. Por ejemplo, si inhalaste en cuatro tiempos, exhala ocho.

Tras completar la exhalación, inmediatamente inhala por la fosa nasal derecha, sin ruido y profundamente, por el mismo número de tiempos que inhalaste por la fosa nasal izquierda. Una vez más, aguanta la respiración por un tiempo corto y cómodo y cierra la glotis.

Luego abre la fosa nasal izquierda e inhala brevemente, como olfateando. Exhala por la fosa nasal izquierda, lenta y profundamente. Esto completará una ronda de antar kumbhaka.

Para comenzar con la segunda ronda, respira inmediatamente por la fosa nasal izquierda y continúa de esta manera durante diez minutos. Practica antar kumbhaka parte 1 durante un mes antes de entrar en la parte 2.

Antar kumbhaka, Parte 2

Practica antar kumbhaka, parte 1, manteniendo una proporción del doble de tiempo de exhalación por cada recuento de inhalación. Mientras tanto, aumenta el tiempo de retención (conteniendo la respiración) poco a poco, aproximadamente un segundo por semana. Al final usarás la misma duración para la retención que para la exhalación. Por ejemplo, si tu período de exhalación es de ocho segundos, aumenta gradualmente hasta ocho segundos la retención de la respiración.

Una vez logrado este objetivo, aumenta progresivamente la duración de la inhalación, la exhalación y la retención. Al mismo tiempo, mantén la misma proporción de inhalación de un recuento por dos recuentos de exhalación y por dos recuentos de retención. Consulta la siguiente tabla para conocer las proporciones adecuadas:

PROPORCIONES DE ANTAR KUMBHAKA, PARTE 2		
Inhalación derecha:1 recuento	Retención: 2 recuentos	Exhalación izquierda: 2 recuentos
Inhalación izquierda: 1 recuento	Retención: 2 recuentos	Exhalación derecha: 2 recuentos

Tómatelo con calma con antar kumbhaka y nunca te esfuerces. Algunas personas lo dominan con más facilidad que otras, así que ten paciencia. Si te parece que la retención de aire te resulta demasiado difícil, vuelve a antar kumbhaka parte 1 y practica hasta que tu capacidad pulmonar se expanda suficientemente.

Como antar kumbhaka es tan poderoso, tu cuerpo se someterá a una limpieza profunda. La erradicación de impurezas puede causar erupciones cutáneas u otras indicaciones de purga. Si esta reacción se vuelve incómoda, reduce o detén la práctica de antar kumbhaka hasta que tu cuerpo se aclimate a mantener vibraciones más altas de energía pránica. No te esfuerces ni intentes alcanzar más de tu capacidad. Practica antar kumbhaka parte 2 diariamente durante al menos seis meses antes de avanzar a la parte 3.

Antar kumbhaka, Parte 3

Continúa practicando antar kumbhaka como lo has estado haciendo, pero aumenta poco a poco el período de retención, a un ritmo de aproximadamente un segundo por semana, hasta alcanzar la proporción descrita en la siguiente tabla. Practica esto durante al menos seis meses antes de intentar la parte 4.

PROPORCIONES DE ANTAR KUMBHAKA, PARTE 3		
Inhalación derecha: 1 recuento	Retención: 4 recuentos	Exhalación izquierda: 2 recuentos
Inhalación izquierda: 2 recuentos	Retención: 4 recuentos	Exhalación derecha: 2 recuentos

Si te quedas sin aliento o te cansas fácilmente, entonces no estás listo para aumentar la retención. En ese caso, sigue con antar kumbhaka parte 2 hasta que desarrolles una mayor capacidad pulmonar.

Antar kumbhaka, Parte 4

Aumenta progresivamente el período de retención de aliento, a un ritmo de aproximadamente un segundo por semana, hasta alcanzar la ratio que se describe en el siguiente cuadro:

PROPORCIONES DE ANTAR KUMBHAKA, PARTE 4		
Inhalación derecha:1 recuento	Retención: 6 recuentos	Exhalación izquierda: 2 recuentos
Inhalación izquierda: 1 recuento	Retención: 6 recuentos	Exhalación derecha: 2 recuentos

Si te quedas sin aliento o te cansas fácilmente, entonces no estás listo para aumentar la retención. En ese caso, sigue con antar kumbhaka parte 3 hasta que desarrolles una mayor capacidad pulmonar. No te esfuerces de ningún modo para aguantar la respiración en la proporción indicada. Si la práctica no fluye fácil y cómodamente, estarás intentando algo que está más allá de tu capacidad. Ve más despacio. Practica antar kumbhaka parte 4 al menos seis meses antes de entrar en nadi shodhana, etapa 4: bahir kumbhaka.

Etapa 4: Bahir kumbhaka

En la cuarta etapa de nadi shodhana, sigue practicando antar kumbhaka (retención después de inhalar), pero añade bahir kumbhaka o bahiranga kumbhaka (retención después de exhalar). La capacidad para contener la respiración externamente después de exhalar debe desarrollarse de forma gradual y segura. Por lo tanto, no te esfuerces ni intentes lograr más de lo que te resulta cómodo. En la fase inicial, ten cuidado de no contener la respiración mucho tiempo. De lo contrario, podrías acabar con dolor de cabeza o causarte daños permanentes en el sistema respiratorio o en el nervioso. No intentes bahir kumbhaka hasta que hayas practicado diariamente más técnicas de pranayama elementales durante al menos dos años.

Veamos ahora cómo se hace.

Bahir kumbhaka, Parte 1

Continúa con la misma proporción de respiración que has estado usando en antar kumbhaka, pero ahora añade bahir kumbhaka en la siguiente proporción:

Empieza inhalando por la fosa nasal izquierda en una proporción de un recuento. Luego aguanta la respiración con una proporción de ocho recuentos mientras bloqueas la glotis. Inhala ligeramente y después exhala por la fosa nasal derecha con una proporción de seis recuentos. Vuelve a aguantar la respiración con una proporción de un recuento mientras bloqueas la glotis.

Exhala ligeramente por la fosa nasal derecha y luego inhala por la fosa nasal derecha con una proporción de un recuento. Aguanta la respiración en una proporción de ocho recuentos mientras constriñes la glotis. Después inhala ligeramente por la fosa nasal izquierda y pasa a exhalar por la fosa nasal izquierda en una proporción de seis recuentos. Ahora retén la respiración en una proporción de un recuento mientras constriñes la glotis. Esto sería una ronda. Consulta la siguiente tabla para conocer las proporciones adecuadas.

PROPORCIÓN DE BAHIR KUMBHAKA			
Inhalación izquierda:1 recuento	Retención: 8 recuentos	Exhalación derecha: 6 recuentos	Retención:1 recuento
Inhalación derecha: 1 recuento	Retención: 8 recuentos	Exhalación izquierda: 6 recuentos	Retención: 1 recuento

Bahir kumbhaka, Parte 2

Continúa aumentando lenta y progresivamente tu capacidad para bahir kumbhaka hasta que puedas avanzar a la proporción del siguiente cuadro:

PROPORCIÓN DE BAHIR KUMBHAKA			
Inhalación izquierda: 1 recuento	Retención: 8 recuentos	Exhalación derecha: 6 recuentos	Retención: 2 recuentos
Inhalación derecha: 1 recuento	Retención: 8 recuentos	Exhalación izquierda: 6 recuentos	Retención: 2 recuentos

Continúa practicando bahir kumbhaka por lo menos seis meses antes de pasar a la etapa 5. No sigas hasta que hayas avanzado en las prácticas previas de pranayama durante al menos tres años.

Etapa 5: Bahir kumbhaka con jalandhara bandha

Siéntate cómodamente en cualquier posición que te permita tener la espalda erguida. Inhala por la fosa izquierda durante un recuento. Luego dobla el cuello hacia delante en jalandhara bandha (*véase* la página 270). Aguanta la respiración hasta una proporción de ocho recuentos. Luego suelta el bandha y exhala por la fosa nasal derecha hasta una proporción de seis recuentos. Aguanta la respiración en jalandhara bandha hasta una proporción de dos recuentos.

PROPORCIÓN DE BAHIR KUMBHAKA CON JALANDHARA BANDHA			
Inhalación izquierda: 1 recuento	Jalandhara: 8 recuentos	Exhalación derecha: 6 recuentos	Jalandhara: 2 recuentos
Inhalación derecha: 1 recuento	Jalandhara: 8 recuentos	Exhalación izquierda: 6 recuentos	Jalandhara: 2 recuentos

Inhala por la fosa nasal derecha en una proporción de un recuento. Haz jalandhara bhanda. Aguanta la respiración en una proporción de ocho recuentos. Luego suelta el bandha. Exhala por la fosa nasal izquierda en una proporción de seis recuentos. Retén el aliento en jalandhara en una proporción de dos recuentos. Esto es una ronda. Continúa haciendo varias rondas durante diez minutos.

Cuando practiques este pranayama, tómatelo con calma y no te esfuerces. Si sientes alguna tendencia a la asfixia, detente de inmediato. Acuéstate y descansa. Practica esto con jalandhara durante al menos un mes antes de avanzar a la etapa 6.

Etapa 6: Bahir kumbhaka con bandhas

Sigue practicando bahir kumbhaka etapa 5, pero añade *uddiyana bandha* (*véase* la página 271) mientras realizas simultáneamente jalandhara bandha durante la retención de aliento interna y externa.

PROPORCIÓN DE BAHIR KUMBHAKA CON BANDHAS			
Inhalación izquierda: 1 recuento	Bandhas: 8 recuentos	Exhalación derecha: 6 recuentos	Bandhas: 2 recuentos
Inhalación derecha: 1 recuento	Bandhas: 8 recuentos	Exhalación izquierda: 6 recuentos	Bandhas: 2 recuentos

Si esta práctica combinada te resulta demasiado difícil, continúa con bahir kumbhaka combinada con jalandhara bandha y luego practica por separado bahir kumbhaka combinada con uddiyama bandha.

Cuando puedas practicar con éxito bahir kumbhaka combinada con jalandhara bandha y uddiyana bandha, durante al menos seis meses, pasa a practicar bahir kumbhaka con *maha bandha* (*véase* la página 274).

Para practicar estas poderosas etapas avanzadas de bahir kumbhaka, estudia con un maestro espiritual auténtico que te enseñe prácticas tradicionales de pranayama.

Ten en cuenta las credenciales del maestro antes de embarcarte en tal viaje. Puedes unirte a uno de nuestros viajes, cruceros o retiros de yoga para aprender estas prácticas con un auténtico maestro de yoga. Para obtener más información, visita el sitio web de Divine Travels en www.divinetravels.com

Capítulo veintitrés

EL SECRETO
DE LA VISUALIZACIÓN

El viaje comienza en el tercer ojo. Al poner nuestra atención allí,
el alma comienza su viaje hacia la última fuente de felicidad.

SANT RAJINDER SINGH JI MAHARAJ[1]

Una forma poderosa de abrir los chakras y despertar la kundalini es a través del método conocido como «visualización». Esta técnica se ha practicado durante milenios en Oriente, pero se ha hecho popular en Occidente durante la última década. En la actualidad sigue siendo marginal y no es la corriente principal, porque la mayoría de los occidentales no aceptan la visualización como un proceso creativo que determina sus destinos.

Brihadaranyaka Upanishad 4.4.5. dice: «Tú eres lo que tu profundo deseo de ser es. Como es tu deseo, también es tu voluntad. Como es tu voluntad, también lo es tu obra. Como es tu obra, también es tu destino».[2] Esta perla de sabiduría significa que tú tienes el poder de influir en el resultado de tus intenciones a través del pensamiento, la voluntad y la acción.

Pero esta declaración dice una cosa todavía más profunda. Implica que creas tu propio universo a través de la visualización. Dado que los chakras están ubicados en el cuerpo sutil, y como los aspectos más sutiles de la creación son precursores y generadores de la creación física material, puedes usar la vista sutil (visualización) y el sonido sutil (mantras) para impactar tu vida de forma positiva y poderosa.

De acuerdo con las antiguas escrituras sánscritas, el propósito principal del sistema completo de chakras es servir como herramienta de meditación para

---

1. www.sos.org
2. en.wikiquote.org

la autorrealización. No hay nada en dichas escrituras que otorgue a los chakras las propiedades que les otorgan los autores modernos. Según los antiguos, los chakras ubicados en puntos corporales específicos forman una plantilla para *nyasa* (en sánscrito «depositar, colocar o poner»).

En la práctica de visualización de nyasa, imaginas que colocas mantras en puntos específicos del cuerpo sutil, según la plantilla de las ubicaciones de chakras o kshetram. Esto ayuda a asignar o localizar la divinidad dentro de uno mismo. Durante la práctica, visualizas letras sánscritas específicas en el cuerpo energético, en las ubicaciones de los chakras, mientras entonas silenciosamente sonidos mántricos.

Como mencioné en la página 146, los mantras son sonidos que encarnan a las deidades. Por lo tanto, al visualizar y repetir mantras, invocas a las deidades y las instalas en sus sedes o tronos designados, que están en los puntos de tus chakras, dentro de tu cuerpo sutil.

En este capítulo hay métodos de visualización que puedes usar para elevar tu consciencia normal a una consciencia superior. Se trata de meditaciones guiadas y te recomiendo que las grabes en el móvil o en el PC para que puedas escuchar y seguir las instrucciones con los ojos cerrados en una habitación oscura. De este modo, tus visualizaciones serán más eficaces que leyéndolas de un libro. Cuando grabes, habla despacio y con voz suave y dulce.

«Meditando en el loto de tu corazón, en el centro está lo inmaculado, lo exquisitamente puro, claro y sin dolor, lo inconcebible, lo no manifiesto, de forma infinita, dichosa, tranquila, inmortal, el útero de Brahma».

KAIVALYA UPANISHAD[3]

Visualización de las deidades de los chakras

Chakra muladhara

Señor Brahma
Para la visualización del chakra raíz, te sugiero que consultes previamente la página 159 para tener una imagen clara del Señor Brahma. Luego cierra los ojos y enfoca tu atención en un lugar imaginario, frente a tu corazón. Con esto

---

3. chaplaincyinstitute.org

tus ojos, mente y cuerpo se relajarán. Ahora, manteniendo los ojos cerrados y en esa posición de descanso, usa tu imaginación (no los ojos) para imaginar una forma pequeña, hermosa y radiante de la deidad Brahma que aparece un metro delante de ti, a la altura de los ojos. Esta forma está hecha de luz pura. Imagina que esta deidad tiene algo de peso y corporeidad, que es real y está viva.

El Señor Brahma está sentado en un loto de color rosa. Cada una de sus cuatro caras apunta a un punto cardinal. Lleva los textos sagrados védicos en una mano. En la segunda mano sostiene rosarios, simbolizando el tiempo. En la tercera mano, lleva un cucharón para alimentar el fuego del sacrificio; y en la cuarta, una olla de agua que simboliza el recipiente primordial del que emana toda la creación. Sus cuatro bocas crean los cuatro Vedas. Su barba es blanca y simboliza una experiencia similar a la de un sabio. Lleva una prenda blanca, cabello enmarañado, un cinturón adornado con gemas y una corona dorada con piedras preciosas incrustadas. Pulseras de oro adornan sus brazos y muñecas. Una guirnalda de flores y muchos collares de oro cargados de gemas rodean su cuello.

Cuando veas esta imagen, aumenta su luminosidad. Luego duplica su brillo y haz que la imagen sea aún más vibrante y real. Ahora dobla el resplandor nuevamente y empieza a fusionarte con la deidad. Visualízate completamente uniéndote y siendo uno con el Señor Brahma, un ser divino iluminado dentro de ti. Siente lo que es ser el Señor Brahma, la deidad que creó el universo, que puede ver en todas las direcciones y que creó todo con su mente. Tu cuerpo está lleno de la luz del Señor Brahma. Siente el poder del Señor Brahma en tu interior e imagina que puedes crear cualquier cosa. Siente lo que es ser el creador de tu vida y de tu destino.

Ahora imagínate que estás metiendo esta figura del Señor Brahma en tu primer chakra en la base del coxis. Revisa la imagen en la página 154 para ver la ubicación de dicho chakra. Sé consciente de que el Señor Brahma ahora está establecido permanentemente en tu chakra raíz.

Di en voz alta el siguiente mantra con voz asertiva y luego repite el mantra en silencio varias veces mientras imaginas que el mantra está vibrando en la base de tu columna vertebral, en el primer chakra:

OM DANG DANG DAKINI BRAHMANE LANG LANG LANG NAMAHA[4]

---

4. https://chidananda4444.wixsite.com/indianmeditation

Pronunciado fonéticamente:
ohm duhng duhng dahkini bramanay luhng luhng luhng nuhmaah

Ahora di en voz alta y asertiva: «Dentro del vacío, me levanto como el Señor Brahma. Soy uno con el universo y mi amor llena a todos los seres de amor. Todos somos uno».

Chakra svadhishthana

Señor Vishnu

Para empezar tu visualización del chakra pélvico, primero puedes consultar la página 168 para tener una imagen clara del Señor Vishnu. Luego, cierra los ojos y concéntrate en un sitio imaginario y tranquilo a medio metro delante de ti. Relaja los ojos y mantén la atención en ese mismo lugar, con los ojos cerrados. Después, visualiza una forma pequeña, hermosa y radiante del Señor Vishnu que aparezca aproximadamente a un metro delante de ti, a la altura de los ojos. Esta forma está hecha de luz pura. Imagina a Vishnu con algo de peso y corporeidad, real y vivo.

Vishnu está perfectamente erecto y simétrico. Su tez es azul y tiene cuatro brazos. Lleva un pareo amarillo y tiene el pecho desnudo, con una marca rizada en el lado izquierdo del pecho. Una bufanda rosa bordeada en oro se enrolla alrededor de la parte superior de sus brazos y lleva pulseras doradas en las muñecas. Luce una guirnalda de flores alrededor del cuello, pendientes con gemas y muchos collares. Una diadema de oro adornada con gemas y una pluma de pavo real decoran su cabeza. Tiene una flor de loto en la mano izquierda inferior, una maza de oro en la mano derecha inferior, una concha en la mano superior izquierda y un disco de oro en la mano superior derecha. Irradia luz pura, como el sol.

Ahora aumenta la luz y el resplandor de esa imagen. Duplica su brillo y haz que la imagen sea aún más vibrante y real. Luego dobla el resplandor nuevamente y fusiónate con la deidad. Visualízate completamente unido y siendo uno con el Señor Vishnu. Siente lo que es ser el Señor Vishnu, el conservador del universo, quien, por su propia naturaleza, preserva toda la vida en la creación. Imagínate como un ser iluminado, divino, que se encarna en diversas formas para vencer el mal y la destrucción, para restaurar el bien y la luz. Siente tu cuerpo lleno del brillo de la magnificencia del Señor

Vishnu mientras sueñas con el universo. Siéntete como el conservador de la creación.

Ahora imagina instalar esta figura del Señor Vishnu en tu segundo chakra, en el hueso sacro. Mira la imagen de la página 164 para ver la ubicación de ese chakra. Sé consciente de que el Señor Vishnu ahora está establecido permanentemente en su chakra pélvico.

Di en voz alta el siguiente mantra con una voz asertiva y luego repite el mantra en silencio varias veces mientras imaginas que el mantra está vibrando en tu sacro, en el segundo chakra:

OM RANG RANG RAKINI VISHNU VANG VANG VANG NAMAHA

Pronunciado fonéticamente:
ohm ruhng ruhng rahkini vishnu vuhng vuhng vuhng nuhmaah

Ahora di en voz alta con una voz asertiva: «Dentro del vacío me levanto como el Señor Vishnu. Preservo y mantengo la integridad en la creación. Honro a todos los seres y todos nos honramos mutuamente en la verdad».

Chakra manipura

Señor Rudra

Para empezar la visualización del chakra del ombligo, puedes consultar la Figura 11c en la página 177 para tener una imagen del Señor Rudra. Luego, cierra los ojos y concéntrate en un tranquilo lugar imaginario a medio metro frente a tu pecho. Relaja los ojos y mantén la concentración en ese lugar. Luego imagina una forma pequeña, feroz, ardiente y brillante de la deidad Señor Rudra que aparece a un metro delante de ti a la altura de los ojos. Esta forma está hecha de luz pura. Imagina a Rudra con algo de peso y corporeidad, real y vivo.

Rudra, cuyo nombre significa «llorar o aullar», es la fuerza feroz y destructiva en el universo: la personificación del dolor y el terror, el eliminador del mal y la ignorancia. Está sentado en postura de loto sobre un toro. Tiene tres ojos y dos brazos y su rostro parece severo. Su piel es roja pero parece blanca porque su cuerpo está manchado de ceniza sagrada. Está envuelto en una piel de tigre, tiene el pelo enmarañado y en la frente lleva una luna creciente. El río Ganges emerge de su moño. Tripletes de ceniza sagrada adornan su frente, cuello y brazos. Múltiples collares de oración hechos con semillas de rudraksha rodean su cuello y muñecas. Las cobras le envuelven la cabeza y los brazos. En una mano sostiene un tridente y en la otra un tambor de dos caras.

Ahora aumenta la luz y el resplandor de la imagen del Señor Rudra. Dobla su brillo y haz que la imagen sea aún más vibrante y real. Luego duplica el resplandor nuevamente y empieza a fusionarte con la deidad. Visualízate completamente unido y siendo uno con el Señor Rudra. Siente lo que es ser el Señor Rudra, el poder destructivo en el universo, que aniquila toda ignorancia. Tu cuerpo está lleno de la forma brillante del Señor Rudra. Siente su poder destructivo dentro de ti mientras tu mente se purifica y se elimina la ignorancia. Siéntete como el ser iluminado divino que, como el fuego, consume todo lo que necesita ser eliminado.

Ahora imagina que estás metiendo esta figura del Señor Rudra en tu tercer chakra, en el ombligo. Mira la imagen en la página 172 para ver la ubicación de ese chakra. Sé consciente de que el Señor Rudra ahora está establecido permanentemente en tu chakra del ombligo.

Di en voz alta el siguiente mantra con una voz fuerte y luego repite el mantra en silencio varias veces mientras imaginas que el mantra está vibrando en tu ombligo, en el tercer chakra:

OM LANG LANG LAKINI RUDRA RANG RANG RANG NAMAHA

Pronunciado fonéticamente:
ohm luhng luhng lakini roodraa ruhng ruhng ruhng nuhmaah

Ahora di en voz alta con voz autoritaria: «Dentro del vacío, me levanto como el Señor Rudra. Ahora transformo toda fantasía, ignorancia y egoísmo en verdad, sabiduría y compasión. Me honro a mí mismo».

Chakra anahata

Señor Isha

Para visualizar el chakra del corazón, primero puedes consultar la página 184 para tener una imagen clara del Señor Isha. Luego, cierra los ojos y concéntrate a medio metro delante de tu pecho. Relaja tus ojos y mantén la atención en ese lugar. Después imagina una forma pequeña, radiante y de color blanco puro del Señor Isha, que aparece a un metro frente a ti a la altura de los ojos. Esta imagen está hecha de luz divina, blanca brillante y reluciente como millones de lunas. Imagina a Isha con cierto peso y corporeidad, real y vivo.

Isha o Ishvara, cuyo nombre significa «dios», es la forma benevolente del Señor Shiva. Sentado en postura de loto sobre una piel de tigre, levitando, tiene tres ojos y dos brazos. Su hermoso rostro tranquilo irradia serenidad. Sus dos manos hacen gestos para disipar el miedo y otorgar bendiciones. Lleva una luna creciente en la frente, una piel de tigre cubre su cuerpo y su cabello está enmarañado. El río Ganges emerge del moño de su cabeza. Múltiples rosarios hechos con semillas de rudraksha rodean su cuello y sus muñecas. Tiene el cuerpo adornado con tripletes de ceniza sagrada en la frente, el cuello y los brazos. Las cobras se envuelven alrededor de sus brazos y de su corona. Una guirnalda de flores le cuelga del cuello.

Ahora aumenta la luz blanca pura y el brillo de la imagen del Señor Isha. Duplica su luminosidad y haz que la imagen sea aún más deslumbrante y real. Dobla el brillo de nuevo y empieza a fusionarte con la deidad. Mírate completamente unido y siendo uno con el Señor Isha, lleno y rodeado de su forma brillante. Siente lo que es ser Isha, emanando un poder de amor infinito que disipa el miedo. Siéntete como este ser divino iluminado que fortalece la concentración y otorga sabiduría. Experimenta tu corazón como el centro de la quietud y la unidad puras. Siente dentro de tu corazón el poder supremo del yoga del Señor Isha: omnisciente, omnipresente, omnipotente, infinito, eterno y absoluto. Siente cómo es vigilar y proteger a todos los seres vivos.

Ahora imagina que estás metiendo esta figura del Señor Isha en tu cuarto chakra, en tu corazón. Mira la imagen en la página 180 para la ubicación de ese chakra. Sé consciente de que el Señor Isha ahora está establecido permanentemente en tu chakra del corazón.

Di en voz alta el siguiente mantra con una voz fuerte y luego repite el mantra en silencio varias veces mientras imaginas que este mantra está vibrando en tu corazón, en el cuarto chakra:

OM KANG KANG KAKINI ISHAN RUDRA YANG YANG YANG
NAMAHA

Pronunciado fonéticamente:
ohm kuhng kuhng kakini eeshaan roodrah yuhng yuhng yuhng nuhmaah

Ahora di en voz alta con voz autoritaria: «Dentro del vacío, me levanto como el Señor Isha Soy amor como poder divino. Abrazo las energías curativas del perdón y libero la necesidad humana de justicia autodeterminada. Estoy lleno de bondad amorosa y estoy en paz».

Chakra vishuddha

Señor Sadashiva como Ardhanarishvara

Para comenzar la visualización del chakra de la garganta, primero puedes consultar la página 199 para tener una imagen clara del Señor Sadashiva como Ardhanarishvara. Luego, cierra los ojos y presta atención a la ubicación a medio metro frente a tu pecho. Relaja los ojos y mantén la concentración en ese mismo lugar. Luego imagina una forma pequeña, benévola y radiante del Señor Sadashiva como Ardhanarishvara que aparece a un metro delante de ti a la altura de los ojos. Esta forma está hecha de luz pura. Imagina la deidad con algo de peso y corporeidad, real y viva.

Sadashiva tiene una tez blanca y cinco caras: gris, amarilla, granate, blanca y roja intensa. Cuatro de estas caras miran hacia cada uno de los cuatro puntos cardinales y la quinta cara se gira hacia arriba. Tiene tres ojos en cada cara y diez brazos. Vestido con una piel de tigre, su cuerpo está embadurnado de ceniza. Serpientes y cuentas de rudraksha rodean su cuello y muñecas. En cada una de sus caras, su tercer ojo está abierto pero sus otros dos ojos están cerrados en meditación profunda. En nueve de sus manos, sostiene un tridente, un hacha, una espada, un rayo, fuego, una gran serpiente, una campana, un aguijón y una soga, y su décima mano tiene un gesto para disipar el miedo.

En el chakra de la garganta, la forma de Sadashiva se fusiona con su pareja, conocida como Shakti o Gauri, de modo que el lado derecho de su cuerpo es masculino y el lado izquierdo es femenino. Ella es de color dorado, vestida con un sari, adornada con joyas y una corona en la cabeza. Su mano tiene un gesto para otorgar bendiciones. Como el vehículo de Shiva es el toro y el de Shakti el león, el vehículo de Sadashiva como Ardhanarishvara es mitad toro y mitad león.

Mientras visualizas esta deidad, aumenta la luz y el resplandor de la imagen. Duplica su brillo y haz que sea más vibrante y real. Ahora dobla el resplandor nuevamente y empieza a fusionarte con la deidad. Mírate completamente unido y siendo uno con Sadashiva como Ardhanarishvara. Siente lo que es ser esta deidad que representa el no-dualismo, lo que unifica los aspectos masculino y femenino del universo. Imagínate a ti mismo como este ser divino iluminado que integra energías dispares en la unidad. Tu cuerpo ahora está lleno del resplandor de Sadashiva como Ardhanarishvara. Siente dentro de ti el poder de la expresión creativa que surge como resultado de la perfecta unión divina de las energías masculina y femenina, perfecta unión de la consciencia suprema con el poder divino. Siente que el tercer ojo de Sadashiva te está otorgando conocimiento divino y consciencia de felicidad.

Ahora imagina que estás metiendo esta figura de Sadashiva como Ardhanarishvara en tu quinto chakra, el de la garganta. Mira la imagen de la página 194 para su ubicación. Sé consciente de que Sadashiva como Ardhanarishvara ahora está permanentemente establecido en tu chakra de la garganta.

Di en voz alta el siguiente mantra con una voz asertiva y luego repite el mantra en silencio varias veces mientras imaginas que este mantra está vibrando en tu garganta, en el quinto chakra:

OM SHANG SHANG SHAKINI SADASHIV HANG HANG HANG
NAMAHA

Pronunciado fonéticamente:
ohm shuhng shuhng shakini saadaashiv huhng huhng huhng nuhmaah

Ahora di en voz alta con asertividad: «Dentro del vacío, me levanto como el Señor Sadashiva como Ardhanarishvara. Ahora entrego mi voluntad personal a la voluntad divina. Estoy tranquilo, sereno y puro, con una voz melodiosa pero asertiva».

También puedes recitar en voz alta este «Pancha Brahma Sadashiva Mantra», que honra las cinco caras de Sadashiva y ha sido traducido:[5]

«Me refugio en el Primogénito, en verdad me inclino ante el Primogénito. No me envíes a un nacimiento tras otro. Guíame más allá del nacimiento. Me inclino ante la Causa de Nacimiento. Me inclino ante el Noble, el Mayor; ante los Mejores, ante Rudra y ante el Tiempo. Me inclino ante lo Incomprensible, ante la Fuerza, ante el Causador de las Fuerzas Diversas y ante el Extensor de la Fuerza. Me inclino ante el Subyugador de todos los seres, y ante Aquel que enciende la Luz. Me inclino ante los que no son terribles y los que son terribles, y ante los que son terribles y no terribles al mismo tiempo. En todas

---

5. Shivadarshana.blogspot.com

partes y siempre, Sarva, me inclino ante todas las formas de tu Rudra. Que podamos conocer a esa Persona Suprema y meditar en ese Gran Dios. ¡Que Rudra nos impulse! Gobernante de todo conocimiento, Maestro de todos los seres, Comandante de todo estudio y devoción, que Dios sea propicio para mí, sea Él, el OM siempre auspicioso».

Chakra ajna

Señor Parashiva

Para visualizar el chakra de la frente, primero cierra los ojos y concéntrate en el espacio que hay a medio metro delante de tu pecho. Relaja los ojos y mantén la concentración en ese lugar. Luego imagina una pequeña, radiante y pura forma dorada como un huevo cósmico que aparece a un metro de ti a la altura de los ojos. Visualiza ese huevo como la semilla de la cual nace todo el universo. Esta imagen está hecha de pura luz dorada, brillante y radiante como el sol. Imagina este huevo cósmico como algo real y vivo. Hiranyagarbha significa «huevo de oro de la creación». Es la forma trascendental del Señor Shiva, conocida como Parashiva.

Parashiva está más allá de la dualidad: es una deidad trascendental, suprema, absoluta, ilimitada, eterna, omnisciente, omnipresente, omnipotente, interminable, sin principio, más allá de la dualidad, libre de limitación, pura, completa y una. El mantra de Parashiva es OM, el zumbido de la creación que da lugar a todo el universo.

Ahora aumenta la luz dorada pura y el brillo del huevo dorado. Dobla su intensidad y haz que la imagen sea aún más deslumbrante y real. Luego duplica el brillo nuevamente y empieza a fusionarte con el huevo de oro. Mírate completamente unido y siendo sólo uno con Parashiva como el huevo de oro. Siente lo que es ser este huevo de oro de la creación, lleno de resplandor, puro, completo y perfecto. Imagina que eres tú mismo este ser trascendental iluminado y divino que subyace en todo el universo y le da origen. Experimenta la unidad en tu ser, que es único y uno solo, sin un segundo. Tu cuerpo está lleno del poder radiante, sin forma, absolutamente repleto de Parashiva. Siente dentro de ti la consciencia cósmica trascendental de Parashiva, más allá de toda dualidad.

Ahora imagina que estás metiendo a Parashiva en tu sexto chakra, en la glándula pineal. Mira la imagen de la página 210 para ver la ubicación de ese chakra. Sé consciente de que Parashiva ahora está permanentemente establecido en tu chakra de la frente.

Di en voz alta el siguiente mantra con voz asertiva y luego repite el mantra en silencio varias veces mientras imaginas que este mantra está vibrando en tu tercer ojo, en el sexto chakra:

OM HANG HANG HAKINI JNANADATA SHIV AUM AUM AUM
NAMAHA

Pronunciado fonéticamente:
ohm huhng huhng hakini gyan uh daata sheev owm owm owm nuhmaah

Ahora di en voz alta con asertividad: «Dentro del vacío, me levanto como el Señor Parashiva. Sólo busco la verdad. Ahora veo el mundo con sabiduría y perspicacia».

Después de completar esta meditación, recuéstate y descansa durante unos diez minutos.

Visualización de chakras para purificar los elementos

Una antigua práctica tántrica para purificar los elementos (*bhutas*) en el cuerpo sutil se llama meditación Bhuta Shuddi Chakra. Este método, que emplea la visualización junto con la repetición de mantras tántricos *bija* (semilla), purifica los *samskaras* (semillas del deseo) que operan en conjunción con los elementos.

Consulta en las páginas 120 y 123, las Figuras 7e y 7f, donde verás que los chakras de la raíz, la pelvis, el ombligo, el corazón y la garganta están relacionados con los cinco elementos de tierra, agua, fuego, aire y éter, mientras que la frente y el chakra de la corona se relacionan con la mente y con la divinidad. El chakra de la corona, relacionado con el Espíritu Divino y la consciencia pura, es el precursor que da lugar al advenimiento y al desarrollo de la mente, el espacio, el aire, el fuego, el agua y la tierra (en ese orden, de lo más sutil a lo más material).

Graba estas palabras en tu móvil o en tu ordenador para que puedas practicar esta meditación guiada con los ojos cerrados, idealmente en una habitación oscura. Cuando grabes, habla despacio y en voz baja, con una voz suave.

Antes de practicar la meditación Bhuta Shuddhi, consulta las páginas 128-129 para identificar los puntos kshetram, donde te concentrarás durante esta meditación, y también consulta las imágenes y descripciones de las deidades que encarnan el elemento que invocarás durante la meditación:

Muladhara: Indra (elemento tierra) en la página 158.
Svadhishthana: Varuna (elemento agua) en la página 167.
Manipura: Vahni (elemento fuego) en la página 168.
Anahata: Vayu (elemento aire) en la página 183.
Vishuddha: Ambara (elemento éter) en la página 198.
Ajna: OM (mente) en la página 213.
Sahasrara: Ardhanarishvara (Dios/Diosa) en la página 242.

Muladhara

Para purificar el elemento tierra en tu chakra muladhara, concéntrate en el perineo, el espacio entre el ano y los genitales. Luego, deja que el mantra LANG [pronunciado fonéticamente luhng] surja en tu mente, en silencio y sin esfuerzo. Imagina que el mantra comienza a vibrar desde el punto kshetram de tu chakra raíz en el perineo. Permite que el mantra fomente su repetición fácilmente y sin esfuerzo, no como una pronunciación clara, sino como una idea débil, a una velocidad que te parezca natural, mientras mantienes la concentración en el perineo. Al mismo tiempo, permite que tu consciencia imagine la tierra, la solidez, la forma y el sentido del olfato en la raíz kshetram del perineo. Visualiza la forma de la deidad Indra con la mente como un ser radiante de luz y coloca esa deidad en el área kshetram de la raíz. Al mismo tiempo, sé consciente de que cada parte de tu cuerpo es el templo de la divinidad, incluso el área donde se eliminan los desechos.

Svadhishthana

Para purificar el elemento agua en el chakra svadhishthana, concéntrate en el kshetram pélvico del área genital. Luego, deja que el mantra VANG [pronunciado fonéticamente vuhng] surja en tu mente en silencio y sin esfuerzo. Imagina que el mantra comienza a vibrar desde el punto kshetram pélvico del pene o vagina. Permite que el mantra favorezca su repetición fácilmente y sin esfuerzo, no como una pronunciación clara, sino como una idea débil, a una velocidad que te parezca natural. Manteniendo la concentración en la región genital, permite que tu consciencia visualice agua, flujo, fluidez y sentido del gusto en ese kshetram pélvico. Imagina la forma de la deidad Varuna en tu mente como una hermosa deidad fluida hecha de agua y coloca esa deidad en el área de los genitales. Al mismo tiempo, sé consciente de que cada parte de tu cuerpo es el templo de la divinidad, incluida el área donde tiene lugar la relación sexual.

Manipura

Para purificar el elemento fuego en tu chakra manipura, concéntrate en el kshetram del ombligo. Luego, deja que el mantra RANG [pronunciado fonéticamente ruhng] surja en tu mente en silencio y sin esfuerzo. Siente que el mantra comienza a vibrar desde dentro del punto kshetram del ombligo. Permite que el mantra provoque su repetición fácilmente y sin esfuerzo, no como una pronunciación clara, sino como una idea débil, a una velocidad que te parezca natural. Mientras mantienes la concentración en el kshetram del ombligo, deja que tu mente imagine llamas ardientes en movimiento dinámico, con la visualización clavada allí. Visualiza la forma de la deidad Vahni con la mente, como una deidad radiante y reluciente hecha de llamas fogosas, y colócala en el área del ombligo. Al mismo tiempo, sé consciente de que cada parte de tu cuerpo es el templo de la divinidad, incluida el área del cuerpo donde se produce la digestión de los alimentos.

Anahata

Para purificar el elemento aire en tu chakra anahata, concéntrate en el kshetram del corazón, en el pecho. Luego deja que el mantra YANG [pronunciado fonéticamente yuhng] surja en tu mente en silencio y sin esfuerzo. Siente que el mantra comienza a vibrar desde el punto kshetram de tu corazón. Permite que el mantra favorezca su propia repetición fácilmente y sin esfuerzo, no como una pronunciación clara, sino como una idea débil, a una velocidad que te parezca natural. Al mismo tiempo, permite que tu mente imagine la ligereza y el movimiento del aire y la sensación de tacto y la sensación a medida que fluye dentro y a través del kshetram del corazón. Imagina la forma de la deidad Vayu en tu cabeza como una deidad radiante, translúcida, vibrante y reluciente hecha de aire, y colócala en el área del corazón. Al mismo tiempo, sé consciente de que cada parte de tu cuerpo es el templo de la divinidad y el corazón es el trono del amor incondicional puro de Dios.

Vishuddha

Para purificar el elemento éter en tu chakra vishuddha, concéntrate en el kshetram de la garganta, en el cuello. Luego, deja que el mantra HANG [pronunciado fonéticamente hunhg] surja en tu mente en silencio y sin esfuerzo. Experimenta el mantra que comienza a vibrar desde el punto kshetram en tu garganta. Permite que el mantra provoque su repetición fácilmente y sin esfuerzo, no como una pronunciación clara, sino como una idea débil, a una velocidad que te parezca natural. Al mismo tiempo, manteniendo la concentración en el kshetram de la garganta, permite que tu mente se imagine en ese punto el vacío del espacio exterior, la nada, que tiene el potencial de convertirse en todo, y el sentido del oído. Visualiza la forma de la deidad Ambara con tu mente como una deidad transparente, inmóvil, quieta y profundamente silenciosa, hecha de la nada, y colócala en el área de la garganta. Al mismo tiempo, sé consciente de que cada parte de tu cuerpo es el templo de la divinidad, y la garganta es el asiento de la expresión creativa perfecta de la divinidad.

Ajna

Para purificar tu mente en tu chakra ajna, concéntrate en el kshetram de la frente, en el punto entre las cejas. Luego, deja que el mantra OM [fonéticamente pronunciado ohm] surja en tu mente en silencio y sin esfuerzo. Siente que el mantra comienza a vibrar desde el punto kshetram en tu frente. Permite que el mantra favorezca su propia su repetición fácilmente y sin esfuerzo, no como una pronunciación clara, sino como una idea débil, a una velocidad que te parezca natural. Al mismo tiempo, mira la letra sánscrita ॐ blanca brillante y resplandeciente que vibra en tu mente y colócala en el punto kshetram de la frente. Luego siente que el mantra vibrante OM comienza a extenderse por toda la cabeza. Observa que OM vibra en el área donde se encuentra la glándula pineal, en el centro de la cabeza, donde la mente, emociones, intelecto y ego están ubicados. Experimenta cómo todos los elementos de éter, aire, fuego, agua y tierra surgen de la mente, que surge de OM. Sé consciente de que OM es la vibración del sonido semilla que da origen a todo el cosmos. Permite que todos esos elementos sean absorbidos nuevamente en OM, y lo que quedará será quietud. Al mismo tiempo, sé consciente de que cada parte de tu cuerpo es el templo de la divinidad, y tu tercer ojo es el centro de iluminación, sabiduría divina y conocimiento supremo.

Sahasrara

Para purificar tu consciencia en el chakra sahasrara, concéntrate en el chakra de la corona justo por encima de la cabeza. Imagina un silencio puro, profundo, eterno, sin principio, interminable, inmanifestado, trascendental, consciencia pura en el punto bindu, en el centro del chakra de la corona. Mira el chakra de la corona como la puerta de entrada a la misma consciencia pura. Atraviesa esa puerta y visualiza tu ego, intelecto, mente, emociones y cuerpo cada vez en un silencio más profundo. Imagina que ese silencio profundo absorbe todos los aspectos de la individualidad. A medida que todos los elementos son absorbidos por el silencio, desaparecen y se desvanecen en la nada, y lo que queda es la unidad, la totalidad. Siente olas de felicidad extática que caen desde el punto bindu como una cascada que cubre, llena e impregna cada átomo de todo tu ser con pura euforia, felicidad y éxtasis. Al mismo tiempo, sé consciente de que cada parte de tu cuerpo es el templo de la divinidad y tu chakra de la corona es el centro de la consciencia pura, trascendental, absoluta felicidad.

Volver al kshetram raíz

Ahora es el momento de fundamentar tu experiencia volviendo al kshetram raíz, paso a paso.

Primero permite que tu consciencia regrese al kshetram ajna, entre las cejas, y repite el mantra OM de forma mental durante aproximadamente 20 o 30 segundos.

Luego, concéntrate en el kshetram vishuddha y en el elemento éter en la garganta, repitiendo el mantra HANG en silencio durante aproximadamente 20 o 30 segundos.

Después regresa al kshetram anahata y al elemento aire en el centro del tórax y repite el mantra YANG mentalmente durante aproximadamente 20 o 30 segundos.

Prosigue tomando consciencia del kshetram manipura y del elemento fuego de tu ombligo y repite mentalmente la palabra RANG durante aproximadamente 20 o 30 segundos.

A continuación, concéntrate en el kshetram svadhishthana y en el elemento agua en tu área genital y repite el mantra VANG en silencio durante unos 20 o 30 segundos.

Finalmente regresa al kshetram muladhara y al elemento tierra de tu perineo y repite mentalmente el mantra LANG durante aproximadamente 20 o 30 segundos.

Tras completar esta meditación, recuéstate y descansa durante unos 10 minutos.

Capítulo veinticuatro

EL PODER DE LA MEDITACIÓN

Durante la meditación contemplas visiones divinas, experimentas el olor divino,
el gusto divino, el toque divino, escuchas los sonidos divinos de Anahata.
Recibes instrucciones de la divinidad. Esto indica que la Kundalini Shakti
ha sido despertada.

SRI SWAMI SIVANANDA[1]

La mejor manera de despertar la kundalini es a través de la instrucción personal de un verdadero maestro espiritual. Este maestro puede guiarte mejor a través de las delicadas prácticas de meditación necesarias. Además, al leer algunos de mis libros: *Divine Revelation, Awaken Your Divine Intuition, Exploring Meditation* y *Ascension*, puedes aprender más sobre la meditación y la consciencia superior. También puedes usar mis CDs de meditación guiada o mis meditaciones guiadas descargables, disponibles en www. drsusan.org

Aquí aprenderás dos meditaciones simples para elevar tu consciencia y despertar la kundalini de forma suave y segura. Estos métodos derivan de una práctica antigua llamada *yoga nidra*, de las raíces sánscritas *yoga* (comunión interna) y *nidra* (sueño), una técnica simple pero profunda para la relajación intensa, el rejuvenecimiento, la curación física y mental, una mayor inteligencia y el despertar espiritual. Puedes prevenir o superar enfermedades psicosomáticas, liberar tensiones, reducir el dolor, superar la fatiga y tranquilizar el cuerpo y la mente.

Se ha comprobado científicamente que el yoga nidra reduce la tasa metabólica, la frecuencia cardíaca y la presión arterial. La actividad de las ondas cerebrales cambia de beta a alfa o theta, lo que indica un estado relajado y meditativo. El sistema nervioso simpático reduce sus actividades. El lactato

---

1. Sivananda, *Kundalini Yoga*, Web en Internet.

sanguíneo, relacionado con el estrés, se reduce. La resistencia de la piel, asociada con la relajación, aumenta.

Las corrientes pránicas que fluyen a través del cuerpo están profundamente armonizadas por el yoga nidra, particularmente al enfocar la consciencia a través de diferentes partes del cuerpo, lo que revitaliza el cuerpo y mejora la salud.

«Cuando sankalpa (deseos) y vikalpas (fantasías e imaginación) son desarraigados, el karma ya no influye en uno. Cuando sankalpa y vikalpa son eliminados a través de la práctica yóguica constante, amanece el estado siempre feliz de yoga nidra».

Adi Shankaracharya[2]

Prepararse

Puedes practicar yoga nidra en cualquier postura que te resulte cómoda. Recomendamos que sea una posición sentada y cómoda o recostado boca arriba en *savasana* (*véase* más abajo) sobre una colchoneta o una manta en el suelo. Espera al menos una hora después de las comidas. Usa ropa cómoda y suelta. Practica en una habitación limpia, sin insectos, silenciosa, con poca luz y bien ventilada. Mantén el cuerpo lo más quieto posible durante toda la práctica.

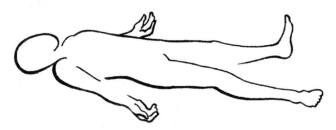

Figura 23a. Sava asana

Resolución

El *sankalpa* (resolución) es una oración o una meta que alcanzar durante la meditación. Se trata de una breve declaración impresa en la mente subconsciente durante la práctica, una forma de eliminar bloqueos negativos y resolver

---

2. Venkantanathacharya, *Yogataravali*, Saraswati pg. 768.

conflictos internos. Para conseguir mejores resultados, el sankalpa debe hacerse con una fuerte fuerza de voluntad y una sensación intensa.

Puedes pedir cualquier cosa que mejore tu vida, como relajación profunda, contacto divino, comunicación divina, salud, éxito, despertar espiritual o prosperidad. Puedes decir algo como «SOY creativo y dinámico en mi trabajo» o «ESTOY lleno de alegría», etc. Asegúrate de que la declaración esté redactada positivamente, nunca negativamente. No digas: «No me voy a poner enfermo», sino «ESTOY perfectamente sano». También puedes añadir: «Ahora estoy relajándome por completo, pero permaneceré despierto durante la práctica».

Di tu sankalpa en voz alta antes y después del yoga nidra. Persiste con el mismo sankalpa diariamente hasta que consigas resultados.

Eventualmente puedes alcanzar el estado llamado *kalpa vriksha* (árbol de los deseos) cuando tus sankalpas llegan a ser tan poderosos que siempre dan fruto. Esto aparece cuando el chakra hrit está completamente abierto.

Las instrucciones para yoga nidra son pronunciadas en voz alta por un maestro, lo que lleva al discípulo o grupo de discípulos a la meditación guiada. Por lo tanto, para practicar esta forma de meditación estando solo, primero debes grabar las instrucciones en algún dispositivo. Luego, cuando estés listo para meditar, reproduce la grabación. O puedes comprar un CD de *Chakra Yoga Nidras* en el sitio web www.drsusan.org. El resto de este capítulo contiene las instrucciones. Graba únicamente las secciones que contienen las citas. Di las instrucciones muy lentamente en la grabación y haz una pausa cuando veas tres puntos «...».

Despertar de la consciencia corporal y cósmica

Durante esta primera meditación, la consciencia se concentrará en varias partes del cuerpo. Esto ayuda a eliminar la percepción del mundo exterior, induce una relajación profunda, libera tensiones, despierta una consciencia ilimitada y la lleva a un punto (bindu).

«Empecemos acostándonos en sava asana y poniéndonos tan cómodos que no nos tengamos que mover más. Colócate bien la ropa, mueve la cabeza, ráscate si te pica algo y ponte cómodo en todos los sentidos. Cierra los ojos y mantenlos cerrados durante toda la práctica. Pon los brazos al lado del cuerpo con las palmas hacia arriba. Estira las piernas y colócalas un poco separadas. Relájate total y completamente...

»Toma consciencia de todo tu cuerpo. Imagina que tu cuerpo se vuelve más y más pesado, como si se hundiera en el suelo. Tu cuerpo se está fusionando con el suelo. Siente la pesadez de la pierna derecha... la pierna izquierda... el brazo derecho... el brazo izquierdo... siente pesadez en todo tu cuerpo...

»Ahora toma consciencia de tu respiración. Observa tu respiración entrando y saliendo. Inhala lenta y completamente... Ahora exhala... Inhala nuevamente... Y exhala... Sé consciente de tu respiración. Nada existe salvo tu respiración en este momento...

»Repite tu sankalpa [resolución] con sentimiento e intensidad. Siente todo tu cuerpo vibrando con la repetición del sankalpa. Repite el sankalpa tres veces con un profundo sentimiento, desde el corazón... Tu intención es permanecer alerta durante esta meditación...

»Ahora empieza a enfocar tu consciencia por todas las partes del cuerpo. Siente cada parte de tu cuerpo, crea una imagen mental de esa parte del cuerpo. Nombra mentalmente esa parte del cuerpo, una vez. Permanece alerta y despierto durante estas instrucciones, sin esfuerzo...

»Concéntrate en tus labios... en las fosas nasales... en los ojos... en las orejas... Ahora en la frente... en las cejas... en el espacio que hay entre las cejas... en las sienes... en las mejillas... en el mentón... la mandíbula... el cuello...

»Concéntrate en el hombro derecho... en el brazo derecho... en el antebrazo derecho... en la muñeca derecha... en la palma derecha... en el pulgar derecho... el índice derecho... el dedo corazón... el anular... el meñique derecho... y en todos los dedos derechos juntos...

»Concéntrate en tu hombro izquierdo... en el brazo izquierdo... en el antebrazo izquierdo... la muñeca izquierda... la palma izquierda... el pulgar izquierdo... el índice izquierdo... el dedo corazón... el anular... el meñique izquierdo... y en todos los dedos izquierdos juntos...

»Concéntrate en los hombros... en el tórax... en el abdomen... en las caderas... en el muslo derecho... rodilla derecha... la pierna derecha... el tobillo... el empeine derecho... la planta del pie derecho... el dedo gordo del pie... el segundo dedo... el tercer dedo... el cuarto dedo... el dedito pequeño... en todos los dedos del pie juntos... Siente el muslo izquierdo... la rodilla izquierda... la pierna... el tobillo... el empeine izquierdo... la planta izquierda... el dedo gordo del pie... el segundo dedo... el tercer dedo... el cuarto dedo... el dedito pequeño del pie... todos los dedos del pie izquierdo juntos...

»Ahora concéntrate en la espalda. Siente los hombros... la parte superior de la espalda... la parte inferior de la espalda... la cintura... las caderas... las nalgas… la parte posterior de la pierna derecha… la parte posterior de la pierna izquierda… siente toda la parte inferior del cuerpo… siente toda la parte superior del cuerpo… siente el cuerpo entero…

»Ahora visualiza tu cuerpo en la habitación… Sé consciente del edificio en el que te encuentras… Luego observa tu pueblo o ciudad… Sé consciente de tu provincia… de tu comarca… Expande la consciencia a todo el país… Observa tu continente entero…

»Concéntrate ahora en Europa… en África… en Asia… en Australia… en América… en toda la Tierra… Concéntrate en la Luna… en el Sol, irradiando luz… en el sistema solar… en las galaxias… en los cúmulos de galaxias… en todo el universo físico… en tu propia consciencia ilimitada… en tu cuerpo físico otra vez…

»Concéntrate en el espacio que hay entre tus cejas y observa si alguna imagen te viene a la mente. Continúa percibiendo el espacio entre las cejas…

»Repite tu sankalpa nuevamente, en voz alta, tres veces, con un sentimiento profundo…

»Éste es el momento de salir de la meditación… Mueve lentamente las manos… mueve las piernas… toma consciencia de estar en la habitación… Percibe los sonidos a tu alrededor. Agradece la experiencia y luego abre los ojos lentamente».

Consciencia de los chakras

Este segundo yoga nidra aumenta la consciencia de los chakras, despertando así suavemente la energía kundalini. Es útil prepararse primero estudiando las Figuras 8a y 8b en las páginas 128-129 para ubicar los puntos de cada chakra. Además, tómate el tiempo necesario para estudiar las ilustraciones de los chakras en la parte II de este libro. La mejor manera de hacerlo es colorear los dibujos con marcadores, lápices de colores o pinturas. Compra mi libro *Color Your Chakras* por Amazon o en una librería.

«Acuéstate boca arriba en savasana y cierra los ojos. Ponte tan cómodo que no tengas necesidad de moverte. Pon los brazos a lo largo del cuerpo con las palmas hacia arriba. Pon las piernas y pies ligeramente separado.

»Mantén los ojos cerrados, pero mira un punto imaginario a medio metro delante de tu pecho… Imagina que estás inmerso en ese espacio… Sumérgete más y más en ese espacio… Te estás hundiendo más y más profundamente… te hundes profundamente en ese espacio frente a tu pecho…

»Ahora toma consciencia de tu respiración… Mientras inhalas, imagina que estás aspirando aire a través del ombligo… Mientras exhalas, imagina que estás sacando aire del ombligo… Respira lenta y rítmicamente… Toma consciencia de este proceso de respiración… a través des ombligo… a través del ombligo… Nota la respiración…

»Imagina que estás respirando por el pecho… Echa el aire por el centro del pecho… Empuja el aire hacia fuera y hacia arriba por el centro del pecho… Observa tu respiración…

»Imagina que estás respirando por la nariz… Imagina que el aire entra por las fosas nasales… nota el aire que sale por las fosas nasales… Observa la respiración por las fosas nasales…

»Ahora repite tu sankalpa al menos tres veces en voz alta. Dilo con sentimiento, desde el corazón…

»Haz un esfuerzo para imaginar que ves tu propio cuerpo desde fuera, o que ves todo tu cuerpo a través de un espejo, de cuerpo entero… Mira todo tu cuerpo… tus pies… piernas… muslos… abdomen… pecho… brazos… manos… nariz… ojos… centro de la frente… cara… todo el cuerpo… Todo tu cuerpo se ve entero como reflejado en el espejo…

»Ahora toma consciencia de los chakras y kshetram dentro de tu cuerpo. Concéntrate en muladhara, el kshetram raíz. Para los hombres, esto es entre las piernas, en el área del perineo, entre el ano y los genitales. Para las mujeres, es dentro de su vagina, en el área del cuello uterino… Haz todo lo posible para sentir la sensación de este kshetram… Ahora concéntrate en la base de la columna vertebral, en el coxis y siente la ubicación de este chakra…

»Concéntrate en el chakra svadhishthana, en el área sacra de la columna vertebral, sobre el coxis… concéntrate en el kshetram del hueso púbico en la parte frontal del cuerpo… Para los hombres, concéntrate en la raíz del pene… Para las mujeres, en el clítoris…

«Concéntrate en el kshetram manipura, en el ombligo… Céntrate en la columna vertebral justo detrás del ombligo para localizar el chakra manipura…

«Céntrate en el kshetram anahata, en el centro del pecho, entre los pezones… Luego fíjate en la columna vertebral, en el área directamente detrás de este kshetram y localiza el chakra anahata…

«Observa tu kshetram vishuddha, en el área de la nuez del cuello… Toma consciencia de la columna vertebral directamente detrás de ese punto para localizar el chakra vishuddha…

»Concéntrate en el centro de tu cabeza en el chakra ajna, en la región de la glándula pineal… Ahora toma consciencia del punto en la frente entre las cejas…

»Ahora toma consciencia del kshetram bindu en la parte superior y posterior de tu cabeza…

»Permite que tu consciencia atraviese tu cráneo y note el sahasrara, como un paraguas o una corona sobre la cabeza…

»Ahora repite todo el proceso a la inversa. Concéntrate nuevamente en bindu… luego las cejas… luego el chakra del tercer ojo… luego el chakra de la garganta… kshetram de la garganta… chakra del corazón… kshetram del corazón… chakra del ombligo… kshetram del ombligo… chakra pélvico… kshetram genital… chakra raíz… kshetram perineo…

Ahora haz todo lo posible para visualizar los chakras. Comencemos con el primer chakra, muladhara. A medida que se menciona cada chakra, imagina que alguien presiona ligeramente ese chakra con el pulgar. Luego, haz todo lo que puedas para ver, sentir u oír lo que hay en el chakra. Observa el color, la deidad o los elementos contenidos en el chakra. Comencemos ahora.

»Primero concéntrate en el chakra raíz, muladhara, en la base de la columna vertebral… Encuéntralo en tu cuerpo y mira, siente, escucha lo que hay dentro de él…

»Concéntrate en el chakra pélvico svadhishthana, en el área sacra de la columna vertebral… Observa, siente o escucha lo que hay dentro de él…

»Luego toma consciencia del chakra manipura del ombligo, en el área lumbar de la columna vertebral… Encuéntralo y observa, siente o escucha lo que hay dentro de él…

»Observa el chakra del corazón, anahata, en la porción torácica de la columna vertebral… Encuéntralo en tu cuerpo y observa, siente o escucha lo que hay dentro de él…

»Sé consciente del chakra de la garganta, vishuddha, en la columna cervical, ya en el cuello… Encuéntralo y observa, siente o escucha lo que hay dentro de él…

»Ahora observa el chakra ajna del tercer ojo, en la glándula pineal, en el centro de tu cabeza… Encuéntralo en tu cuerpo y observa, siente o escucha lo que hay dentro de él…

»Ahora toma consciencia del punto bindu en la parte superior y posterior de tu cráneo… Encuéntralo y observa, siente o escucha lo que hay dentro de él…

»Concéntrate en el sahasrara, como una corona radiante o un paraguas sobre la cabeza… Encuéntralo y observa, siente o escucha lo que hay dentro de él…

»Pon tu atención en el kshetram ajna, en tu frente, entre las cejas. Observa cualquier experiencia sensorial que puedas tener… Ahora pregúntate: "¿Quién soy?" Luego suéltalo y permite que la respuesta llegue a ti sin ningún esfuerzo…

»Ahora repite tu sankalpa tres veces en voz alta… Toma consciencia de tu aliento… Observa todo tu cuerpo y cualquier sensación física que percibas… Toma consciencia de tu entorno y observa cualquier ruido… Mueve lentamente el cuerpo y estira los músculos… Abre lentamente los ojos cuando te sientas listo.

»Después, di la siguiente afirmación en voz alta, con los ojos abiertos: "ESTOY alerta. Estoy despierto. Tengo control. ESTOY divinamente protegido por la luz de mi ser. Amén"».

EPÍLOGO

Los misterios de la kundalini y las energías de los chakras son eternamente inefables. La única forma de comprenderlos es por la propia experiencia directa. Los que los han experimentado dicen que son incomprensibles. Por lo tanto, siguen siendo un enigma. Su única guía verdadera en el viaje de la kundalini es el gurú interno.

Al abrir tu corazón al Espíritu y experimentar la verdadera naturaleza del ser, puedes empezar a comprender lo insondable. La presencia divina dentro de ti es la fuente de todo conocimiento, todos los mantras, todos los chakras y todas las kundalini. Eres esa fuente. Confía en ti mismo y permite que tu corazón se abra en pleno florecimiento a su máximo potencial. Vive en el corazón del Espíritu y habita en la casa del Señor. Es tu derecho de nacimiento y tu misión.

Estar en paz en el amor divino.

AGRADECIMIENTOS

Muchas personas han contribuido a este libro. Por lo tanto, quiero dar las gracias a quienes lo han llevado a buen puerto. Ante todo, quiero dar las gracias a Jeff y Deborah Herman, quienes siguen siendo amigos y guías leales, como han sido durante décadas. Agradezco a Mike Lewis, quien tuvo la idea del libro. Estoy muy agradecida a Michael Pye y Laurie Kelly, que han seguido apoyándome año tras año. Gracias a Peter Turner, Kathryn Sky-Peck y Jane Hagaman, y a todos los demás en Red Wheel/Weiser, que han trabajado tan diligentemente para llevar este libro a la imprenta.

Quiero expresar un agradecimiento especial a quienes me han ayudado en mi búsqueda para explorar la kundalini y los chakras, incluidos: Harold y Gladys McCoy, Janet DiGiovanna, Danny Rubenstein, Linda Hayden, PJ Worley, Rian Leichter, Bill Moser, Curt De Groat, Nimueh Rephael, George Fitzgerald y muchos otros. Y sobre todo, quiero dar las gracias a mis mentores espirituales: Maharishi Mahesh Yogi, Amritananda Mayi, Babaji Raman Kumar Bachchan, Peter y Ann Meyer, el inmortal Babaji y todos mis maestros internos. Sin estas brillantes luces, no comprendería las energías sutiles.

BIBLIOGRAFÍA

Libros

AIYAR, K. NARAYANASWAMI trad.: *Thirty Minor Upanishads, Including the Yoga Upanishads*. Santarasa Publications.

ARANYA, SWAMI HARIHARANANDA: *Yoga Philosophy of Patanjali*. Universidad de Calcuta, Calcuta, India, 1963.

AVALON, ARTHUR: *Tantra of the Great Liberation*. Dover Publications, Nueva York, 1972.

BAKER, DR. DOUGLAS: *Esoteric Healing*. Herts. Douglas Baker, Inglaterra, 1975.

BERNARD, THEOS: *Hindu Philosophy*. Philosophical Library, Nueva York, 1947.

BESANT, ANNIE: *The Bhagavad-Gita*. Adyar, Madras, Theosophical Publishing House, India, 1973. En español, *El Bhagavad-Gita*, Amazon, versión Kindle.

CHANG, DR. STEPHEN T.: *The Tao of Sexology: The Book of Infinite Wisdom*. Tao Publishing, San Francisco, 1986.

COUSENS, GABRIEL: *Nutrición espiritual*. Epidauro.

COZORT, DANIEL: *Highest Yoga Tantra*. Snow Lion, Ithaca, Nueva York, 1986.

EVANS-WENTZ, W. Y.: *Tibetan Yoga and Secret Doctrines*. Oxford University Press, Londres, 1967.

FRAWLEY, DAVID: *Ayurveda y la Mente, La Sanación de la Conciencia*. Santiago Suárez Rubio, 2011

—: *Yoga & Ayurveda: Self-Healing and Self-Realization*. Lotus Press, Detroit, 1999.

GOSWAMI, C. L. & SASTRI, M. A.: *Srimad Bhagavata Mahapurana*. Gita Press, Motilal Jalan, Gorakhpur, India, 1982.

GOSWAMI, SHYAM SUNDAR: *Layagoya: The Definitive Guide to the Chakras and Kundalini*. Inner Traditions, Rochester, Vermont, 1999.

GREENE, BRIAN: *El Universo Elegante. Supercuerdas, dimensiones ocultas y la búsqueda de una teoría final*. Crítica, Barcelona, 2006.

HUME, R. E. trad.: *The Thirteen Principal Upanishads*. Oxford Univerity Press, Nueva York, 1931.

Isherwood, Christopher: *Ramakrishna and His Disciples*. Hollywood, Vedanta Press, California, 1980.

Johari, Harish: *Los Chakras: Centros energéticos de la transformación*. Inner Traditions International, Ltd.

Jung, Carl & Hauer, J.: *Kundalini Yoga*. Unpublished manuscript, 1932.

Kapila: *Samkhya-darsana (Samkhya-sutras of Kapila) with Vijnanabhiksu's Commentary*. Vacaspatya Press, Calcuta, India, 1936.

Karyalaya, Gobind Bhawan: *The Bhagavadgita*. Gita Press, Gorakhpur, India, 1984.

Keshavadas, Sadguru Sant: *Sadguru Dattatreya*. Vishwa Dharma Publications, Oakland, California, 1988.

Kilner, Walter J.: *The Human Aura*. Lyle Stuart, Fort Lee, Nueva Jersey, 1983.

Krishna, Gopi: *Kundalini: The Evolutionary Energy in Man*. Shambhala Press, 1967.

—: *Dawn of a New Science*. Institute for Consciousness Research, Toronto, 1999.

Liberman, Jacob: *Light: Medicine of the Future*. Bear & Co., Santa Fe, Nuevo Mexico, 1991.

Mahesh Yogi, Maharishi: *Bhagavad Gita: A New Translation and Commentary with Sanskrit Text*. International SRM Publications, 1967.

—: *Science of Being and Art of Living*. Signet, Nueva York, 1968.

Miller, Moshe trad.: *Zohar*. Fiftieth Gate Publications, Chicago, Illinois, 2000.

Mishra, Rammurti S.: *Fundamentals of Yoga*. Harmony Books, Crown Publishers, Nueva York, 1987.

Muktananda, Swami: *Kundalini: The Secrets of Life*. Syda Foundation, Nueva York, 1979.

—: *Shree Guru Gita*. Syda Foundation, South Fallsburg, Nueva York, 1981.

Müller, F. Max ed.: *The Sacred Books of the East–The Upanishads, Vol. XV.* Oxford University Press, Oxford, England, 1879 (part 1), 1884 (part 2).

Nityananda, Bhagavan: *Sky of the Heart: Jewels of Wisdom from Nityananda*. Rudra Press, Portland, Oregon, 1996.

Osho: *In Search of the Miraculous: Chakras, Kundalini & The Seven Bodies*. C.W. Daniel Company Limited, Essex, England,1996.

Perry, Whitall N.: *A Treasury of Traditional Wisdom*. Quinta Essentia, Cambridge, England, 1971.

Powell, A.E.: *The Etheric Double: The Health Aura of Man*. Quest, The Theosophical Publishing House, Wheaton, Illinois, 1969.

PRABHAVANANDA, SWAMI & ISHERWOOD, CHRISTOPHER: *Shankara's Crest Jewel of Discrimination.* Vedanta Press, Hollywood, California, 1975.

SARASWATI, SWAMI SATYANANDA: *A Systematic Course in the Ancient Tantric Techniques of Yoga and Kriya.* Bihar School of Yoga, Bihar, India, 1981.

SATPRAKASHANANDA, SWAMI: *The Goal and the Way: The Vedantic Approach to Life's Problems.* The Vedanta Society of St. Louis, St. Louis, Missouri, 1977.

SATYESWARANANDA GIRI, SWAMI: *Babaji: The Divine Himalayan Yogi.* The Sanskrit Classics, San Diego, California, 1984.

SHANKARACHARYA: *Vivekacudamani: A Masterpiece of Advaita Vedanta in Poetry,* The Works of Shankara, Vol. X, sin fecha.

SHELDRAKE, RUPERT: *A New Science of Life: The Hypothesis of Morphic Resonance.* Inner Traditions International, Rochester, Vermont, 1995.

—: *The Presence of the Past: Morphic Resonance & the Habits of Nature.* Inner Traditions International, Rochester, Vermont, 1995.

SHUMSKY, SUSAN G.: *Divine Revelation.* Fireside, Simon & Schuster, Nueva York, 1996.

—: *Exploring Meditation.* New Page Books, The Career Press, Franklin Lakes, Nueva Jersey, 2002.

—: *Exploring Auras.* Franklin Lakes, New Page Books, Nueva Jersey, 2005.

—: *Miracle Prayer.* Celestial Arts, Berkeley, California, 2006.

—: *How to Hear the Voice of God.* Franklin Lakes, New Page Books, The Career Press, Nueva Jersey, 2008.

—: *Ascension.* Franklin Lakes, New Page Books, The Career Press, Nueva Jersey, 2010.

—: *Instant Healing.* Pompton Plains, New Page Books, The Career Press, Nueva Jersey, 2013.

—: *The Power of Auras.* Pompton Plains, New Page Books, The Career Press, Nueva Jersey, 2013.

SILBURN, LILIAN: *Kundalini: The Energy of the Depths.* Albany, State University of New York Press, Nueva York, 1988.

SIVANANDA, SRI SWAMI: *Kundalini Yoga.* Divine Life Society, Shivanandanagar, India, 1994.

SUBRAMANIAN, V. K.: *Saundaryalahari of Shankaracarya.* Motilal Banarsidass Publishers, Delhi, India, 1998.

SVATMARAMA: Pancham Sinh, trad. *Hatha Yoga Pradipika.* Sudhindra Nath Vasu, the Panini office, Bhuvaneswari Asrama, Allahabad, India, 1914.

SVOBODA, ROBERT E.: *Aghora: At the Left Hand of God*. Brotherhood of Life, Albuquerque, Nuevo Mexico, 1986.

THERA, NARADA MAHA, trad.: *The Dhammapada*. Vijirarama, Albuquerque, New Mexico 1972.

THIRUMOOLAR, SIDDHAR & GOVINDAN, M. ed.: *Thirumandiram: A Classic of Yoga and Tantra*. Babaji's Kriya Yoga and Publications, Inc., Montreal, Canada, 1993.

Upanishads: The Ten Principal, with Shankaracharya Commentary, Vols. I y II. Askekar and Co., Poona, India, 1927, 1928.

VARENNE, J., trad.: *Yogatattva Upanishad: Yoga in the Hindu Tradition*. Univ. of Chicago Press, Chicago, 1976.

VASU, RAI BABADUR SRISA CHANDRA, trad.: *The Siva Samhita*. Munshiram Manoharlal Publishers Pvt. Ltd., Nueva Delhi, India, 1999.

VENKATANATHACHARYA, N. S.: *Mandalabrahmanopanishad, with Rajayogabhashya of Sri Shankaracharya and Yogataravali of Sri Shankaracharya with Bhavaprakasha*. Oriental Research Institute, Universidad de Mysore, Mysore, India, 1970.

VIDYARANYA, BHARATITIRTHA: *Pancadasi, with commentary of Ramakrishna*. NSP, 1935.

VIRESWARANANDA, Swami & ADIDEVANANDA, SWAMI: *Brahma-Sutras*. Mayavati, Pithoragarh, Advaita Ashrama, Himalaya, India, 1986.

VISHNUDEVANANDA, SWAMI: *The Complete Illustrated Book of Yoga*. Three Rivers Press, Nueva York, 1988.

VON REICHENBACH, KARL: *Physico-physiological Researches on the Dynamics of Magnetism, Electricity, Heat, Light, Crystallization, and Chemism: In Their Relation to Vital Force*. J. S. Redfield, Nueva York; B. B. Mussey & Co., Boston, 1851.

WHITE, JOHN WARREN y KRIPPNER, STANLEY: *Future Science: Life Energies and the Physics of Paranormal Phenomena*. Doubleday, Nueva York, 1977.

WILSON, ANDREW, ed.: *International Religious Foundation, World Scripture*. Paragon House, Nueva York, 1991.

WOODROFFE, SIR JOHN: *The Serpent Power: Being the Sat-cakranirupana and Padu ka-pancaka*, Ganesh & Co., Madrás, India, 1973.

Woodroffe, SIR JOHN GEORGE: *Mahanirvana Tantra*. Auromere, Lodi, California, 1985.

YOGANANDA, PARAMAHANSA: *Autobiography of a Yogi*. Self-Realization Fellowship, Los Angeles, California, 1981.

YOGINDRA, SADANANDA: Col. G.A. Jacob, ed. *Vedanta-sara*. NSP, 1925.

YUDELOVE, ERIC STEVEN: *The Tao & The Tree of Life: Alchemical & Sexual Mysteries of the East and West*. Llewellyn Publications, St. Paul, Minnesota, 1996.

YUKTESWAR, JNANAVATAR SWAMI SRI: *The Holy Science*. Self-Realization Fellowship, Los Angeles, California, 1990.

Webs

Chidananda Blog: Enlightening Inquisitive Souls: https://chidananda4444.wixsite.com/indianmeditation/home/date/2018-02/page/1

Gheranda Samhita
www.yogavidya.com

M-theory to explain the Flying Spaghetti Monster?
assuefazione.wordpress.com

Hatha Yoga Pradipika, versión online
www.yogavidya.com

Mahanirvana Tantra, versión online
www.sacred-texts.com/tantra/maha/

Meister Eckhart
www.spiritualeducation.org

Doctrina Secreta de Platón
www.prem-rawat-bio.org

Principal Upanishads, versión online
www.learnreligions.com/the-principal-upanishads-1770572

Sat Cakra Narupana, versión online
https://realization.org

Sivananda, Sri Swami; kundalini yoga, versión online
www.dlshq.org

Kundalini yoga, versión online
www.yoga-age.com

Zohar, versión online
https://kabbalah.com/es/

Otras Webs

www.orgonelab.org
www.reikiteaching.co.uk
www.nuhs.edu
https://heilkunst.com
www.ncahf.org

LA AUTORA
Y SUS ENSEÑANZAS

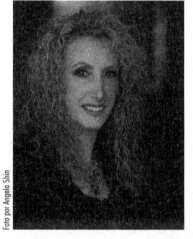

Foto por Angela Shin

La Dra. Susan Shumsky se ha dedicado a ayudar a la gente a tomar el control de su vida de manera altamente eficaz, poderosa y positiva. Es una destacada experta en espiritualidad, conferenciante profesional muy aclamada y muy respetada, invitada a los medios de comunicación, ministra de Nuevo Pensamiento y doctora en Divinidad.

La Dra. Shumsky es una escritora galardonado y ha sido superventas con diecisiete libros, incluyendo *Divine Revelation, Ascension, Miracle Prayer, Exploring Meditation, Instant Healing, The Power of Auras, The Power of Chakras, Color Your Chakras, Awaken Your Third Eye, Awaken Your Divine Intuition, Third Eye Meditations, Earth Energy Meditations* y sus memorias *Maharishi & Me*. Sus libros han sido publicados en varios idiomas por todo el mundo; muchos fueron los más vendidos en Amazon, algunos han sido publicados como audiolibros y dos fueron selecciones por One Spirit Book Club.

La Dra. Shumsky ha practicado disciplinas de autodesarrollo desde 1967. Durante más de dos décadas, practicó meditación profunda durante muchas horas, diariamente, en lugares como el Himalaya, los Alpes suizos y otras áreas apartadas, bajo la guía personal de un maestro iluminado de la India, Maharishi Mahesh Yogi, fundador de Trascendental Meditation y gurú de los Beatles, Deepak Chopra y otras celebridades importantes. La Dra. Shumsky ha formado parte del personal más próximo a Maharishi durante seis de esos años, concretamente en Mallorca (España), Austria, Italia y Suiza. Estudió Nuevo Pensamiento y metafísica durante otras tres décadas y se convirtió en doctora en Divinidad.

La Dra. Shumsky no nació con ninguna facultad paranormal, sino que desarrolló su experiencia a través de décadas de estudio y práctica diaria. Ha enseñado yoga, meditación, oración e intuición a miles de estudiantes en todo el mundo desde 1970, como pionera en el campo de la consciencia. Es fundadora de Divine Revelation, una tecnología única y probada en este campo para contactar con la presencia divina, escuchar y probar la voz interior y recibir una guía divina clara.

La Dra. Shumsky viaja extensamente, produciendo y facilitando talleres, conferencias, seminarios en cruceros marítimos y viajes a destinos sagrados en todo el mundo. Igualmente ofrece teleseminarios y entrenamiento espiritual privado, sesiones de terapia de oración y sesiones de avance espiritual.

Todos los años de investigación de la Dra. Shumsky sobre la conciencia y la exploración interna han contribuido a sus libros y enseñanzas, lo que puede reducir significativamente muchos errores en la búsqueda de la verdad interna y acortar en gran medida el tiempo requerido para el camino interno hacia el Espíritu.

En sus sitios web (todos en inglés incluidos los recursos descargables o las promociones vía online), www.drsusan.org y www.divinetravels.com puedes:

- Unirte a la lista de correo.
- Ver el itinerario de la Dra. Shumsky.
- Leer el primer capítulo de los libros de la Dra. Shumsky.
- Leer entrevistas gratuitas y artículos, ver videos de la Dra. Shumsky.
- Encontrar maestros de Revelación Divina en varias áreas.
- Solicitar libros, productos de audio y vídeo, archivos descargables, cursos de estudio en casa y tarjetas laminadas con afirmaciones curativas.
- Encargar hermosas impresiones a todo color de las ilustraciones de la Dra. Shumsky.
- Registrarte para sesiones telefónicas y teleseminarios con la Dra. Shumsky.
- Inscribirte en uno de sus cruceros espirituales, retiros o recorridos.

Cuando te unas a la lista de correo en www.drsusan.org, recibirás una mini-meditación guiada, descargable y guiada, además de acceso al foro comunitario online, gratuito, y al círculo de oración de teleconferencia semanal gratuito.

Como regalo por leer este libro, utiliza el siguiente código de descuento especial cuando te registres en uno de los cruceros, retiros o recorridos espirituales en www.divinetravels.com: CHAKRAS108

Queremos saber de ti. Escribe sobre tus experiencias personales de meditación y el despertar de la kundalini, o invita a la Dra. Shumsky a hablar con tu grupo (comunicaciones en inglés): divinerev@aol.com

Si te ha gustado este libro, escribe una reseña de cliente en Amazon y pide más copias para regalar a amigos y familiares.

ÍNDICE

Prefacio de Anodea Judith 9
Introducción 13

PRIMERA PARTE: ENTENDER LA ENERGÍA SUTIL
Capítulo 1: ¿Qué es un chakra? 23
Capítulo 2: Lo que los occidentales no saben 33
Capítulo 3: La clave de la vida: Prana 41
Capítulo 4: Tu aura luminosa 51
Capítulo 5: ¿Qué es kundalini? 69
Capítulo 6: Tu Ser Multidimensional 85
Capítulo 7: Como arriba, es abajo 101
Capítulo 8: Descubriendo tus chakras 127

SEGUNDA PARTE: DESPERTAR LOS CHAKRAS
Capítulo 9: Chakra 1: Muladhara 155
Capítulo 10: Chakra 2: Svadhishthana 165
Capítulo 11: Chakra 3: Manipura 173
Capítulo 12: Chakra 4: Anahata 179
Capítulo 13: Chakra Hrit 189
Capítulo 14: Chakra 5: Vishuddha 195
Capítulo 15: Chakra Talu 203
Capítulo 16: Chakra 6: Ajna 209
Capítulo 17: Subcentros de Ajna 217
Capítulo 18: Chakra guru 229
Capítulo 19: Chakra 7: Sahasrara 235

TERCERA PARTE: DESPERTAR LA KUNDALINI
Capítulo 20: El poder de la curación 249
Capítulo 21: El secreto de las prácticas yóguicas secretas 265
Capítulo 22: El secreto de la respiración yóguica 279
Capítulo 23: El secreto de la visualización 297
Capítulo 24: El poder de la meditación 313
Epílogo 321
Agradecimientos 323
Bibliografía 325
La autora y sus enseñanzas 331